D1670823

Dr. Peter Bau
Frauenarzt
Poststraße 4
87435 Kempten
Telefon: 0831 / 2 24 86

11/99

Th. Strowitzki
Ungewollte Kinderlosigkeit

Ungewollte Kinderlosigkeit

Diagnostik und Therapie von Fertilitätsstörungen

Thomas Strowitzki

unter Mitarbeit von
M. Korell, C.J. Thaler und H. Wolff

48 Abbildungen und 74 Tabellen

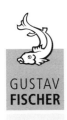

Stuttgart · Jena · Lübeck · Ulm

Anschrift des Autors und der Mitarbeiter:

Dr. med. Matthias Korell, Oberarzt, Klinik und Poliklinik für Frauenheilkunde und Geburtshilfe, Klinikum Großhadern, Ludwig-Maximilians-Universität München (Dir.: Professor Dr. med. H. Hepp), Marchioninistr. 15, 81377 München

Priv.-Doz. Dr. med. Thomas Strowitzki, Oberarzt, Klinik und Poliklinik für Frauenheilkunde und Geburtshilfe, Klinikum Großhadern, Ludwig-Maximilians-Universität München (Dir.: Professor Dr. med. H. Hepp), Marchioninistr. 15, 81377 München

Priv.-Doz. Dr. med. Christian J. Thaler, Oberarzt M.I.A.C., Klinik und Poliklinik für Frauenheilkunde und Geburtshilfe, Klinikum Großhadern, Ludwig-Maximilians-Universität München (Dir.: Professor Dr. med. H. Hepp), Marchioninistr. 15, 81377 München.

Priv.-Doz. Dr. med. Hans Wolff, Oberarzt der andrologischen Ambulanz, Dermatologische Klinik und Poliklinik, Klinikum Innenstadt, Ludwig-Maximilians-Universität München (Dir.: Professor Dr. med. G. Plewig), Frauenlobstr. 9–11, 80337 München

Geschützte Warennamen (Warenzeichen) wurden **nicht** besonders kenntlich gemacht. Aus dem Fehlen eines solchen Hinweises kann nicht geschlossen werden, daß es sich um einen freien Warennamen handelt.

Wichtiger Hinweis:
Die pharmakotherapeutischen Erkenntnisse in der Medizin unterliegen laufendem Wandel durch Forschung und klinische Erfahrungen. Die Autoren dieses Werkes haben große Sorgfalt darauf verwandt, daß die in diesem Werk gemachten therapeutischen Angaben (insbesondere hinsichtlich Indikation, Dosierung und unerwünschten Wirkungen) dem derzeitigen Wissensstand entsprechen. Das entbindet den Benutzer dieses Werkes aber nicht von der Verpflichtung, anhand der Beipackzettel zu verschreibender Präparate zu überprüfen, ob die dort gemachten Angaben von denen in diesem Buch abweichen, und seine Verordnung in eigener Verantwortung zu bestimmen.

Die Deutsche Bibliothek – CIP-Einheitsaufnahme

Strowitzki, Thomas:
Ungewollte Kinderlosigkeit : Diagnostik und Therapie von
Fertilitätsstörungen ; 74 Tabellen / Thomas Strowitzki. Unter
Mitarb. von M. Korell ... – Stuttgart ; Jena ; Lübeck ; Ulm :
G. Fischer, 1996
    ISBN 3-437-21128-5

© Gustav Fischer Verlag · Stuttgart · Jena · Lübeck · Ulm · 1996
Wollgrasweg 49, D-70599 Stuttgart
Das Werk einschließlich aller seiner Teile ist urheberrechtlich geschützt. Jede Verwertung außerhalb der engen Grenzen des Urheberrechtsgesetzes ist ohne Zustimmung des Verlags unzulässig und strafbar. Das gilt insbesondere für Vervielfältigungen, Übersetzungen, Mikroverfilmungen und die Einspeicherung und Verarbeitung in elektronischen Systemen.

Reproduktionen und Satz: Typomedia Satztechnik GmbH, Ostfildern
Druck: Wilhelm Röck GmbH, Weinsberg
Einband: Ernst Rietmüller, Stuttgart
Umschlaggestaltung: SRP GmbH, Ulm

Printed in Germany

Vorwort

Die ärztlichen Möglichkeiten zur Behandlung von Paaren mit unerfülltem Kinderwunsch haben sich im vergangenen Jahrzehnt grundlegend gewandelt. Die Einführung reproduktionsmedizinischer Techniken von der In vitro Fertilisation bis hin zur intrazytoplasmatischen Spermainjektion sowie neue diagnostische Verfahren haben Sterilitätsdiagnostik und -behandlung als wichtiges Teilgebiet der Frauenheilkunde zur Reproduktionsmedizin reifen lassen. Die fulminante Entwicklung spiegelt sich nicht zuletzt in der Steigerung der In vitro Fertilisationen in Deutschland auf mehr als 16000 Zyklen im Jahre 1994 wider.

Die Zahl ratsuchender Patienten ist im gleichen Zeitraum ebenfalls sprunghaft angestiegen. Dies ist zum einen auf die verbesserte Informationslage der Paare und zum anderen sicherlich auf demographische und gesellschaftspolitische Entwicklungen mit einer durchschnittlichen Alterszunahme der Erstgebärenden zurückzuführen. Zusätzlich finden sich Hinweise auf eine allgemeine Abnahme der Fertilität.

In erster Linie sind Hausarzt und niedergelassener Frauenarzt mit Fragen zur ungewollten Kinderlosigkeit konfrontiert und in besonderem Maße gefordert. Um rationelle Diagnostik und Therapie planen zu können, ist deshalb für jeden Arzt ein hoher Informationsstand bedeutsam, nicht nur, um selbst erfolgreiche Kinderwunschbehandlung durchführen zu können, sondern auch um den richtigen Zeitpunkt zur Weiterleitung der Patientin an ein reproduktionsmedizinisch tätiges Team festzulegen. Eine klare Konzeption der Kinderwunschbehandlung ist auch unter dem Aspekt der psychisch das Paar sehr belastenden Situation notwendig.

Im vorliegenden Buch haben die Autoren deshalb basierend auf ihrer langjährigen klinischen Erfahrung in der Betreuung ungewollt kinderloser Paare besonderes Gewicht auf rationelle Abläufe in Diagnostik und Therapie gelegt und ganzheitliche Strategiekonzepte entwickelt. Schwerpunkt ist die Darstellung einer unter Praxisbedingungen erfolgreich gestaltbaren Sterilitätsdiagnostik und -therapie. Neue Formen der Diagnostik, wie z.B. die sonographische Tubendarstellung, finden ebenso Berücksichtigung wie z.B. niedrigdosierte Schemata zur ovariellen Stimulationsbehandlung mit FSH, die gerade in der Praxis ihre hohe Effizienz und Sicherheit bewiesen haben. Zur Erleichterung der Patientenberatung sind auch ausführlich alle aktuellen Maßnahmen der

Reproduktionsmedizin behandelt, sollte eine Überweisung zu IVF, GIFT oder ICSI erforderlich werden.

Ergänzung findet das Buch durch die erstmalige umfassende Darstellung des sich neu öffnenden Feldes der Diagnostik und Behandlung von Frauen mit rezidivierenden Spontanaborten.

Da eine Intensivierung der Zusammenarbeit zwischen sogenannten Zentren und niedergelassenem Arzt ein zentrales Anliegen zur besseren Begleitung der Patienten ist, wird diesen wichtigen Fragen in einem eigenem Kapitel Rechnung getragen.

Das Buch soll und kann keine umfassende Darstellung der Diagnostik und Therapie des unerfüllten Kinderwunsches bieten. Dazu muß auf die ausführlich gehaltenen Lehrbücher verwiesen werden. Ziel ist es, dem niedergelassenen Arzt ein Nachschlagekompendium an die Hand zu geben, das unter besonderer Berücksichtigung des ambulant sinnvoll Machbaren und anhand eines rationellen Konzeptes eine individuelle Paarbetreuung erlaubt und Ratgeber bei Fragen zu aktuellen Aspekten der Reproduktionsmedizin ist. Dazu tragen auch eine Aufstellung der gerade in der Reproduktionsmedizin weit verbreiteten Abkürzungen und ein umfangreiches Sachregister bei.

München, September 1996　　　　　　　　　　　　　　　Prof. Dr. H. Hepp

Inhalt

1	**Einleitung**	1
1.1	Inzidenz der Sterilität	1
1.2	Ursachen der Zunahme ungewollter Kinderlosigkeit	2
1.3	Zielsetzung des Buches	4
	Zitate und weiterführende Literatur	6
2	**Physiologische Grundlagen**	8
2.1	Ovarfunktion und Zyklus	8
2.1.1	Morphologie der Eizellreifung	8
2.1.2	Hormonelle Steuerung	9
2.1.3	Follikelreifungszyklus	12
2.2	Spermiogenese	15
2.3	Fertilisation und Implantation	18
2.3.1	Spermientransport	18
2.3.2	Fertilisation und Implantation	19
	Zitate und weiterführende Literatur	22
3	**Weibliche Sterilität**	23
3.1	Definition	23
3.2	Störungen der Ovarialfunktion	23
3.2.1	Lutealinsuffizienz	24
3.2.2	Hyperandrogenämische Ovarialinsuffizienz	24
3.2.3	PCO-Syndrom	27
3.2.4	Hyperprolaktinämie	31
3.2.5	Hypogonadotrope Ovarialinsuffizienz	32
3.2.6	Hypergonadotrope Ovarialinsuffizienz	34
3.2.7	Schilddrüse und Ovarialfunktion	36
3.3	Pathologie der Tubenpassage und des Uterus	37
3.4	Endometriose	39
	Zitate und weiterführende Literatur	41
4	**Männliche Sterilität**	43
4.1	Störungen der Spermiogenese	43
4.1.1	Angeborene Störungen der Spermiogenese	44
4.1.2	Erworbene Störungen der Spermiogenese	45
4.2	Störungen des Spermatozoentransports	46
4.2.1	Anatomische Transportstörungen	47
4.2.2	Funktionelle Transportstörungen	47
4.3	Spermatozoenantikörper	48

4.4	Infektionen und Entzündungen der Samenwege	50
	Zitate und weiterführende Literatur	52
5	**Diagnostisches Vorgehen**	53
5.1	Erste diagnostische Maßnahmen	53
5.1.1	Anamneseerhebung und Beratung	53
5.1.2	Klinische und sonographische Untersuchung	55
5.1.3	Zyklusmonitoring zum Ovulationsnachweis und hormonelle Basisdiagnostik	56
5.2	Erweiterte hormonelle Diagnostik	60
5.2.1	Lutealinsuffizienz	60
5.2.2	Hyperandrogenämische Ovarialinsuffizienz	60
5.2.3	PCO-Syndrom	62
5.2.4	Hyperprolaktinämie	62
5.2.5	Hypogonadotrope Ovarialinsuffizienz	63
5.2.6	Hypergonadotrope Ovarialinsuffizienz	64
5.2.7	Schilddrüse und Ovarialfunktion	65
5.3	Zervixfaktor	65
5.4	Mikrobiologische Diagnostik	66
5.5	Diagnostik der Endometriose	67
5.6	Diagnostik der Tubenfunktion	68
5.6.1	Laparoskopie (mit Chromopertubation)	68
5.6.2	Hysterosalpingographie (HSG) und Hysterosalpingokontrastsonographie (HKSG)	70
5.6.3	Tuboskopie/Falloposkopie	73
5.6.4	Tubenkatheterisierung	75
5.6.5	Vergleich der verschiedenen Methoden zur Tubendiagnostik	75
5.7	Diagnostik intrauteriner Veränderungen	77
5.7.1	Hysteroskopie	77
5.7.2	Radiologische und sonographische Darstellung	77
5.8	Andrologische Diagnostik	78
5.8.1	Anamnese	78
5.8.2	Klinische Untersuchung	79
5.8.3	Das Spermiogramm	81
5.8.4	Endokrinologische und biochemische Untersuchungen	86
5.8.5	Mikrobiologische Untersuchungen	89
5.8.6	Nachweis von Spermatozoenantikörpern	91
5.8.7	Penetrationstests	92
5.9	Flußdiagramm des rationellen diagnostischen Vorgehens	95
5.9.1	Vorgehen bei normozyklischer Sterilität	95
5.9.2	Vorgehen bei Ovulationsstörung jeglicher Art, Oligo-/sek. Amenorrhoe, V.a. hormonelle Dysregulation	97
5.9.3	Vorgehen bei primärer Amenorrhoe	97
5.9.4	Vorgehen bei V.a. Hyperandrogenämie/PCO	97
5.9.5	Vorgehen bei V.a. sek. hypogonadotrope Amenorrhoe	98
5.9.6	Vorgehen bei V.a. hypergonadotrope Amenorrhoe	98
5.9.7	Vorgehen bei Hyperprolaktinämie	99
5.9.8	Vorgehen bei Schilddrüsenfunktionsstörungen	99
	Zitate und weiterführende Literatur	99
6	**Therapie**	102
6.1	Grundprinzipien der Sterilitätstherapie	102

6.2	Hormonelle Therapie von Ovulationsstörungen	103
6.2.1	Therapie der lutealen Insuffizienz	103
6.2.2	Therapie der hyperandrogenämischen Ovarialinsuffizienz	106
6.2.3	Therapie bei PCO-Syndrom	107
6.2.4	Therapie der Hyperprolaktinämie	109
6.2.5	Therapie der hypogonadotropen Ovarialinsuffizienz	110
6.2.6	Beratung bei hypergonadotroper Ovarialinsuffizienz	111
6.3	Operative Therapie der tubaren Sterilität	112
6.3.1	Adhäsionen	112
6.3.2	Proximaler Tubenverschluß	113
6.3.3	Zustand nach Tubensterilisation	115
6.3.4	Distaler Tubenverschluß	116
6.3.5	Mikrochirurgie versus Endoskopie	117
6.4	Operative Therapie intrauteriner Veränderungen	119
6.5	Sterilitätstherapie bei Endometriose	120
6.6	Therapie bei zervikalem Faktor	120
6.7	Therapie der männlichen Infertilität	122
6.7.1	Medikamentöse Therapieverfahren	122
6.7.2	Operative Therapieverfahren	126
6.7.3	Gynäkologische Therapieverfahren bei andrologischen Störungen	127
6.7.4	Kryospermakonservierung	128
6.8	Therapeutische Überlegungen bei ungeklärter Sterilität	130
6.9	Einsatz reproduktionsmedizinischer Maßnahmen	131
6.9.1	Spektrum der Maßnahmen	131
6.9.2	Ovarielle Stimulation vor reproduktionsmedizinischen Maßnahmen	132
6.9.3	Intrauterine Insemination	137
6.9.4	GIFT	140
6.9.5	IVF	142
6.9.6	ICSI	146
6.10	Flußdiagramm des rationellen therapeutischen Vorgehens	149
6.10.1	Therapiestrategie idiopathische Sterilität	149
6.10.2	Therapiestrategie Ovulationsstörung	150
6.10.3	Therapiestrategie tubarer Faktor	151
6.10.4	Therapiestrategie andrologischer Faktor	152
6.10.5	Therapiestrategie bei Endometriose	153
	Zitate und weiterführende Literatur	153
7	**Zusammenarbeit zwischen Hausarzt – Facharzt – Sterilitätstherapeut**	**157**
7.1	Möglichkeiten in der Frauenarztpraxis	157
7.2	Kooperation am Beispiel reproduktionsmedizinischer Maßnahmen	158
7.2.1	Kooperation vor der Therapie	159
7.2.2	Kooperation während der Therapie	159
7.2.3	Betreuung in Lutealphase und Frühschwangerschaft	159
7.2.4	Genetische Beratung	160
8	**Unfruchtbarkeit und Sterilitätstherapie – Psychisches Erleben und ärztlicher Beistand**	**162**
8.1	Unfruchtbarkeit im eigenen und sozialen Erleben	162
8.2	Unfruchtbarkeit im Spiegel der somatischen Medizin	163
8.3	Unfruchtbarkeit im Spiegel der psychosomatischen Medizin	165

8.4	Das Ende der Sterilitätstherapie	167
8.5	Position des Arztes in der Reproduktionsmedizin	169
8.6	Einschätzung der Sterilitätstherapie aus Sicht der Patienten	170
8.7	Kindliche Entwicklung nach Sterilitätstherapie	171
	Zitate und weiterführende Literatur	171
9	**Rezidivierende Spontanaborte (RSA)**	**173**
9.1	Definition und Epidemiologie	174
9.2	Genetische Aspekte	173
9.3	Infektiologische Aspekte	177
9.4	Anatomische Aspekte	178
9.4.1	Angeborene uterine Fehlbildungen	178
9.4.2	Myome	179
9.4.3	Intrauterine Synechien	179
9.4.4	Isthmozervikale Insuffizienz	179
9.5	Endokrinologische Aspekte	180
9.5.1	Hyper-/Hypothyreose	180
9.5.2	Diabetes mellitus	181
9.5.3	Hyperprolaktinämie	181
9.5.4	Lutealphasendefekt (LPD)	181
9.5.5	LH-Hypersekretion	182
9.6	Ökologische Aspekte – Schadstoffbelastungen	184
9.7	Immunologische Aspekte	185
9.7.1	Alloimmunologische Diagnostik	185
9.7.2	Autoimmunologische Diagnostik, Antiphospholipid-Syndrom	191
9.8	Hämostasiologische Aspekte	195
9.9	Psychosomatische Aspekte	197
9.10	Rationale Stufendiagnostik	198
	Zitate und weiterführende Literatur	200
10	**Gesetzliche und kassenrechtliche Grundlagen**	**203**
10.1	Gesetzliche Entwicklungen	203
10.1.1	Embryonenschutzgesetz	204
10.1.2	Fortpflanzungsmedizingesetz	204
10.2	Kassenrechtliche Grundlagen	205
10.3	Voraussetzungen zur Leistungspflicht	205
10.4	Berechtigte Ärzte	205
11	**Anhang**	**207**
11.1	Abkürzungen	207
11.2	Normwerte	208
11.2.1	Hormone	208
11.2.2	Spermiogramm	208
11.3	Gesetzestexte	209
Sachregister		217

1 Einleitung

Ungewollte Kinderlosigkeit stellt für betroffene Paare ein ernstes Problem mit großen sozialen und psychischen Belastungen dar, dessen Schwere gemeinhin weit unterschätzt wird. Waren diagnostische und therapeutische Möglichkeiten noch zu Beginn der siebziger Jahre sehr beschränkt, so hat sich die Situation der betroffenen Paare durch die Einführung der **Mikrochirurgie** durch Swolin und Winston, durch neue Möglichkeiten der **hormonellen Therapie** und nicht zuletzt durch **Maßnahmen der künstlichen Befruchtung** von der In vitro Fertilisation IVF bis neuerdings zur intrazytoplasmatischen Spermieninjektion ICSI grundlegend gewandelt (Steptoe und Edwards, 1978, van Steirteghem, 1994). Neben Neuerungen in Diagnostik und Therapie hat auch die bessere Informationslage der Patienten zur stetigen Zunahme an ratsuchenden Paaren beigetragen. Zusätzlich häufen sich Hinweise, die eine Zunahme der Zahl infertiler Paare nahelegen.

1.1 Inzidenz der Sterilität

Epidemiologische Daten zur Inzidenz der ungewollten Kinderlosigkeit liegen nur lückenhaft vor. Weltweit sind etwa 60 bis 80 Millionen Paare betroffen. Das National Center for Health Statistics findet im National Survey of Family Growth zwar keine prozentuale Zunahme der Zahl der infertilen Frauen zwischen 1982 und 1988 im Vergleich zur Gesamtbevölkerung, wohl aber eine Erhöhung der absoluten Zahl. So stieg die Zahl infertiler Frauen von 35 bis 44 Jahren von 450.000 auf 620.000, bedingt im wesentlichen durch die geburtenstarken Jahrgänge (Mosher und Pratt, 1991).

Weitere Daten zur Inzidenz ungewollter Kinderlosigkeit zeigen das Ausmaß des Problems.

Nach Angaben des statistischen Bundesamtes stieg die Zahl kinderloser Ehen von 35,9% im Jahre 1970 auf 42,6% im Jahre 1980. 12,4% der befragten Frauen in der Bundesrepublik verfügen über eigene Erfahrung mit Sterilitätstherapie.

Tab. 1.1: Prävalenz der Infertilität

Deutschland 7% primäre Infertilität, 9,3% sekundäre Infertilität
England 3,6–16%
Finnland 10,4%
Frankreich 3–5%
USA 8,4%

Angaben zur Prävalenz der Infertilität ergeben in den Industriestaaten vergleichbare Zahlen (Tab. 1.1).

1.2 Ursachen der Zunahme ungewollter Kinderlosigkeit

Die Fertilität kann von einer Fülle verschiedenster Faktoren negativ beeinflußt werden (Tab. 1.2). Vor allem die Bedeutung von Schadstoffbelastungen ist bislang noch nicht umfassend analysiert worden. Erste Ergebnisse zeigen mögliche schädliche Einflüsse von z.B. Quecksilber, Pestiziden oder chlorierten Kohlenwasserstoffen (Gerhard et al., 1992). Blei und Selen üben einen toxischen Effekt auf die testikuläre Spermatogenese aus, chlorierte Kohlenwasserstoffe beeinflussen die Motilität von Spermatozoen im Zervikalmukus.

Nur in Ausnahmefällen liegt den Sterilitätsproblemen eine einzige Ursache zugrunde. In der sogenannten Bristol-Studie wurden 1985 die Ursachen der

Tab. 1.2: Faktoren mit negativem Einfluß auf die Fertilität

Übergewicht	Autoimmun-Polyendokrinopathien
Untergewicht	Galaktosämie
Nikotinabusus	Hämochromatose
Alkoholabusus	Diabetes mellitus
Drogenmißbrauch	Schilddrüsenfunktionsstörungen
exzessive sportliche Betätigung	Nierenfunktionsstörungen
organische Lösungsmittel	Leberfunktionsstörungen
Blei, Kadmium, Quecksilber	NNR-Funktionsstörungen
Chemotherapeutika	neurologische Erkrankungen
Pestizide	psychiatrische Erkrankungen
nichtionisierende, ionisierende Stoffe	Autoimmunerkrankungen
Schichtarbeit	hämatologische Erkrankungen
Streß	Tumorerkrankungen
Virusinfektionen (z.B. Mumps)	Herz-Kreislauf-Erkrankungen

nach Schirren et al., 1995

Tab. 1.3: Ursachen der Sterilität

Ursache	%
idiopathische Sterilität	28
endokrin	21
tubarer Faktor	14
Endometriose	6
andrologischer Faktor	24
Impotentia coeundi	6
andere andrologische Faktoren	2
zervikaler Faktor	3
sonstiges	11

(Mehrfachnennung möglich) nach Hull et al., 1985

Sterilität in einer genau definierten Population untersucht (Hull et al., 1985). Dabei ergab sich die in Tab. 1.3 dargestellte Verteilung.

In bis zu 40% finden sich Fertilitätsstörungen sowohl der Frau als auch des Mannes. Vergleicht man Ursachen der Sterilität zwischen Industrie- und Entwicklungsländern, so ist der tubare Faktor in der dritten Welt aufgrund der hohen Rate genitaler Infektionen mehr als doppelt so häufig anzutreffen.

Für den Rückgang der Fertilität werden sowohl gesellschaftspolitische als auch medizinische Faktoren diskutiert. So hat sich in den letzten Jahrzehnten eine deutliche **Verschiebung des Alters der Frauen**, in dem der Wunsch nach Schwangerschaft verwirklicht werden soll, ergeben. Parallel mit einer Vorverlegung der Kohabitarche nimmt das Alter der Erstgebärenden zu. Waren 1970 90% der Erstgebärenden jünger als 30 Jahre, so betrug diese Zahl 1990 nur circa 75%. In den USA war der Anteil der Frauen mit Kinderwunsch zwischen 35 und 40 Jahren 1988 ca. 30% höher als 1982. Ursächlich für diese Altersverschiebung ist unter anderem die oft langjährige Antikonzeption.

Die Zunahme des Alters der Erstgebärenden ist bedeutsam, da sich eine signifikante Abhängigkeit zwischen dem Alter der Frau und ihrer Fertilität nachweisen läßt (Schwartz et al., 1982). Die Subfertilität in den USA betrug insgesamt 8,4% im Vergleich zu 21% bei den Frauen über 35 Jahren. Zu ähnlichen Ergebnissen kommen Studien, bei denen jeglicher Einfluß möglicher andrologischer Faktoren auf die Schwangerschaftsrate aufgrund von heterologen Inseminationen mit gesunden Spendern bei Azoospermie der Ehemänner ausgeschlossen werden konnte. Bei über 2.000 Patientinnen fand sich eine altersabhängige Abnahme der Erfolgsrate bis zu 40 Jahren um mehr als 30%. Eine beginnende Einschränkung der Fortpflanzungsfähigkeit ist aber bereits zu einem wesentlich früheren Zeitpunkt ab dem 30. Lebensjahr zu beobachten.

Hinweise auf eine Zunahme der Inzidenz ungewollter Kinderlosigkeit lassen sich auch aus Berichten über eine **stetige Abnahme der Samenqualität** ableiten. In einer Metaanalyse fanden Carlsen und Mitarbeiter eine Abnahme der Samendichte in den letzten 50 Jahren um etwa 50% (Carlsen et al., 1992).

Ebenso weist mittlerweile eine Vielzahl neuerer Arbeiten fast ausschließlich aus dem europäischen Raum auf einen Rückgang der Spermienkonzentration hin (Bendvold et al., 1989, James et al., 1993, Osser et al., 1984). Ein reeller Rückgang der Spermiendichte ist aber umstritten, da eine negative Selektion der untersuchten Patienten und eine zunehmende Rekrutierung von Männern mit extremer Andrologie durch Einführung von Maßnahmen der künstlichen Befruchtung nicht auszuschließen ist.

Allerdings zeigen auch neueste Daten von gesunden Samenspendern aus Frankreich und Belgien, einem erwiesenermaßen fertilen Kollektiv, eine signifikante Abnahme der Konzentration, Motilität und Morphologie, ohne allerdings die derzeit gültigen Normwerte zu unterschreiten (Auger et al., 1994, Van Waeleghem et al., 1994).

Inzidenz und Ursachen der Sterilität in Kürze

multifaktorielles Problem: 45% Frau, 40% Mann, 15% ungeklärt

weibliche Infertilität	männliche Infertilität
Ovulationsstörung 20–40%	ungeklärt 30%
mechanisch 20%	anatomisch 30%
sonstige 10–20%	immunologisch 10%
ungeklärt 10–25%	hormonell 2–5%

Inzidenz ↑, wegen
- Veränderungen der Altersstruktur
- erweiterter therapeutischer Möglichkeiten auch für früher aussichtslose Extremfälle
- verbesserter Informationslage der Patienten
- Verschlechterung andrologischer Befunde
- Umwelteinflüssen und vieles mehr.

1.3 Zielsetzung des Buches

Die Diagnostik der Sterilität und die daraus ableitbaren therapeutischen Optionen haben nicht nur für den Allgemeinmediziner ein verwirrendes Ausmaß erreicht. Dies läßt sich am Beispiel der schwerlich überblickbaren Anzahl reproduktionsmedizinischer Techniken verdeutlichen (Tab. 1.4).

Gerade der Hausarzt und der Frauenarzt in der Praxis sind aber bevorzugt der erste Ansprechpartner der Kinderwunschpatienten. Aufbauend auf unseren Erfahrungen, die wir zu Fragen der ärztlichen Fortbildung im Bereich Sterilitätstherapie haben sammeln können, haben wir diesen Leitfaden zusammengestellt. Ziel ist es, die **Beratungssituation zu erleichtern**, Tips und Hinweise für

Tab. 1.4: Spektrum der Maßnahmen künstlicher Befruchtung

IUI	intrauterine Insemination
GIFT	intratubarer Gametentransfer
ZIFT	intratubarer Zygotentransfer
IVF/ET	In vitro Fertilisation/Embryotransfer
HGIFT	hysteroskopischer intratubarer Gametentransfer
TV-TEST	transvaginal tubal embryo stage transfer
TOAST	transvaginal oocyte and sperm transfer
TET	tubarer Embryotransfer
AID	artificial insemination by donor
AIH	artificial insemination by husband
PZD	partial zona dissection
SUZI	subzonal insemination
ICSI	intracytoplasmic sperm injection
IPI	intraperitoneale Insemination

einen **sinnvollen diagnostischen Ablauf** zu geben und frühzeitig geeignete, möglichst rationelle therapeutische Wege zu bahnen.

Zur Rekapitulation und zum besseren Verständnis haben wir zunächst die wichtigsten physiologischen Grundlagen der menschlichen Fortpflanzung zusammengefaßt. Nach der Besprechung der den verschiedenen Störungen der Fertilität zugrundeliegenden Pathophysiologie haben wir in einem ausführlichen Beitrag zur Diagnostik besonderen Wert auf praxisorientierte, rationelle diagnostische Abläufe gelegt. Insbesondere wurden Anforderungen der Basisdiagnostik und der weiterführenden Diagnostik deutlich voneinander abgegrenzt.

Auch in der Darstellung der therapeutischen Überlegungen haben wir besonderes Augenmerk auf das in der Praxis Machbare, abgegrenzt von Maßnahmen, die die Behandlung in einem Zentrum für Reproduktionsmedizin erfordern, gelegt.

Die enge Zusammenarbeit zwischen Hausarzt, Frauenarzt und reproduktionsmedizinischem Zentrum ist aber mit der Feststellung einer Indikation z.B. für eine In vitro Fertilisation nicht beendet. Gerade während des Behandlungszyklus kommt es entscheidend auf ein gut abgestimmtes Zusammenwirken an. Wir haben dieser essentiellen Kooperation in einem eigenen Kapitel Rechnung getragen und auch Fragen zur wichtigen psychotherapeutischen Begleitung während der Therapie aufgegriffen.

Die letzten Kapitel sind zwei für die umfassende Beratung bedeutenden Themenkreisen gewidmet. Für Patientinnen mit Infertilitätsproblemen im Sinne von rezidivierenden Spontanaborten wird der gesamte Stand aktueller Anforderungen an Diagnostik und Therapie referiert. Die Diskussion der Rechtslage von Maßnahmen der künstlichen Befruchtung ist nicht erst seit der Einführung des Embryonenschutzgesetzes in der Öffentlichkeit sehr intensiv geführt worden. Das Buch schließt deshalb mit einer umfassenden Darstellung der gegenwärtig gültigen gesetzlichen und kassenrechtlichen Grundlagen, um auch auf diesem Gebiet wichtige Fingerzeige für eine suffiziente Beratung bieten zu können.

Mit diesem Leitfaden soll nicht nur der Hausarzt, sondern auch der Frauenarzt in der Praxis ein Nachschlagewerk zur Hand haben, das ihm zur Beratung und als Wegweiser eines rationellen und sinnvollen Ablaufs von Diagnostik und Therapie dient.

Zitate und weiterführende Literatur

Auger J, Czyglik F, Kunstmann JM, Jouannet P. Significant decrease of semen characteristics of fertile men from the Paris area during the last 20 years. Hum Reprod (1994) 9, Suppl. 4, 72

Bendvold E. Semen quality in Norwegian men over a 20-year period. Int J Fertil (1989) 34, 401–404

Carlsen E, Giwercman A, Keiding N, Skakkebaek NE. Evidence for decreasing quality of semen during past 50 years. Br Med J (1992) 305, 609–613

Däßler U, Häberlein U, Helfferich C et al. Untersuchungen zur Infertilität und Subfekundität (1994) BMFT

Fathalla MF. Reproductive health: a global overview. Ann NY Acad Sci (1992) 626, 1–10

Gerhard I, Runnebaum B. Schadstoffe und Fertilitätsstörungen – Schwermetalle und Mineralstoffe. Geburtshilfe Frauenheilkd (1992) 52, 383–396

Hull MG, Glazener CM, Kelly NJ, Convey DI, Foster PA, Hinton RA, Coulson C, Lambert PA, Watt EM, Desai KM. Population study of causes, treatment, and outcome of infertility. Br Med J Clin Res (1985) 291, 1693–1697

James WH. Secular trend in reported sperm counts. Andrologia (1980) 12, 381–388

Krebs D. Zur Epidemiologie der Sterilität. Arch Gynecol Obstet (1993) 164–165

Mosher WD, Pratt WF. Fecundity and infertility in the United States: incidence and trends. Fertil Steril (1991) 56, 192–193

Osser S, Liedholm P, Ranstam, J. Depressed semen quality: a study over two decades. Arch Androl (1984) 12, 113–116

Schirren C, Leidenberger F, Frick-Bruder V, Hirsch GE, Rudolf K, Schütte B. Unerfüllter Kinderwunsch, DÄV, Köln (1995)

Schwartz D, Mayaux MJ. Female fecundity as a function of age: results of artificial insemination in 2193 nulliparous women with azoospermic husbands. Federation CECOS. N Engl J Med (1982) 18, 404–406

Steptoe PC, Edwards RG. Birth after reimplantation of a human embryo. Lancet (1978) II, 366

Swolin K. Beiträge zur operativen Behandlung der weiblichen Sterilität. Acta Obstet Gynecol Scand (1967) 46, 4–20

Van der Ven H, van der Ven K, Wagner U, Diedrich K. Chlorierte Kohlenwasserstoffe im menschlichen Zervikalmukus: Einfluß auf Spermapenetration und Überlebensfähigkeit. Ber Gynäkol Geburtshilfe (1990) 127, 1097

van Noord-Zandstra BM, Looman CWN, Alsbach H, Habbema JDF, Te-Velde ER, Karbaat J. Delaying childbearing: effect of age on fecundity and outcome of pregnancy. Br Med J (1991) 302, 1361–1365

Van Steirteghem AC, Liu J, Joris H, Nagy Z, Janssenswillen C, Tournaye H, Derde MP, Van Assche E, Devroey P. Higher success rate by intracytoplasmic sperm injection than by subzonal insemination. Report of a second series of 300 consecutive treatment cycles. Hum Reprod (1994) 8, 1055–1060

Van Waeleghem K, De Clercq N, Vermeulen L, Schoonjans F, Comhaire F. Deterioration of sperm quality in young Belgian men during recent decades. Hum Reprod (1994) 9, Suppl. 4, 73

Winston RML. Microsurgical tubocornual anastomosis for reversal of sterilization. Lancet (1977) I, 284–287

2 Physiologische Grundlagen

2.1 Ovarfunktion und Zyklus

2.1.1 Morphologie der Eizellreifung

Zur Geburt sind in den Ovarien etwa **1 bis 2 Millionen Oogonien** angelegt, von denen zu Beginn der Pubertät **300.000 bis 400.000** das potentielle Reservoir der für die Ovulation vorgesehenen Oozyten bilden. Obwohl zu Beginn des Follikelreifungszyklus durchschnittlich 30 Follikel zur Verfügung stehen, entwickelt sich aber letztlich im Laufe des Lebens nur in etwa **400** der Primordialfollikel ein sprungreifer Follikel. Die restlichen Follikel der Kohorte fallen der Atresie anheim.

Im Ruhestadium sind die Oozyten in Primordialfollikeln des Ovars gelagert, die anatomisch nur eine Größe von 0,1 mm aufweisen. Die Oozyte ist von nur etwa 10 Granulosazellen umgeben. In diesem Stadium hat die Eizelle einen Durchmesser von 25 µm und weist kaum metabolische Aktivität auf. Das Wachstum über den **präantralen Follikel oder Sekundärfollikel** zum **antralen Follikel oder Tertiärfollikel** und letztlich zum reifen **Graafschen Follikel** ist von einer massiven Zellproliferation begleitet. Die Granulosazellmasse nimmt auf bis zu 50 Millionen Granulosazellen zu, die Thekazellen auf bis zu 6 bis 7 Millionen. Die Oozyte selbst wächst um das Vierfache auf 80 bis 100 µm. Mit zunehmender Reifung bildet sich im Interzellulärraum der Granulosazellschicht die Follikelhöhle aus. Ein Teil der Granulosazellen formt den Cumulus oophorus und die die Eizelle direkt umgebende Corona radiata. Zu diesem Zeitpunkt bildet sich um die Eizelle die Zona pellucida, eine Glykoproteinschale, die wesentliche Bedeutung für die speziesspezifische Erkennung des befruchtenden Spermiums hat und auch dem sich teilenden Embryo bis kurz vor der Implantation erhalten bleibt. Der sprungreife Follikel erreicht letztlich eine Größe von 25 mm und wölbt die Oberfläche des Ovars sichtbar vor. Die Ovulation wird morphologisch von einer Auflösung der Granulosazellbasalmembran im Bereich der Ovulationsstelle begleitet. Bereits 24 Stunden vor der Ovulation hat sich der Cumulus unter dem Einfluß der hormonellen Luteinisierung gelöst, die Eizelle schwimmt als Eizell-Cumulus-Komplex in der Follikelflüssigkeit.

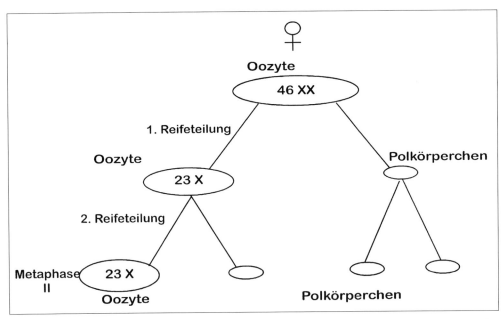

Abb. 2.1: Reifeteilung der Oozyte. Die befruchtungsfähige Eizelle hat nach Ausstoßen des Polkörperchens die Metaphase II erreicht.

Die entscheidenden Schritte der Reifeteilung der Eizelle beginnen erst wenige Stunden vor der Ovulation. Die erste meiotische Teilung umfaßt die Reduktionsteilung mit Halbierung des Chromosomensatzes und Ausstoßen des ersten Polkörperchens. Zum Zeitpunkt der Ovulation befindet sich die Oozyte in der zweiten Reifeteilung. Die zweite meiotische Teilung wird erst nach Eindringen eines Spermatozoons mit Ausstoßen des 2. Polkörperchens beendet.

Nach der Ovulation formt sich der gesprungene Follikel zum Gelbkörper, dem **Corpus luteum**, um. Das Corpus luteum wird aus luteinisierten Granulosazellen, Zellen der Thekaschicht und teilweise aus ovariellem Stroma gebildet und zeichnet sich durch eine zunehmend starke Vaskularisierung mit Einsprossung von Gefäßen aus.

Ziel des zyklischen ovariellen Reifungsprozesses ist die Bereitstellung eines reifen Follikels für die Ovulation.

2.1.2 Hormonelle Steuerung

Die Reifung des dominanten Follikels wird diffizil hormonell gesteuert und ist vom Zusammenwirken von Hypothalamus, Hypophyse und Ovar im Sinne eines neuroendokrinen Regelkreises abhängig. Von zentraler Bedeutung sind

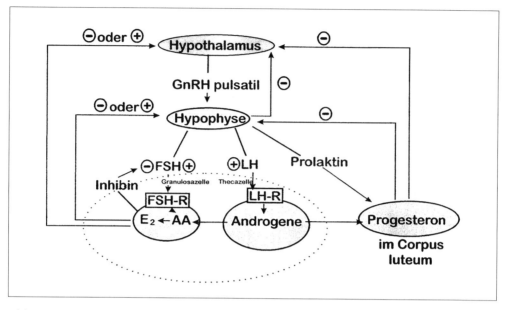

Abb. 2.2: Hormoneller Regelkreis. Hypothalamisch-hypophysär-ovarielle Achse, positive (+) und negative (−) Feed Back-Mechanismen.

die Ovarien selbst. Über positive und negative Feed back-Mechanismen steuern sie die Aktivität der übergeordneten Zentren.

Das übergeordnete Zentrum **Hypothalamus** fungiert quasi als Taktgeber des hormonellen Zyklus. Die exakte pulsatile Sekretion des Gonadotropin Releasing Hormone **GnRH** aus GnRH-Neuronen erlaubt erst eine zyklusgerechte Sekretion der hypophysären Gonadotropine. GnRH ist ein Dekapeptid mit einer Halbwertszeit von 4 bis 6 Minuten, wird in Neuronen des Nucleus arcuatus synthetisiert und in Granula gespeichert und über nervale Axone zum hypophysären Portalkreislauf geschleust. Eine reguläre Follikelreifung kann nur erfolgen, wenn die GnRH-Pulsfrequenz in der follikulären Phase etwa einen Impuls alle 90 Minuten beträgt (Knobil et al., 1980). In der lutealen Phase verlängern sich diese Intervalle physiologischerweise auf 4 bis 8 Stunden. Die genauen Mechanismen, die eine exakte Pulsfrequenz erforderlich machen, sind jedoch nicht definitiv geklärt. Veränderungen der GnRH-Frequenz jedenfalls führen zu Zyklusstörungen bis hin zur Anovulation. Die pulsatile Sekretion unterliegt wiederum einer Vielzahl von Steuermechanismen. Zum einen kontrolliert das Ovar selbst die hypothalamische Sekretion im Sinne einer im Ovar gelegenen zentralen Steuereinheit. Progesteron setzt z.B. die Pulsfrequenz herab. Eine hemmende Wirkung auf die GnRH-Sekretion wird auch durch endogene Opiate und Dopamin, eine stimulierende Wirkung durch Katecholamine erreicht. Ebenso beeinflussen Verschiebungen des Fettanteils am Gesamtkörpergewicht oder Streßsituationen die hypothalamische Aktivität.

An der Hypophyse bindet GnRH an spezifische Rezeptoren, die nach der Ligandenbindung aggregieren und anschließend internalisiert werden.

Unter dem permissiven Einfluß des GnRH sezerniert die **Hypophyse** die gonadotropen, das Ovar stimulierenden Hormone **LH** und **FSH**. Für Synthese und Sekretion der gonadotropen Hormone sind die gonadotrophen Zellen des Hypophysenvorderlappens (HVL) verantwortlich. Die Freisetzung von LH und FSH wird durch den nach GnRH-Kopplung bewirkten intrazellulären Kalziumanstieg stimuliert. Die Gonadotropinsekretion wird zudem auf intrazellulärer Ebene durch verschiedene Systeme, wie Inositoltriphosphat, Leukotriene und die Proteinkinase C moduliert. Von extern unterliegt die Freisetzung der gonadotropen Hormone zwei unterschiedlichen Regelkreisen, zum einen der pulsatilen Wirkung von GnRH, zum anderen den stimulierenden oder hemmenden Rückkopplungs-, d.h. Feed back-Mechanismen der ovariellen Steroidhormone.

Das Ovar ist das eigentliche Zielorgan von LH und FSH. Nach der Zwei-Zell-Theorie stellen dabei die ovariellen **Granulosazellen** die spezifischen Zielzellen für FSH und die **Thekazellen** die Zielzellen für LH dar (Falck et al., 1962). Beiden Zelltypen sind unterschiedliche Aufgaben in der Biosynthese der ovariellen Steroidhormone zugeordnet. Über die FSH-Rezeptoren der Granulosa steigert FSH die Aktivität des Enzyms Aromatase in der Granulosazelle, womit aus als Substrat bereitgestellten Androgenen der Thekazelle Östrogene, insbesondere 17ß-Östradiol und Östron, synthetisiert werden können. Neben FSH ist mittlerweile auch ein vergleichbar ausgeprägter Stimulus des insulinähnlichen Wachstumsfaktors I (IGF-I) auf die Östradiolsynthese der Granulosa anerkannt (Erickson et al., 1989). Die Androgensynthese der Theka, die als Substrat für die Aromatase der Granulosa wesentlich ist, wird dagegen durch LH über spezifische LH-Rezeptoren der Thekazelle gefördert. Neben der

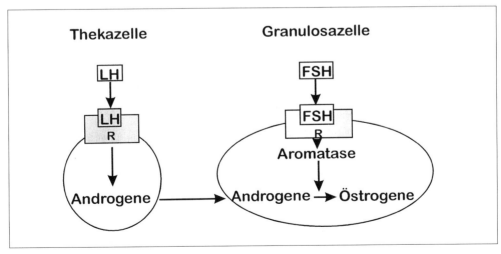

Abb. 2.3: Zweizell-Zweihormonmodell der ovariellen Regulation.

Nebennierenrinde ist das Ovar die wichtigste androgene Quelle der Frau, vorwiegend des Androstendions und des Testosterons.

Die ovarielle Produktion von **Östradiol** und **Progesteron** regelt ihrerseits über Feed back-Mechanismen die übergeordneten Zentren Hypophyse und Hypothalamus. Die zentrale Rolle des Ovars als sein eigener Regulator im Zyklusgeschehen und in der Hormonbiosynthese wird somit deutlich.

2.1.3 Follikelreifungszyklus

Die Rekrutierung von mehreren hundert Follikeln beginnt etwa 3 Monate vor dem eigentlichen menstruellen Zyklus. Bis auf etwa 30 präantrale Follikel sind sie bis zu Beginn des Menstruationszyklus wieder degeneriert. Bis zu diesem Schritt ist die Rekrutierung unabhängig von FSH verlaufen. Der Reifungszyklus selbst gliedert sich in eine proliferative oder **Follikelphase** von 10 bis 14 Tagen und eine sekretorische oder **Corpus-luteum-Phase** von im Idealfall 14 Tagen. Von den 30 Follikeln werden zu Zyklusbeginn unter FSH-Einfluß einige wenige selektiert. Der Rest wird atretisch oder luteinisieren.

Die Mechanismen, die zu dieser Selektion führen, sind vielfältig (Gougeon, 1986, Lunenfeld, 1994). Sie ist jedoch bis zum 5. bis 7. Zyklustag unter dem Einfluß steigender FSH-Spiegel abgeschlossen. Der weitere Anstieg des FSH über einen individuellen **FSH-Schwellenwert** bewirkt dann im Regelfall die

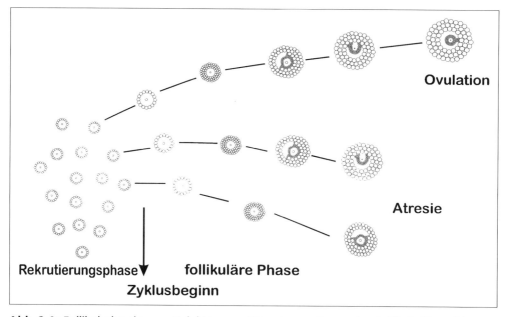

Abb. 2.4: Follikelrekrutierung, Selektion und Dominanz. Dauer der Follikelreifung bis zum Graafschen Follikel 85 Tage.

Selektion eines dominanten Follikels. Die hohe Aromataseaktivität und der hohe Besatz mit FSH-Rezeptoren im dominanten Follikel sind ursächlich für einen starken Anstieg des Östrogens. Somit wird im dominanten Follikel ein östrogenes Milieu geschaffen, worin sich der dominante, selektionierte Follikel wesentlich von der restlichen Kohorte unterscheidet. FSH-Spiegel unter dem Schwellenwert begünstigen dagegen ein androgenbetontes Milieu im Follikel und somit die Atresie. Wird der FSH-Spiegel bereits zu früh im Zyklus, d.h. in der Rekrutierungsphase der ersten Woche über den Schwellenwert gehoben, so können mehrere dominante Follikel entstehen und dadurch ein multifolikuläres Wachstum mit eventuell erhöhtem Risiko für Mehrlingsschwangerschaften induziert werden. Als wesentlicher intraovarieller Faktor zur Initiierung des Follikelwachstums und der Selektion neben FSH ist das **ovarielle IGF-I-System** zu nennen. IGF-I, der insulinähnliche Wachstumsfaktor I, bewirkt eine Stimulation der Aromataseaktivität der Granulosa und konsekutiv eine Steigerung der Östradiolsekretion, die der FSH-Wirkung vergleichbar ist.

Der weitere Anstieg des Östradiols führt über eine vermehrte LH-Ausschüttung im Sinne eines positiven Feed back zu einer Anhäufung intraovarieller Androgene, die nur vom dominanten Follikel, auf den sich die FSH-Wirkung konzentriert, zu vermehrter Östrogenbildung genutzt werden kann. Gleichsinnig fällt unter dem Einfluß steigender Östrogene im Sinne eines negativen Feed back die hypophysäre FSH-Sekretion ab. Dieser Effekt wird durch das unter Östrogeneinfluß vermehrt sezernierte ovarielle Inhibin zusätzlich gesteigert. Während der dominante Follikel kompensatorisch mit einer durch die starke Granulosazellproliferation bedingten Erhöhung seiner FSH-Rezeptoren antworten kann und auch mit den jetzt erniedrigten FSH-Spiegeln eine ausreichende Follikelreifung unterhalten kann, verschiebt sich in allen anderen Follikeln die Ratio hin zu den Androgenen. Als Folge bleiben die restlichen Follikel atretisch. Über eine verstärkte Durchblutung der den dominanten Follikel umgebenden Theka wird zusätzlich die FSH-Konzentration erhöht.

Präovulatorisch beginnt der dominante Follikel unter dem Einfluß von FSH auf seinen Granulosazellen LH-Rezeptoren auszubilden. In der Hypophyse führen steigende Östradiolspiegel zu einer Zunahme der LH-Synthese und -Speicherung. Der positive Feed back-Mechanismus der hohen vom granulosareichen dominanten Follikel gebildeten Östradiolspiegel löst dann ovargetriggert den **LH-Peak** aus. Zur Zyklusmitte beträgt der Östradiolspiegel physiologischerweise zumeist mehr als 200 pg/ml. Der LH-Anstieg ist 28 bis 36 Stunden später von der Ovulation gefolgt. Bereits vor dem LH-Peak kommt es zu einem langsamen Ansteigen der LH-Werte in der späten Follikelphase, das von der Theka zusätzlich zur Androgenbildung genutzt werden kann und somit die Östradiolsynthese weiter steigern soll. Da allerdings bereits minimale LH-Spiegel zu einer völligen Stimulation der Androgensynthese in der Theka führen, ist diese Theorie umstritten (Chappel und Howles, 1994). Mit steigendem LH und dem dem LH-Peak vorausgehenden FSH-Peak setzt bereits 24 bis 48 Stunden vor der Ovulation eine Luteinisierung der Granulosazellen mit

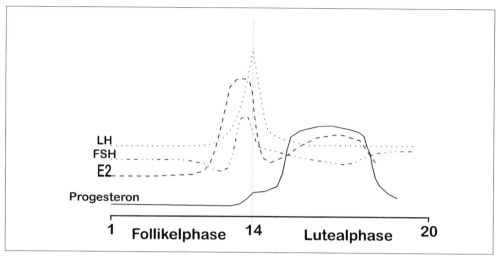

Abb. 2.5: Zyklischer Hormonverlauf. Östradiol, Progesteron, LH, FSH.

beginnender Progesteronsynthese ein. Ein weiterer Progesteronanstieg beendet durch negatives Feed back den LH-Peak.

Welche Faktoren unmittelbar an der Auslösung der Ovulation beteiligt sind, ist letztlich nicht geklärt. Prostaglandinen wird eine Beteiligung an der Ovulation zugeschrieben. Auch der geringe mittzyklische FSH-Peak trägt über eine Umwandlung von follikulärem Plasminogen zu Plasmin zur Auflösung der Follikelwandung bei und induziert die Luteinisierung.

Tab. 2.1: Aufgaben von FSH und LH

FSH		LH	
E2 ↑	Selektion des dominanten Follikels	Androgene ↑	LH-Peak zur Ovulationsinduktion

Nach der Ovulation hypertrophieren die Granulosazellen. Mit der Einsprossung von Gefäßen wird der Follikel zum Gelbkörper umformiert. Unter dem Einfluß des zur Aufrechterhaltung der lutealen Progesteronsynthese wesentlichen LH erreichen die Progesteronspiegel 6 bis 8 Tage nach der Ovulation ihr Maximum von etwa 15 ng/ml. Ist keine Schwangerschaft eingetreten, so setzt 14 Tage nach der Ovulation die **Luteolyse** mit einem Abfall der Progesteronspiegel und einem erneut beginnenden ersten Anstieg des FSH ein. Die Faktoren, die das Ende des menstruellen Zyklus auslösen, sind nicht hinreichend bekannt. Neben Prostaglandinen finden sich vermehrt Hinweise auf eine Beteiligung des Tumor necrosis factor TNF-α. Im Falle einer frühen

Schwangerschaft wird die Luteolyse durch das Schwangerschaftshormon HCG vermieden und die Lutealfunktion aufrechterhalten.

Parallel zur follikulären Reifung muß sich auch das Endometrium in Vorbereitung der Implantation umgestalten. Endometrium gehört zu den am schnellsten wachsenden Geweben des menschlichen Körpers und erreicht ausgehend von einer Dicke von 1 mm zu Zyklusbeginn eine maximale Dicke von 8 mm in der Lutealphase (Dallenbach-Hellweg, 1987). Grundsätzlich können Oberflächenepithel, Drüsenepithel, endometriales Stroma und Fibroblasten sowie eingewanderte Zellen der weißen Reihe unterschieden werden. In der proliferativen Phase findet sich in allen endometrialen Kompartimenten mitotische Aktivität. In der ersten Woche der Lutealphase gestaltet sich das Drüsenepithel um. Es finden sich Vakuolenbildung, Glykogenspeicherung, eine deutliche Sekretion in die Drüsenlumina und eine zunehmende Spiralisierung der endometrialen Drüsen (Noyes et al., 1950). In Vorbereitung auf die Implantation ist die zweite Woche von einer Ödematisierung der Stromazellen geprägt. Bis zum 27. Tag hat sich unter dem Oberflächenepithel die Schicht der polygonalen deziduaähnlichen Stromazellen vollständig ausgebildet.

Follikelreifung in Kürze

Rekrutierung	Selektion	Dominanz	Ovulation
FSH-unabhängig	FSH-abhängig	FSH, LH-R ↑	bei ca. 25 mm Follikel
30–40 Follikel zu Zyklusbeginn	bis zum 7. Tag	Atresie der Restkohorte	24–36 h n. LH-Peak Progesteron ↑

2.2 Spermiogenese

Die Spermiogenese setzt in der Pubertät ein und ist abhängig von der Sekretion hypothalamischer, hypophysärer und testikulärer Hormone (Tab. 2.2). Die Neuronen des Hypothalamus schütten pulsatil das Gonadotropin Releasing Hormone (GnRH) aus, das über ein hypothalamisch-hypophysäres Pfortadersystem direkt zum Hypophysenvorderlappen gelangt. Dort stimuliert GnRH die Sekretion des Follikelstimulierenden Hormons (**FSH**) und des Luteinisierenden Hormons (**LH**). Über den allgemeinen Blutkreislauf gelangen die beiden Hormone in die Hoden, wo sie unterschiedliche Wirkungen haben. Das FSH stimuliert die **Spermiogenese** in den Hodentubuli, während LH die **Leydig-Zellen** im Interstitium des Hodens zur Bildung des männlichen Geschlechtshormons Testosteron anregt. Das Testosteron ist neben vielen anderen Funktionen auch zum Erhalt der Spermiogenese notwendig.

Die Spermiogenese, definiert als die Ausreifung einer Spermatogonie bis zum fertigen Spermatozoon, dauert 60–74 Tage. Sie findet in den Tubuli semi-

Physiologische Grundlagen

Tab. 2.2: Hormone zur Regulation der Spermiogenese

Produktionsort	Hormon	Zielorgan	Funktion
Hypothalamus	GnRH	Hypophyse	FSH- und LH-Induktion
Hypophyse	FSH LH	Tubulus seminiferus Leydig-Zellen	Spermiogenese Testosteron-Induktion
Leydig-Zellen im Hoden	Testosteron	Tubulus seminiferus	Spermiogenese
Sertoli-Zellen im Hoden	Inhibin	Hypophyse	FSH-Suppression

niferi der Hoden statt. Ein gesunder Mann besitzt etwa 500 bis 1000 dieser Gänge mit einer Gesamtlänge von etwa 300 Metern. Die Tubuli seminiferi enthalten außer den Spermiogenesezellen nur noch **Sertoli-Zellen**. Diese unterstützen den Ausreifungsprozeß der Samenzellen, so daß die Sertoli-Zellen auch als Ammenzellen bezeichnet werden. Lymphozyten und Makrophagen sind durch eine dichte Basalmembran (**Blut-Hoden-Schranke**) vom Zutritt zu den Tubuli seminiferi ausgeschlossen, da es sonst zur immunologischen Abstoßung der als körperfremd angesehenen Spermatozoen kommen würde. Die

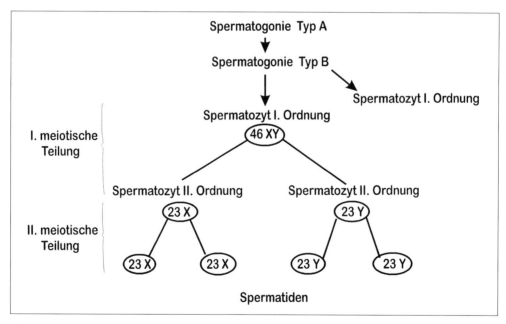

Abb. 2.6: Spermienreifeteilung. Aus einer Spermatogonie entwickeln sich 8 Spermatiden mit haploidem Chromosomensatz. Dargestellt sind I. und II. Reifeteilung für einen Spermatozyt I. Ordnung.

Spermiogenese in Kürze

Dauer: 74 Tage
Keimepithel

2 meiotische Teilungen
↓
Spermatozoen
↓
Tubuli seminiferi
↓   zunehmende Ausreifung
Ductuli efferentes   mit Fertilisationsvermögen
↓
Epidydimis (Speicher)
↓
Ductus deferens

Blut-Hoden-Schranke ist so dicht, daß nicht einmal Antikörper in das Innere der Tubuli seminiferi gelangen können.

Die Spermiogenese umfaßt zwei mitotische und zwei meiotische Teilungen. Zunächst teilt sich eine Spermatogonie Typ A (Stammzelle). Eine der beiden Zellen differenziert zur Spermatogonie Typ B, aus der in einer weiteren mitotischen Teilung zwei Spermatozyten I. Ordnung hervorgehen. In der folgenden meiotischen Teilung entstehen je zwei Spermatozyten II. Ordnung, die nur noch einen einfachen Chromosomensatz aus 22 Autosomen und einem Gonosom (entweder X oder Y) aufweisen. In der zweiten meiotischen Teilung werden die Chromatiden der 23 Chromosomen getrennt; aus den vier Spermatozyten II. Ordung sind acht Spermatiden entstanden. In den Spermatiden müssen nun drei Differenzierungsvorgänge ablaufen:
 1. die Kondensation der DNS in den kompakten Kern des Spermatozoons,
 2. die Ausdifferenzierung des Akrosoms aus dem Golgi-Apparat,
 3. die Ausbildung des Spermatozoenflagellums aus den beiden Zentriolen.

Sind diese Vorgänge abgeschlossen, wird das fertige Spermatozoon aus dem Zellverband des Keimepithels entlassen und gelangt passiv zum **Rete testis**. Über etwa 10 **Ductuli efferentes** treten die Samenzellen in den Nebenhoden über.

Die FSH- und LH-Produktion der Hypophyse wird mittels Rückkoppelung durch den Hoden reguliert. Bei normaler Funktion der Leydig-Zellen wird über den Testosteronspiegel im Blut die Sekretion von LH kontrolliert. Bei normaler Spermiogenese wird von den Sertoli-Zellen Inhibin produziert, ein Hormon, das die weitere Freisetzung von FSH aus der Hypophyse hemmt. Diesem Rückkoppelungsmechanismus kommt große diagnostische Bedeutung zu, denn bei stark erhöhten FSH-Werten kann geschlossen werden, daß eine Schädigung des Germinalepithels vorliegt (siehe auch 5.8).

Störungen der Spermiogenese sind die häufigste Ursache männlicher Infertilität. Erstaunlich ist die enorme Leistung des samenbildenden Epithels, das bei einem gesunden Mann pro Tag 20 bis 100 Millionen reifer Spermatozoen produziert.

2.3 Fertilisation und Implantation

2.3.1 Spermientransport

Der Spermientransport im männlichen Genitaltrakt erfolgt bis zum Kontakt mit dem seminalen Plasma und der Ejakulation ausschließlich passiv. Die aktive Motilität spielt erst ab der Ejakulation eine Rolle. Eine Eigenmotilität ist aber bereits für Spermien aus dem Bereich des Nebenhodens gegeben.

Nach der Ejakulation basiert der weitere Transport der Spermien durch die Zervix, das Cavum bis in die Tuben auf einer kombinierten aktiven und passiven Bewegung. Das saure Scheidenmilieu mit einem pH von 3,5 bis 5,5 wird durch das seminale Plasma alkalisiert. Nach 3 bis 5 Minuten dringen die Spermien in die Zervix ein. Der kryptenreiche Zervikalkanal und der **zervikale Mukus** werden mit einer aktiven Geschwindigkeit der Spermien von 2 bis 3 mm pro Minute passiert. Das Auffinden motiler Spermien in den Tuben bereits wenige Minuten nach dem Geschlechtsverkehr ist somit im wesentlichen durch passiven Transport zu erklären. Diese Transporthilfe wird durch Kontraktionen des Uterus, aber wohl auch durch negativen Druck und Sogwirkung bewirkt. Der Zervikalkanal übernimmt darüberhinaus **Speicher- und Reinigungsfunktion**. Nur motile Spermatozoen werden in den Krypten zurückgehalten und in den nachfolgenden 2 bis 3 Tagen freigesetzt, tote Samenzellen werden dagegen phagozytiert. Zum Zyklusoptimum beträgt die Überlebenszeit der Spermien in der Zervix bis zu 5 Tage. Eine Penetration des zervikalen Mukus ist den Spermatozoen normalerweise erst ab etwa dem 9. Zyklustag möglich und wird ab einem Zeitpunkt von 1 bis 2 Tagen nach der Ovulation unmöglich.

Nach der raschen Passage durch das Cavum uteri stellt der uterotubare Übergang eine weitere Barriere des Spermientransportes dar. Im Cavum uteri sind stets nur geringe Spermienzahlen nachweisbar mit einem Maximum 6 bis 12 Stunden nach Koitus. Letztlich erreichen nur **maximal 1000 Spermien** die Tube (Abb. 2.7, Ahlgren et al., 1975). Der tubare Transport der Spermien muß gegenläufig zum Eizelltransport erfolgen und wird wesentlich von der Spermienmotilität und durch Kontraktionen der Tubenmuskulatur bewirkt. Bei ungestörter Tubenfunktion gelangt ein Teil der Spermien direkt in die freie Bauchhöhle, Spermien sind im Douglas bereits wenige Stunden nach Geschlechtsverkehr nachweisbar. Bei tubarer Pathologie mit Transportstörungen ist dagegen die Anzahl der Spermien im Eileiter deutlich erhöht. Der Großteil der intratubaren Spermien verharrt jedoch im Isthmus der Tube.

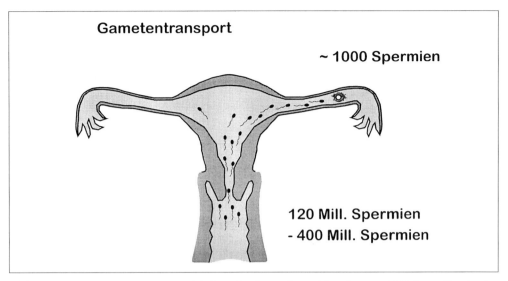

Abb. 2.7: Gametentransport. Reduktion der Spermienzahl auf etwa 1000 Spermien in der Tube.

Während der Wanderung durch das innere Genitale durchlaufen die Samenzellen den Prozeß der **Kapazitation**. Die Kapazitation ist durch eine Destabilisierung der Plasmazellmembran des Spermienkopfes ohne direkt sichtbares morphologisches Korrelat gekennzeichnet. In vitro kann die Kapazitation z.B. durch Zentrifugation erzielt werden. Die vor der Fertilisation erforderliche **Akrosomreaktion** umfaßt dagegen morphologische Veränderungen mit der Fusion der äußeren Akrosommembran und der Plasmamembran mit Freisetzung von Akrosin und Hyaluronidase.

2.3.2 Fertilisation und Implantation

Während des Transportes der Eizelle durch die Tube werden die die Eizelle umgebenden Granulosazellen des Cumulus oophorus weitgehend abgelöst. Ob der Cumuluskomplex während der Befruchtung zur Vermeidung polyspermer Befruchtung beiträgt, ist nicht geklärt. Nach Durchdringen der Cumuluszellen durchwandert ein einziges Spermatozoon in einem streng speziesspezifischen Vorgang die **Zona pellucida**, eine Glykoproteinschicht von 3 bis 15 µm Dicke (Yang et al., 1972). Während die Bindung des Spermatozoons an die Zona pellucida vor dem endgültigen Abschluß der Akrosomreaktion erfolgt, erlaubt erst die enzymatische Wirkung nach abgeschlossener akrosomaler Reaktion die Penetration der Zona. Ergänzt wird die Fähigkeit zur Penetration durch die Form des Spermienkopfes und die Eigenmotilität der Samenzelle. Nach wenigen Sekunden im schmalen perivitellinen Raum bindet und fusioniert das

Spermium mit der vitellinen Membran der Oozyte. Das Spermium wird inkorporiert, der Kern dekondensiert und das männliche chromosomale Material umhüllt. Nach der Fertilisation ist eine Bindung weiterer Spermien an die Zona pellucida unmöglich. Die **kortikale Reaktion**, d.h. die Ausschüttung des Inhaltes kortikaler Granula der Oozyte in den perivitellinen Raum, bewirkt sowohl eine Veränderung der Zona als auch der vitellinen Membran, um polysperme Befruchtung zu verhindern (Sato, 1979).

Die Fertilisation erfolgt anatomisch am isthmoampullären Übergang der Tube. Während des weiteren Transportes des jungen Embryos zum Uteruscavum hin kommt es zu einer raschen Teilung der Blastomere. Die Differenzierung in einen **Embryoblasten** und einen **Trophoblasten** setzt bereits im Acht- bis Sechzehnzellstadium ein. Frühestens am 4. Tag post conceptionem erreicht der Embryo den Uterus, wo er sich 2 Tage später einnistet. Während der Zeit im Uterus schlüpft der Embryo im Blastozystenstadium aus der schützenden Zona pellucida. Das Eindringen in das Endometrium nach der initialen Fixation des Embryos erfordert ein komplexes Wechselspiel zahlloser Faktoren, deren genaue Bedeutung noch nicht näher geklärt ist. Mit der Implantation differenziert sich der Trophoblast in den die Dezidua durchdringenden Synzytiotrophoblasten und den die Blastozyste umgebenden Zytotrophoblasten. Am 12. Tag schließt sich das Endometrium über der Implantationsstelle, die Einnistung in die Uteruswand ist abgeschlossen.

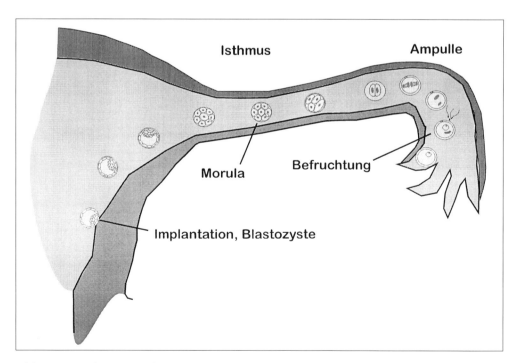

Abb. 2.8: Fertilisation und tubarer Embryotransport.

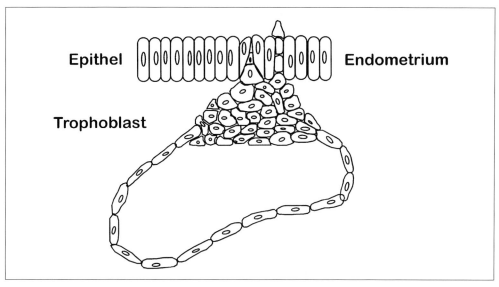

Abb. 2.9: Implantation. Kontaktaufnahme mit dem Endometrium am 6.–7. Tag, Invasion im Blastozystenstadium.

Fertilisation und Implantation in Kürze

Ort der Fertilisation: isthmoampullärer Übergang
↓
Akrosomreaktion
↓
Durchdringung der Zona
↓
kortikale Reaktion = Polyspermieblock
↓
Fusion Spermakopf – Oozytenmembran
↓
Syngamie
↓
Teilung der Blastomere während des tubaren Transports
↓
Invasion im Blastozystenstadium nach 5 bis 7 Tagen

Zitate und weiterführende Literatur

Adashi EY, Carol H, Resnick A, D'Ercole J, Svoboda EM, Van Wyk JJ. Insulin-like growth factors as intraovarian regulators of granulosa cell growth and function. Endocrinol Rev (1985) 6, 400–410

Ahlgren M, Bostrom K, Malmquist R. Sperm transport and survival in women with special reference to the fallopian tube. in: Hafez ESE, Thibault CG (eds.) The biology of spermatozoa. Karger Verlag, Basel (1975) 63–71

Chappel SC, Howles C. Reevaluation of the roles of luteinizing hormone and follicle-stimulating hormone in the ovulatory process. Hum Reprod (1991) 1206–1212

Dallenbach-Hellweg G. The normal histology of the endometrium. in: Dallenbach-Hellweg G (ed.) Histopathology of the endometrium, Springer, Berlin, 1987, 25–86

Erickson GF. Follicular maturation and atresia. in: Flamigni C, Givens JR (eds) The gonadotropins: basic science and clinical aspects in females. Academic Press, New York, pp 171–186

Erickson GF, Garzo VG, Magoffin DA. Insulin-like growth factor-I regulates aromatase activity in human granulosa and granulosa luteal cells. J Clin Endocrinol Metab (1989) 69, 716–724

Gougeon A. Dynamics of follicular growth in the human: a model from preliminary results. Hum Reprod (1986) 1, 81–87

Holstein AF, Roosen-Runge EC. Atlas of Human Spermatogenesis. Grosse Verlag, Berlin, (1981)

Falck B, Menander K, Nordanstedt O. Androgen secretion by the rat ovary. Nature (1962) 193, 593

Knobil E, Plant TM, Wildt L et al.. Control of the rhesus monkey menstrual cycle: permissive role of hypothalamic gonadotropin-releasing hormone. Science (1980) 207, 1371–1373

Lunenfeld B. Störungen in der Follikelentwicklung – Diagnose und Behandlung. Fertilität (1994) 10, 199–207

Noyes RW, Hertig AT, Rock I. Dating the endometrial biopsy. Fertil Steril (1950) 1, 3–25

Sato K. Polyspermia-preventing mechanisms in mouse eggs fertilized in vitro. J Exp Zool (1979) 210, 353–360

Robaire B, Pryor JL, Trasler JM. Handbook of Andrology. American Society of Andrology, Lawrence, Kansas (1995)

Schill WB. Faktoren von Seiten des Mannes. In: Käser O, Friedberg V, Ober KG, Thomsen K, Zander J (Hrsg) Gynäkologie und Geburtshilfe, Georg Thieme Verlag, Stuttgart – New York, (1992) 8.30–8.99

Van Blerkom JP, Motta P. The cellular basis of mammalian reproduction. Urban und Schwarzenberg, Baltimore, München (1979)

Yang WH, Lin LL, Wang JR, Chang MC. Sperm penetration through the zona pellucida and perivitelline space in the hamster. J Exp Zool (1972) 179, 191–206

Yen SSC, Quigley ME, Reid RL, Cetel NS. Neuroendocrinology of opioid peptides and their role in the control of gonadotropin and prolactin secretion. Am J Obstet Gynecol (1985) 152, 485

Yen SSC, Rebar RW. Endocrine rhythms in gonadotropins and ovarian steroids with reference to reproductive processes. in: Krieger DT (ed) Endocrine rhythms. Raven Press, New York

3 Weibliche Sterilität

3.1 Definition

Als ungewollte Kinderlosigkeit wird im allgemeinen das Ausbleiben einer Schwangerschaft über 12 Monate – je nach Autor auch über 2 Jahre – bei bestehendem Kinderwunsch definiert. Während **Sterilität** das Nichteintreten einer Schwangerschaft bezeichnet, wird unter **Infertilität** die Unfähigkeit, eine Schwangerschaft nach erfolgter Konzeption und Implantation auszutragen, verstanden. Die Problematik der Infertilität, d.h. das Auftreten rezidivierender Spontanaborte, wird in Kapitel 9 ausführlich besprochen.

Weiterhin wird zwischen **primärer und sekundärer Sterilität** unterschieden. Primäre Sterilität bezeichnet die ungewollte Kinderlosigkeit, ohne daß jemals bereits eine Schwangerschaft eingetreten wäre. Die sekundär sterile Patientin hat bereits Schwangerschaften erlebt mit aktuell zumindest mehr als einjährigem, unerfülltem Kinderwunsch, wobei für die Definition eine Unterscheidung zwischen früheren ausgetragenen Schwangerschaften, Aborten oder extrauterinen Graviditäten unerheblich ist.

Als Ursachen der weiblichen Sterilität können grob die Ovulation und die Follikelreifung betreffende Störungen und anatomische Störungen, z.B. der Tubenfunktion, unterschieden werden (Tab. 3.1).

3.2 Störungen der Ovarialfunktion

Störungen der Ovarialfunktion sind in mehr als 25% Ursache der ungewollten Kinderlosigkeit. Als erste klinische Hinweiszeichen können Zyklusstörungen wegweisend sein, sei es im Sinne einer Oligo- oder Amenorrhoe, einer Poly-

Tab. 3.1: Somatische Einteilung der weiblichen Sterilität

weiblicher Sterilität
↓
Ovulationsstörung ⇔ Störung des Gametentransports

menorrhoe oder z.B. einer prämenstruellen Blutung. Aber auch ein normozyklisches Geschehen schließt das Vorliegen ovarieller Funktionsstörungen nicht aus. Auf die Bedeutung der genauen Erhebung von Blutungsanomalien wird in Kapitel 5.1 näher eingegangen.

3.2.1 Lutealinsuffizienz

Definition und Klinik
Die Lutealinsuffizienz oder auch **Corpus luteum-Insuffizienz** ist die häufigste, aber auch geringgradigste Form einer ovariellen Funktionsstörung und wird bei bis zu 20% der Patientinnen in der Sterilitätssprechstunde diagnostiziert. Definiert ist sie als eine Verkürzung der lutealen Phase auf weniger als 10 bzw. je nach Autor auf weniger als 12 Tage, einhergehend mit einer erniedrigten Progesteronsekretion. Klinisch können Oligomenorrhoe, prämenstruelle Blutung oder Polymenorrhoen Hinweise sein. Eine Ovulation ist stets nachweisbar, die aber in eine unterwertige Gelbkörperfunktion aufgrund einer gestörten Follikelreifung mündet.

Pathophysiologie
Die Ursache ist deshalb in der Follikelphase und nicht in der Lutealphase zu suchen. Die Corpus luteum-Insuffizienz ist stets Ausdruck der **Follikelreifungsstörung**. Die mangelhafte Follikelreifung kann z.B. auf einer insuffizienten FSH-Sekretion oder einer verspäteten Luteinisierung des Follikels beruhen, aber auch als Begleitphänomen bei sonstigen endokrinen Störungen, wie der Hyperprolaktinämie oder der Hyperandrogenämie auftreten. Durch die mangelnde Follikelreifung wird nicht nur eine unterwertig gereifte Oozyte ovuliert, sondern ebenfalls die Implantation durch eine inkomplette oder zumindest verspätete sekretorische Umwandlung des Endometriums behindert. Luteale Insuffizienzen finden sich oft inkonstant, d.h. Zyklen mit normaler Ovulation und Progesteronsekretion wechseln mit progesterondefizienten Zyklen ab. Erniedrigte Gelbkörperhormonspiegel können auch ihre Ursache im Vorliegen eines **LUF-Syndroms** (= luteinized unruptured follicle) haben. In diesen Fällen luteinisiert der Follikel trotz Ausbleibens der Ovulation, die Progesteronsekretion bleibt unterwertig.

3.2.2 Hyperandrogenämische Ovarialinsuffizienz

Definition und Klinik
Die **Hyperandrogenämie** ist eine der wichtigsten endokrinen Ursachen der gestörten Ovarialfunktion und findet sich bei bis zu 40% der Sterilitätspatientinnen mit Oligomenorrhoe und zumindest bei 10% der Frauen mit lutealer Insuffizienz. Die Überprüfung des Androgenhaushaltes ist daher bei allen Hinweisen auf eine ovarielle Funktionsstörung bereits in der Phase der Primärdia-

gnostik angezeigt. Als Hyperandrogenämie definiert man das Vorliegen eines Serum**testosteron**spiegels >1 ng/ml und/oder eines **DHEAS**-Wertes >3,4 µg/ml. Je nach Autor werden bereits Testosteronwerte >0,4 ng/ml bzw. >3,0 µg/ml DHEAS als pathologisch eingestuft. Klinische Hinweise wie Hirsutismus, Akne, Seborrhoe fehlen häufig und treten als sog. konstitutioneller oder idiopathischer Hirsutismus häufig nicht mit einer nachweisbaren Erhöhung der Serumandrogene auf. In diesen Fällen wird eine erhöhte Sensibilisierung der peripheren Rezeptorzelle postuliert. Häufig findet sich als erster Hinweis eine überwiegend im Abdominalbereich lokalisierte Adipositas. Auch **Zyklusstörungen** bis zur Anovulation und Amenorrhoe sollten an eine ursächliche Erhöhung der Androgene denken lassen (Tab. 3.2).

Tab. 3.2: Klinische Hinweiszeichen der Hyperandrogenämie

Adipositas
Oligo-/Amenorrhoe
luteale Insuffizienz bzw. Anovulation
polyzystische Ovarien
rezidivierende Cystovarien
Hirsutismus, Akne, Seborrhoe (fehlt häufig!)

Pathophysiologie
Die wichtigsten Androgenquellen der Frau sind das Ovar mit der Schicht der Thekazellen, die Nebennierenrinde mit der Zona reticularis und zu etwa 50% die periphere Konversion im Fettgewebe aus Vorstufen. Im Blut sind 98% der Androgene an das sexualhormonbindende Globulin SHBG sowie an Albumin gebunden. SHBG wird unter dem positiven Einfluß von Östrogenen in der Leber gebildet.

Von allen Androgenen hat Testosteron die höchste androgene Potenz. 50% des Testosterons stammen zu gleichen Teilen aus Ovar und Nebenniere, die restlichen 50% entstammen der peripheren Konversion. An der Zielzelle, z.B. der Haut, wird Testosteron mit Hilfe des Enzyms 5-Alpha-Reduktase in das wirksame Dihydrotestosteron umgewandelt. DHEAS dagegen wird zu über 90% in der Nebennierenrinde gebildet und dient deshalb als wichtigster Marker zur Identifizierung der androgenen Quelle. Das schwächste Androgen von Bedeutung, das Androstendion, stammt zu 90% aus Ovar und Nebenniere mit einem nur geringen peripheren Anteil. Die biologische Wirkung der Androgene hängt nicht nur von der Konzentration im Serum ab, sondern wird im wesentlichen von der Zahl der Androgenrezeptoren und dem Enzymbesatz des Erfolgsorgans bestimmt.

Als häufigste Ursachen der Hyperandrogenämie gelten eine überschießende Androgenproduktion der Nebennieren zur Zeit der Pubertät, Übergewicht und verschiedene Formen des adrenogenitalen Syndroms (AGS).

Ebenso können eine chronische **Hyperprolaktinämie** mit oder ohne latenter Hypothyreose oder androgenproduzierende **Tumoren**, wie Dysgerminom,

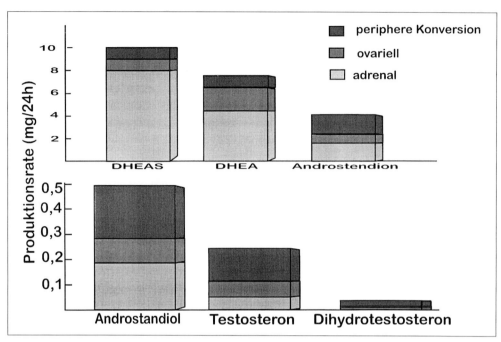

Abb. 3.1: Syntheseorte der Androgene (Ovar, Nebenniere, periphere Konversion).

Arrhenoblastom, Hiluszelltumor, Granulosazelltumor oder Thekazelltumor, zu einer Erhöhung der Serumspiegel führen. Der Pathomechanismus bei **Hypothyreose** zeigt die Verbindung zur Hyperprolaktinämie. Die Hypothyreose bedingt über eine gesteigerte TRH-Sekretion eine Steigerung der Ausschüttung von TSH und Prolaktin. Die resultierende Hyperprolaktinämie verstärkt dann die adrenale Androgensekretion (Tab. 3.3).

Androgene beeinträchtigen die Ovarialfunktion auf vielfältige Weise. Ein erhöhtes Androgenangebot, sei es ovariellen oder adrenalen Ursprungs, führt vor allem bei Adipösen zu einer vermehrten extraovariellen, d.h. peripheren Konversion zu Östrogenen, insbesondere Östron, und damit konsekutiv auf hypophysärer Ebene zu einer Störung der LH-Sekretion. LH stimuliert die Thekazellschicht des Ovars zu vermehrter Androgensynthese in Form von

Tab. 3.3: Ursachen der Hyperandrogenämie

Androgenexzeß in der Pubertät
Adipositas
AGS
Hyperprolaktinämie
Hypothyreose
androgenproduzierende Tumore
M. Cushing

Androstendion und Testosteron. Intraovariell bewirkt diese übersteigerte Androgenproduktion in der Theka eine vorzeitige Atresie des Follikels bzw. eine unterwertige Ausreifung. Folge sind luteale Insuffizienz oder Anovulation. Die Anovulation und die dadurch bedingte chronische Östrogenwirkung wiederum kann eine verstärkte Sezernierung von hypophysärem Prolaktin nach sich ziehen. Desweiteren sind Androgene proteinanabol wirksam, steigern die Libido und führen zu einer Verringerung der SHBG-Spiegel.

> **Hyperandrogenämische Ovarialinsuffizienz in Kürze**
>
> **Klinik:** Zyklusstörung, Anovulation, Hirsutismus fehlt häufig
>
> **Ursachen/Pathophysiologie:** Adipositas, AGS, idiopathisch, Tumor, Hyperprolaktinämie, Hypothyreose
>
> **Androgene** (Testosteron, DHEAS, Androstendion) ↑ und LH ↑
> ⇓
> intraovarielle Androgene ↑ → Follikelatresie → Anovulation

3.2.3 PCO-Syndrom

Definition und Klinik

Das Syndrom polycystischer Ovarien weist in seiner Ausprägung eine große Formenvielfalt auf und gilt als häufigste endokrine Störung der Frau überhaupt. Die Definition des PCO ist deshalb ausgesprochen schwierig und stützt sich auf eine Fülle klinischer, sonographischer und endokrinologischer Befunde.

Streng genommen muß zwischen dem klassischen PCO und dem sogenannten PCO-Syndrom, das alle Subformen zusammenfaßt, unterschieden werden. Aus Gründen der Praktikabilität und fehlender therapeutischer Konsequenzen fassen wir das heterogene Krankheitsbild als **PCO-Syndrom** zusammen.

Klinisch finden sich Zyklusstörungen von der Corpus luteum-Insuffizienz bis zur Anovulation, Adipositas und Hinweise auf Hyperandrogenämie sind nicht obligat nachweisbar. Endokrin ist der auffälligste Befund die Erhöhung des endogenen LH, die zu einer Verschiebung der LH/FSH-Ratio führt. Erhöhte Serumspiegel von Testosteron und DHEAS sind fakultativ. Typisch für das Symptomenbild sind die sonographischen Befunde. PCO-typische Ovarien zeichnen sich durch ein vermehrtes, hyperdenses Stroma und girlandenartig subkapsulär angeordnete Rindenfollikel <10mm aus (Abb. 3.2).

Eine deutliche Vergrößerung der Ovarien, wie sie beim Vollbild des PCO anzutreffen ist, ist bei den meisten PCO-typisch veränderten Ovarien nicht nachweisbar. Kleinzystische Veränderungen der Ovarien allerdings ohne eine exzessive Vermehrung des ovariellen Stromas finden sich ebenfalls bei der hypothalamischen Amenorrhoe aufgrund der chronischen Anovulation und

28   Weibliche Sterilität

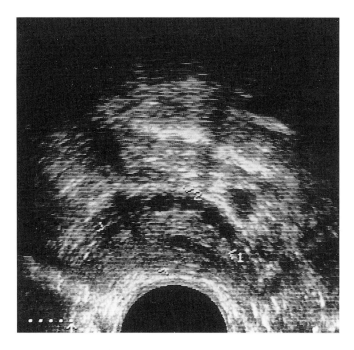

Abb. 3.2: Transvaginale Sonographie des PCO-Ovars.

sollten nicht mit PCO-typischen Veränderungen verwechselt werden (Adams et al., 1986).

Die klassische Form ist als **Stein-Leventhal-Syndrom** bereits vor mehr als 50 Jahren beschrieben worden (Tab. 3.4).

Tab. 3.4: Stein-Leventhal-Syndrom

Anovulation
Sterilität
Adipositas

Dieses Vollbild der endokrinen Störung ist allerdings nur in seltenen Fällen nachweisbar. Nach Goldzieher und Green ist mehr als die Hälfte der Frauen mit histologisch gesichertem PCO nicht adipös, 31% bieten keinerlei Zeichen des Hirsutismus. Morphologisch finden sich in typischer Weise vergrößerte Ovarien mit einer porzellanartig verdickten Tunica albuginea, vermehrtem ovariellen Stroma und zahlreichen kleinen Rindenfollikeln. Aber auch das Fehlen einer verdickten Tunica und normalgroße Ovarien analog der sonographisch nachweisbaren Vielfalt können beim PCO vorliegen. In einer Gruppe von 40 Patientinnen mit PCO fanden wir in 67% der Patientinnen eine Hyperandrogenämie und in 67% eine Verschiebung der LH/FSH-Ratio (Tab. 3.5).

Abzugrenzen vom PCO sind die **Hyperthekos**e des Ovars und vor allem Formen des adrenogenitalen Syndroms (**AGS**, Hassiakos et al., 1991). Die

Tab. 3.5: Klinische Zeichen bei PCO (n = 40)

Hyperandrogenämie	27
Testosteronerhöhung	2
DHEAS-Erhöhung	12
Testo.- und DHEAS-Erhöhung	8
LH/FSH-Quotient >2	27
sonographisch PCO	40
Hirsutismus	13
Oligomenorrhoe	34

Hyperthekose geht in der Regel mit einer exzessiven Hyperandrogenämie mit Testosteronwerten >2 ng/ml und entsprechenden klinischen Zeichen des ausgeprägten Hirsutismus einher.

Beim AGS handelt es sich um eine Fülle von vererbbaren partiellen Enzymdefekten der Steroidbiosynthese der Nebenniere. Die homozygoten Formen des AGS in ihrer schweren klinischen Verlaufsform sind bereits nach der Geburt bzw. in der frühen Kindheit eine pädiatrische Diagnose. Von Bedeutung für die Abklärung der Ovarfunktionsstörung sind dagegen die heterozygoten, nicht klassischen Formen des sog. **late onset-AGS**. Diese Störungen ähneln klinisch völlig dem PCO und können allenfalls durch Bestimmung des 17OH-Progesterons bzw. durch einen ACTH-Test differenziert werden. In ihrer Häufigkeit werden die heterozygoten Formen oft unterschätzt. Im Gegensatz zu den seltenen klassischen Enzymdefekten der 21-Hydroxylase, der 11ß-Hydroxylase und

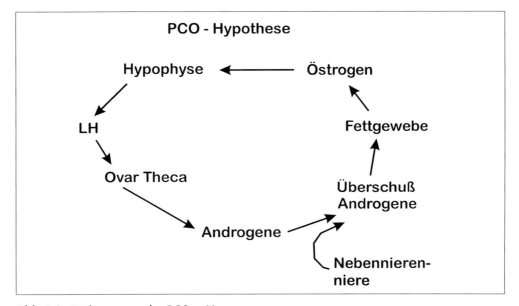

Abb. 3.3: Pathogenese des PCO n. Yen.

der 3ß-Hydroxysteroiddehydrogenase finden sich je nach Autor in 7% bis 31% der hyperandrogenämischen Patienten nicht klassische Defekte. Wie bei Hyperandrogenämie gehäuft anzutreffen, findet sich auch beim PCO-Syndrom in fast 20% der Fälle eine begleitende Hyperprolaktinämie (Luciano et al., 1984).

Pathophysiologie
Das Verständnis der Pathogenese des PCO hat sich in den letzten Jahren grundlegend erweitert. Das PCO nimmt seinen Ausgang in der Pubertät.

Nach der klassischen Hypothese von Samuel Yen (1980) wird der Circulus vitiosus des PCO durch einen initialen exzessiven Androgenüberschuß in der Pubertät getriggert. Dieser Androgenexzeß kann auf einer überschießenden Adrenarche beruhen. Das übersteigerte Androgenangebot wird im peripheren Fettgewebe zu Östrogenen aromatisiert, woraus eine chronisch vermehrte zyklusunabhängige Bereitstellung von Östrogenen resultiert. Dieser chronische, ungebremste Hyperöstrogenismus beeinflußt Hypothalamus und Hypophyse im Sinne einer **gesteigerten LH-Sekretion**. Der LH-Stimulus führt wie bereits beschrieben zu einer intraovariell gesteigerten Androgensynthese, womit der Circulus vitiosus geschlossen ist. Der relative FSH-Mangel bedingt mit der intraovariellen Hyperandrogenämie eine verminderte Aromatisierung in der Granulosa und eine abnormale Granulosadifferenzierung mit konsekutiver Follikelreifungsstörung und vorzeitiger Atresie.

Wesentlich wird die Entstehung des PCO durch den Insulinstoffwechsel mitbeeinflußt (Homburg et al., 1992). **Hyperinsulinämie** infolge einer Insulinresistenz führt zu einer verstärkten Stimulation der Androgensynthese in der Thekazellschicht des Ovars. Dieser Effekt ist möglicherweise über den Rezeptor für IGF-I, den insulin-like growth factor I, vermittelt, der wie der Insulinrezeptor in ovariellem Gewebe nachweisbar ist. Somit läßt sich erklären, warum das Ovar im Gegensatz zu anderen insulinabhängigen Geweben auch in einer Situation der peripheren Insulinresistenz auf ein Insulinüberangebot mit einer vermehrten Androgensynthese reagieren kann. Von IGF-I selbst ist ebenfalls ein stimulierender Effekt auf die Theka, aber auch ein FSH-ähnlicher Effekt auf die Granulosazellschicht bekannt. Die Wirkung von IGF-I auf die Androgenproduktion beim PCO wird zusätzlich durch eine bei PCO-Patienten verminderte Synthese von IGF-Bindungsproteinen und somit einem höheren Anteil von freiem, wirksamen IGF-I verstärkt. Insulinresistenz und Hyperinsulinämie steigern für Frauen mit PCO das Risiko, im Laufe ihres Lebens an einem manifesten Diabetes mellitus zu erkranken.

Zusätzlich werden genetische Faktoren, wie eine Regulationsstörung des Cytochrom P450-Enzymkomplexes oder der hepatischen 5α-Reduktase, diskutiert. Letztendlich münden alle beteiligten Mechanismen in der Störung der Follikelreifung bis hin zur Anovulation.

> **PCO-Syndrom in Kürze**
>
> **Klinik:** Zyklusstörung, Hirsutismus, Anovulation, Adipositas
>
> **Ursachen/Pathophysiologie:** Insulinresistenz, Adipositas, androgener Exzeß
>
> ↓
>
> LH ↑, Androgene ↑, Hyperinsulinämie
>
> ↓
>
> Anovulation
>
> **DD:** AGS, Hyperthekose, Hyperandrogenämie anderer Ursachen

3.2.4 Hyperprolaktinämie

Definition und Klinik

Hyperprolaktinämien als Ursache einer beeinträchtigten Ovarialfunktion finden sich bei etwa 20% der amenorrhoeischen Patienten, in bis zu 40% der Frauen mit Corpus-luteum-Insuffizienz und selbst bei 32% der normozyklischen Sterilitätspatientinnen (Moltz et al., 1991, Bohnet, 1981). Klinische Hinweiszeichen sind vielfältig und können je nach Grad der Prolaktinerhöhung Zyklusstörungen von der Corpus-luteum-Insuffizienz bis zur Oligo-/Amenorrhoe umfassen. Das klassische Leitsymptom Galaktorrhoe ist aber in den meisten Fällen nicht nachweisbar.

Häufig bleibt die der Hyperprolaktinämie zugrundeliegende Störung ungeklärt. Mikroprolaktinome der Hypophyse können ursächlich sein. Eine Fülle von Krankheitsbildern ist mit einer Erhöhung der Prolaktinsekretion vergesellschaftet (Tab. 3.6). In einem Drittel der Fälle sind erhöhte Prolaktinspiegel mit einer Hyperandrogenämie oder auch Störungen der Schilddrüsenfunktion verbunden. Die Bewertung eines erhöhten Prolaktinwertes wird zusätzlich durch die hohen Schwankungen des Prolaktinspiegels und den Einfluß von zahllosen Faktoren erschwert (siehe 5.2.4).

Tab. 3.6: Erkrankungen, die mit Hyperprolaktinämie einhergehen können

psychiatrische Erkrankungen	Hypophysenaffektionen
Syringomyelie	Hypothyreose
Herpes zoster	Hyperandrogenämie
Enzephalitis	Niereninsuffizienz
Sarkoidose	Cushing-Syndrom
hypothalamische Tumore	akute Porphyrie
intraselläre hormoninaktive Tumore	Bronchialkarzinome
Prolaktinome	Hypernephrome

Pathophysiologie

Prolaktin ist entwicklungsgeschichtlich eines der ältesten Hormone und dient überwiegend der Aufrechterhaltung der Laktation. Physiologischerweise wird Prolaktin durch Dopamin gehemmt. Über eine Abnahme der hypothalamischen GnRH-Pulse führt ein erhöhter Prolaktinspiegel zu Zyklusstörungen. Prolaktin wirkt auch direkt auf die hypophysäre Gonadotropinsekretion und fördert auf ovarieller Ebene die Atresie der Follikel. Außer in der Hypophyse ist das sekretorische Endometrium der 2. bekannte Bildungsort des Prolaktins, ohne daß die genaue Rolle des endometrialen Prolaktins definiert wäre.

Hyperprolaktinämie in Kürze

Klinik: Zyklusstörung bis zur Anovulation bzw. Oligo-/Amenorrhoe, selten Galaktorrhoe

Ursachen/Pathophysiologie: Mikro-/Makroprolaktinome, Medikamente, verschiedene Erkrankungen

Prolaktin ↑
↓
Ovulationsstörung durch Wirkung auf
↓
Hypothalamus, Hypophyse und Ovar

3.2.5 Hypogonadotrope Ovarialinsuffizienz

Definition und Klinik

Die hypogonadotrope Ovarialinsuffizienz ist mit 13,6% eine der häufigsten Ursachen der primären Amenorrhoe. Ihr liegt in der Regel eine Störung im Bereich der hypothalamisch-hypophysären Achse, seltener der Hypophyse selbst zugrunde. Klinisch dominiert die Oligo-/Amenorrhoe mit Anovulation und Zeichen der mangelnden Östrogenisierung, wie trockene Scheide, Flush und Schwitzen. Vor allem bei Formen mit primärer Amenorrhoe sind die sekundären Geschlechtsmerkmale häufig mangelhaft entwickelt. Formen, die mit primärer Amenorrhoe einhergehen, sind häufig idiopathisch, müssen aber auch an die olfakto-genitale Dysplasie (**M. Kallmann**) oder Tumore wie das **Kraniopharyngeom** denken lassen. Vor allem bei der sekundären hypothalamisch-hypophysären Zyklusstörung ergeben die Anamnese und der klinische Habitus oft Hinweise auf Eßstörungen, wie **Anorexia nervosa** oder **Bulimie**, auf Phasen strenger diätetischer Gewichtskorrekturen, Leistungssport oder Streßsituationen. Bereits intensives körperliches Training von mehr als einer Stunde täglich kann zu hypothalamischen Störungen der Ovarialfunktion führen (Brooks et al., 1990, Pirke et al., 1989).

Im Vergleich zur hypothalamischen Ovarialinsuffizienz ist die direkte hypophysäre Störung selten. Der primäre Panhypopituitarismus findet sich nur bei etwa 1:5000 Lebendgeborenen. Am bekanntesten, wenn auch selten anzutreffen, ist das **Sheehan-Syndrom**, die postpartale Hypophysennekrose. Desweiteren können Tumore, wie Kraniopharyngeome oder Adenome beim hypophysären M. Cushing oder der Akromegalie, ursächlich sein (Tab. 3.7).

Tab. 3.7: Ursachen der hypothalamischen Ovarialinsuffizienz

Eßstörungen (Anorexie, Bulimie)
Ausdauersport
Kallmann-Syndrom
Tumore
psychogen
idiopathisch

Pathophysiologie

Die weit häufigste Ursache der hypogonadotropen Ovarialinsuffizienz stellt eine Störung der pulsatilen hypothalamischen GnRH-Sekretion dar (Leyendecker et al., 1981). Konsekutiv sistiert eine zyklusgerechte Sekretion der hypophysären Gonadotropine LH und FSH. Es resultieren Zyklusstörungen, Anovulation und letztlich ein Ausfall der ovariellen Steroidhormonsynthese bei eigentlich gegebener Ovarialfunktion. Bei hypophysärer Genese können Ade-

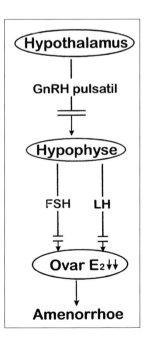

Abb. 3.4: Hypothalamo-hypophysäre Achse, Auswirkungen der gestörten pulsatilen GnRH-Sekretion.

nome wie beim M. Cushing oder der Akromegalie die Gonadotropinsekretion hemmend beeinflussen.

> **Hypogonadotrope Ovarialinsuffizienz in Kürze**
>
> **Klinik:** Hypöstrogenismus, Amenorrhoe
>
> **Ursachen/Pathophysiologie:**
>
> *Hypothalamus:*   *Hypophyse:*
> pulsatile GnRH-Sekretion ↓   Tumore, Sheehan-Syndrom
> bei Streß, Eßstörung, idiopathisch, Tumore
>
> ⇓
>
> LH ↓, FSH ↓
> ↓
> Ovulationsstörung

3.2.6 Hypergonadotrope Ovarialinsuffizienz

Definition und Klinik

Die hypergonadotrope Ovarialinsuffizienz ist zum Zeitpunkt der Diagnosestellung meist mit einer Amenorrhoe vergesellschaftet und Ausdruck des Sistierens der ovariellen Funktion. Als vorzeitig ist das Auftreten einer hypergonadotropen Amenorrhoe vor dem 40. Lebensjahr definiert. Etwa 1% der Frauen unter 40 Jahren sind davon betroffen. In mehr als 75% der Frauen finden sich Folgen des Östrogenmangels (Rebar und Conolly, 1990). Diese Symptome sind bei sekundären Formen häufiger als bei der primären hypergonadotropen Amenorrhoe (Tab. 3.8).

Eine autoimmune Ursache wird diskutiert, da sich bei vorzeitigem Ovarialversagen gehäuft **Autoimmunerkrankungen**, wie der M. Addison, die Autoimmunthyreoiditis oder das Polyendokrinopathiesyndrom, diagnostizieren lassen (Coulam, 1983). Anamnestisch müssen **Bestrahlungen** bzw. **zytostatische Therapien** bei malignen Erkrankungen erfaßt werden, die selbst bei einer zunächst völligen Restitution der Ovarfunktion häufig eine vorzeitige Menopause bewirken können.

Bei 50% der Patientinnen mit primärer hypergonadotroper Amenorrhoe finden sich **chromosomale Aberrationen**. Häufigste chromosomale Aberration

Tab. 3.8: Folgen des Östrogenmangels

Hitzewallung
Schweißausbrüche
Dyspareunie
trockene Vagina
Nervosität

ist dabei die 45 X0-Konstellation, das Ulrich-Turner-Syndrom. Es findet sich in einer Häufigkeit von 1:3.000 Lebendgeborenen. Die echte ovarielle Gonadendysgenesie mit einem Kariotyp 46 XY, das Swyer-Syndrom, ist selten. Bei männlichem Chromosomensatz findet sich hier ein femininer Phänotyp mit weiblicher Geschlechtsidentifikation. Aufgrund des Entartungsrisikos zu Gonadoblastomen sollten bei diesen Patientinnen die Keimdrüsenanlagen entfernt werden. Zusätzlich findet sich eine hypergonadotrope Amenorrhoe bei der Gonadendysgenesie mit weiblichem Kariotyp, der ovariellen Hypoplasie oder auch bei auf Gonadotropine hyposensitiven Ovarien (**resistent ovary syndrome**). Sekundäre Formen sind häufig idiopathisch (Tab. 3.9).

Tab. 3.9: Ursachen des vorzeitigen Ovarialversagens

Menopause
chromosomal (z.B. Ulrich-Turner-Syndrom, Swyer-Syndrom)
Autoimmunerkrankungen
Chemotherapie
Radiatio
resistent ovary syndrome
idiopathisch

Pathophysiologie

Als Ausdruck des Ovarialversagens kommt es analog der endokrinen Befundkonstellation in der regulären Menopause zu einem Anstieg der gonadotropen Hormone, insbesondere des FSH. Basale Östrogenspiegel unter maximaler hypophysärer Hormonsekretion zeigen die aufgehobene Stimulierbarkeit der ovariellen Steroidhormonsynthese. Spontanregressionen mit sporadischen Ovulationen ohne regelrechtes Zyklusgeschehen können zunächst noch vorkommen. Erst bei bestätigten FSH-Spiegeln > 30 IE/ml sind weitere Ovulationen praktisch ausgeschlossen. In Folge des Östrogenmangels besteht ein erhöhtes Risiko zur Entwicklung einer Osteoporose. Nach Bagur et al. wiesen bereits 43% der Patientinnen zum Zeitpunkt der Diagnosestellung eine frakturgefährdete verminderte Knochendichte der Wirbelkörper auf.

Hypergonadotrope Ovarialinsuffizienz in Kürze

Klinik: Hypöstrogenismus, Amenorrhoe

Ursachen/Pathophysiologie: idiopathisch, chromosomal, Tumore, Autoimmunerkrankungen, Radiatio, Chemotherapie

Therapie: hormonelle Substitution

3.2.7 Schilddrüse und Ovarialfunktion

Definition und Klinik

In zumindest 10% der nachgewiesenen Ovarialfunktionsstörungen läßt sich ursächlich oder begleitend eine Schilddrüsenfunktionsstörung diagnostizieren (Moltz et al., 1991). In der Sterilitätssprechstunde ist der Frauenarzt aber im wesentlichen mit Formen der **latenten Hypothyreose** konfrontiert. Frauen mit klinisch manifester Hyper- oder Hypothyreose werden zumeist primär vom internistischen Endokrinologen gesehen.

Unter latenter Hypothyreose versteht man Schilddrüsenfunktionsstörungen mit normalen peripheren Schilddrüsenhormonspiegeln und allenfalls grenzwertigem TSH. Die Störung fällt laborchemisch nur im überschießenden Anstieg des TSH im TRH-Test auf. Latente Hypothyreosen können Folge einer verminderten Jodversorgung sein. In der Bundesrepublik ist der Jodmangel endemisch. Charakteristische Symptome, wie sie von der manifesten Hypothyreose bekannt sind, finden sich meist nicht. Gynäkologisch dominiert eine mehr oder weniger ausgeprägte Zyklusstörung. Mit zunehmendem Grad der Hypothyreose finden sich Störungen bis zur Anovulation. Die klinisch manifeste Hyperthyreose beeinträchtigt ebenfalls die Fertilität und geht zumeist mit einer sekundären Amenorrhoe einher.

Pathophysiologie

Die auch bei latenter Hypothyreose gesteigerte hypothalamische TRH-Sekretion bewirkt als Nebeneffekt eine Stimulation der hypophysären Sekretion von **Prolaktin**, die ebenso wie die Sekretion von LH gesteigert wird. Prolaktin verursacht eine Störung des ovariellen Zyklus durch direkte Wirkung in der Follikulogenese und eine Beeinflussung der hypothalamischen GnRH-Pulsatilität, LH steigert die ovarielle Androgensynthese mit allen negativen Einflüssen auf eine suffiziente Follikelreifung. Dies wird durch eine Abnahme des SHBG bei Hypothyreose verstärkt. Bei Hyperthyreose beruht die Sterilität dagegen auf einer inadäquaten GnRH-Sekretion mit erhöhtem SHBG und erhöhter Östrogenproduktion.

Schilddrüsenfunktionsstörungen in Kürze

Klinik: oft fehlend bis auf Zyklusstörungen

Ursachen/Pathophysiologie: Jodmangel vor allem bei latenter Hypothyreose

TRH ↑
↓
Stimulation von TSH, Prolaktin und LH
↓
Beeinträchtigung der Follikulogenese

3.3 Pathologie der Tubenpassage und des Uterus

Bei etwa einem Drittel der Frauen ist die Sterilität tubarer Ursache. Prinzipiell unterscheidet man 4 verschiedene Formen der tubaren Sterilität, die in Abb. 3.5 schematisch dargestellt sind. Die häufigsten Veränderungen sind Verwachsungen (1), die auch meist zusammen mit einem postentzündlichen distalen Tubenverschluß (2) auftreten. Deutlich seltener als die endständige Eileiterpathologie sind Veränderungen am proximalen Anteil der Tube (3). Die bekannteste Form der proximalen Tubenpathologie stellt die SIN, die Salpingitis isthmica nodosa, dar. Prinzipiell können die genannten Veränderungen auch kombiniert oder nur einseitig vorkommen. Bei Refertilisierungswunsch im Z.n. Eileitersterilisation (4) findet man zumeist einen Defekt im isthmischen Tubenanteil.

Fusionsanomalien der Müller'schen Gänge, als häufigste Ursache für Gebärmutterfehlbildungen, sind häufiger als allgemein vermutet und treten in vielfältigen Variationen auf. DeCherney (1984) findet in seinem Patientinnenkollektiv in bis zu 5% einen septierten Uterus. Dabei kann die Anomalie unterschiedlich stark ausgeprägt sein und auch die Vagina und/oder Eileiter betreffen, häufig assoziiert mit Fehlbildungen des Harntraktes.

Abb. 3.6 zeigt die wichtigsten Formen der Fusionsdefekte. Beim Uterus arcuatus fällt äußerlich lediglich die Mittelfurche im Fundusbereich bei herzförmigem Cavum uteri auf. Eine Auswirkung auf eine Schwangerschaft ist erst bei einem die Gebärmutter in zwei Hörner teilenden Septum zu erwarten. Diese Trennwand kann dabei als unterschiedlich ausgeprägter Uterus subseptus oder als komplett separierte Form beim Uterus bicornis bzw. Uterus didelphys vorliegen. Rudimentäre Uterushörner können gelegentlich als Myome oder Adnextumore verkannt werden.

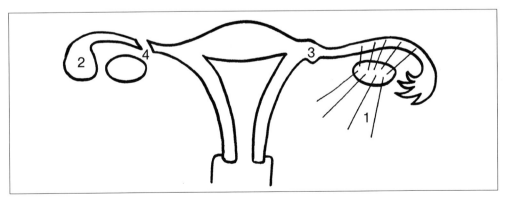

Abb. 3.5: Schematische Darstellung von unterschiedlichen Formen der Tubenpathologie: (1) Adhäsiones, (2) distaler bzw. (3) proximaler Tubenverschluß und (4) Zustand nach Tubensterilisation.

38 Weibliche Sterilität

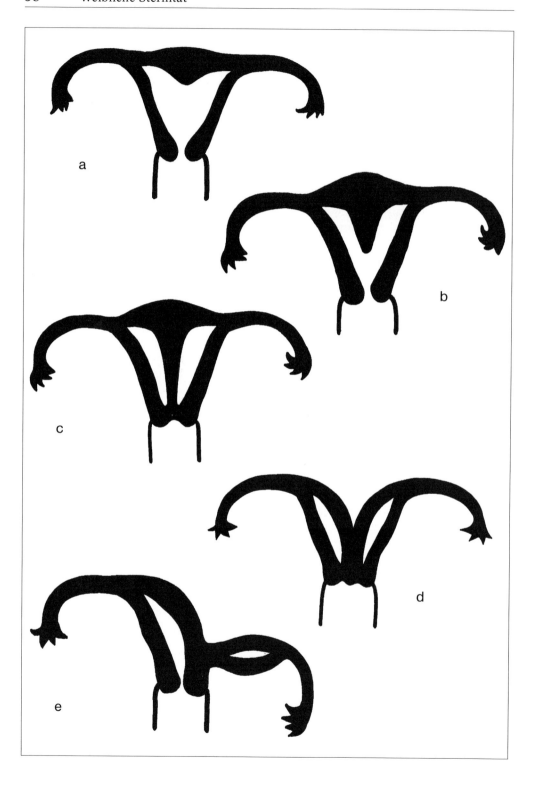

Bei Uterus subseptus wird von einer bis zu 91 %igen Fehlgeburtsrate berichtet, die nach operativer Resektion auf das dem Üblichen entsprechende Maß von 18 % reduziert werden kann (Hucke, 1993). Man erklärt sich die gerade beim Uterus subseptus deutlich erhöhte Abortrate durch die mangelnde Blutversorgung des fibrösen Septums mit der Folge einer gestörten Nidation bzw. Weiterentwicklung der Plazenta. Ähnliche Störungen können auch bei submukösen Myomen auftreten, die zu den häufigsten anatomischen Ursachen der präklimakterischen Blutungstörungen gehören.

3.4 Endometriose

Definition und Klinik

Als Endometriose ist das ektope Auftreten von endometrialem Gewebe definiert. Das Durchschnittsalter bei Diagnosestellung liegt zwischen 25 und 29 Jahren.

Unter den benignen gynäkologischen Erkrankungen der Frau im fortpflanzungsfähigen Alter stellt die Endometriose eines der häufigsten Krankheitsbilder dar und wird in bis zu 50% aller gynäkologischen Untersuchungen bei vorliegender Dysmenorrhoe vermutet (Barbieri, 1990, Olive et al., 1993). Bei Frauen mit Sterilitätsproblemen finden sich Endometrioseherde unterschiedlichster Ausprägung bei bis zu 60%. In jüngster Zeit ist es aber zunehmend strittig, ob der Endometriose zumindest bei leichten Formen per se überhaupt Krankheitswert zukommt.

Vor dem 17. Lebensjahr und nach der Menopause ist sie fast nie anzutreffen. Klassischerweise wird zwischen der Endometriosis genitalis interna als Adenomyosis in der Uteruswand selbst, der Endometriosis genitalis externa sowie den extragenitalen Lokalisationen unterschieden.

Die häufigste Lokalisation von Endometrioseherden bei Endometriosis genitalis externa sind das Blasen- und das Douglasperitoneum mit je etwa 34%. Weitere Prädilektionsstellen sind die Ligamenta sacrouterina (20%) und die Ovarien (30%). Die Endometriosis extragenitalis beschreibt Herde in Blase und Darm, aber auch außerhalb des Abdominalraumes in Lunge, Pleura, Laparotomienarben etc..

◁ Abb. 3.6: **a:** Uterus arcuatus: nur angedeutetes Septum, keine Notwendigkeit zur operativen Korrektur. – **b:** Uterus subseptus: partielle Trennung der Gebärmutterhöhle, hysteroskopische Resektion möglich. – **c:** Septierter Uterus: zwei getrennte Gebärmutterhöhlen durch komplettes Septum, hysteroskopische Resektion möglich. – **d:** Uterus didelphys: zwei kpmplett getrennte Gebärmutteranlagen im Unterschied zum Uterus bicornis auch mit zwei Portioanlagen; operative Korrektur nur über Laparotomie und Metroplastik möglich, nur in Ausnahmefällen indiziert. – **e:** Uterus unicornuatus mit rudimentärem Horn; operative Korrektur nur bei Beschwerden z.B. durch Hämatometra indiziert; Verwechslung mit Myom bzw. Adnextumor möglich.

Tab. 3.10: Begünstigende und präventive Faktoren

Endometriose +	Endometriose −
kurze, regelmäßige Zyklen	Oligo-/Amenorrhoe
keine Schwangerschaften	Multiparität
frühe Menarche	späte Menarche
prämenstruelle Blutungen	regelmäßige OH-Einnahme

Klinisch drückt sich die Endometriose vor allem in zwei Leitsymptomen aus, dem endometriosebedingten Schmerz, in typischer Weise als **Dysmenorrhoe**, und der **Infertilität**.

Ergänzend können Dyspareunie und Defäkationsbeschwerden bei Douglasendometriose hinweisend sein. Dyspareunie und Infertilität finden sich vorwiegend bei Endometriose höheren Grades, d.h. bei tiefer Infiltration von Endometrioseherden in das Peritoneum, bei Adhäsionen oder ovariellen Endometriomen. Ohne anatomische Veränderungen, wie Adhäsionen, verändert sich die kumulative Konzeptionsrate beim Menschen wahrscheinlich nicht.

Pathophysiologie
Die genaue Ätiologie der Endometriose ist unbekannt. Mehrere Theorien sind dazu aufgestellt worden. Nach der Theorie der metaplastischen Transformation peritonealer Zellen entsteht Endometriose durch eine Metaplasie der genau wie endometriale Zellen vom Zoelomepithel abstammenden peritonealen Zellen. Die zweite Theorie geht von der Transplantation von Endometrium in ektope Bereiche aus. Ursächlich dafür ist die retrograde Menstruation. Die dritte Theorie, die sogenannte Induktionstheorie, macht Faktoren aus verschleppten Endometriumspartikeln für eine Differenzierung von ortsständigem Mesothel zu endometriotischen Läsionen verantwortlich.

Unabhängig von diesen Theorien begreift man heute Endometriose als ein für die Frau primär physiologisches Geschehen. Die retrograde Menstruation ist ein praktisch universales Phänomen. Bei nahezu 70% der untersuchten Frauen lassen sich vitale Endometriumspartikel während der Menstruation in der Peritonealflüssigkeit nachweisen. Hat man bis vor kurzem zwischen Frauen mit und ohne Endometrioseimplantaten unterschieden, so mehren sich jetzt Hinweise, daß oberflächliche Implantationen bei praktisch allen Frauen nachweisbar sind. Spontanregressionen sind beschrieben. Das Voranschreiten der Endometriose hängt demnach von peritonealen Reparationsmechanismen ab. Geringgradige oberflächliche Endometrioseherde markieren nicht notwendi-

Tab. 3.11: Faktoren, die die Progression der Endometriose begünstigen

endometriale Metalloproteinasen
endometriale Adhäsionsmoleküle (E-Cadherin, Integrine)
Wachstumsfaktoren (EGF)

gerweise das Anfangsstadium einer progressiv verlaufenden Endometrioseerkrankung. Erst bei Progression der Endometriose erreicht sie Krankheitswert mit Infertilität, endometriosebedingten Schmerzen, Adhäsionen oder ovariellen Endometriomen. Dazu kann eine Vielzahl von Faktoren beitragen (Tab. 3.11).

Welche Frauen eine progressive Endometrioseerkrankung erleben, ist aber letztlich unklar. Da Endometriose in ihrer Vielfalt Anlaß zu eigenständigen diagnostischen und therapeutischen Konzepten gibt, wird Endometriose in den Kapiteln 5.5. und 6.4. gesondert besprochen.

Zitate und weiterführende Literatur

Adams J, Polson DW, Franks S. Prevalence of polycystic ovaries in women with anovulation and idiopathic hirsutism. Br Med J (1986) 293, 355–359

Barbieri RL. Etiology and epidemiology of endometriosis. Am J Obstet Gynecol (1990) 162, 565–567

Bohnet HG. Prolaktin und seine Bedeutung für die Frau. in: Schirren C, Semm K (eds.). Fortschritte der Fertilitätsforschung 9 (1981) Grosse Verlag, Berlin

Broocks A, Pirke KM, Schweiger U, Tusch RJ, Laessle RG, Strowitzki T, Hörl E, Hörl T, Haas W, Jeschke D. Cyclic Ovarian Function in Recreational Athletes. J Appl Physiol (1990) 68, 2083–2086

Coulam CB. The prevalence of autoimmundisorders among patients with primary ovarian failure. Am J Reprod Immunol (1983) 4, 63–66

deCherney AH. Hysteroscopic management of mullerian fusion defects. in: Siegler AM, Lindemann HJ (eds.). Hysteroscopy. Principles and Practice. Lippincott, Philadelphia (1984)

Dor J, Homburg R, Rabau E. An evaluation of factors and therapy in 665 infertile couples. Fertil Steril (1977) 28, 718–722

Goldzieher JW, Green JA. The polycystic ovary. Clinical and histological features. J Clin Endocr Metab (1962) 22, 325

Hassiakos DK, Tooner JP, Jones GS, Jones HW Jr. Late-onset congenital adrenal hyperplasia in a group of hyperandrogenic women. Arch Gynecol Obstet (1991) 249, 165–171

Homburg R, Pariente C, Lunenfeld B, Jacobs HS. The role of insulin-like growth factor I (IGF-I) and IGF binding protein 1 (IGFBP-1) in the pathogenesis of polycystic ovary syndrome. Hum Reprod (1992) 7, 1379–1383

Hucke J, De Bruyne F, Wangsatimur BR, Campo RL. Operative Hysteroskopie. Gynäkologe (1993) 26, 338–345

Hull MG, Glazener CM, Kelly NJ, Convey DI, Foster PA, Hinton RA, Coulson C, Lambert PA, Watt EM, Desai KM. Population study of causes, treatment, and outcome of infertility. Br Med J Clin Res (1985) 291, 1693–1697

Lehmann F. Untersuchungen zur Corpus luteum-Funktion. Fortschritte der Fertilitätsforschung, Band 6, Grosse Verlag, Berlin

Leyendecker G, Wildt L, Plotz EJ. Die hypothalamische Ovarialinsuffizienz. Gynäkologe (1981) 14, 84–103

Luciano AA, Chapler FK, Sherman BM. Hyperprolactinemia in polycystic ovary syndrome. Fertil Steril (1984) 41, 719–725

Moltz L, Leidenberger F, Weise C. Rationelle hormonale Diagnostik der normozyklischen funktionellen Sterilität. Arch Gynecol Obstet (1991) 250, 944–946

Olive DL. The prevalence and epidemiology of luteal-phase deficiency in normal and infertile women. Clin Obstet Gynecol (1991) 34, 157–166

Olive DL, Schwartz LB. Endometriosis. N Engl J Med (1993) 328, 1759–1769

Pirke KM, Schweiger U, Strowitzki T, Tuschl RJ, Laessle RG, Broocks A, Huber B, Middendorf R. Dieting Causes Menstrual Irregularities in Normal Weight Young Women through Impairment of Episodic Luteinizing Hormone Secretion. Fertil Steril (1989) 51, 263–268

Rebar RW, Connolly HY. Clinical features of young women with hypergonadotropic amenorrhea. Fertil Steril (1990) 53, 804–810

Yen SSC. The polycystic ovary syndrome. Clin Endocr (1980) 12, 177

4 Männliche Sterilität

4.1 Störungen der Spermiogenese

Einer der häufigsten Befunde bei infertilen Männern ist eine zu geringe Spermatozoenzahl. Liegen weniger als 20 Millionen Spermatozoen pro Milliliter Ejakulat vor, spricht man von **Oligozoospermie**, bei weniger als 1 Million von **Kryptozoospermie**, bei gar keinen Spermatozoen von **Azoospermie**. Hauptursache niedriger Spermatozoenzahlen im Ejakulat ist eine reduzierte Spermiogenese. Histologisch zeigt sich meist eine quantitative Reduktion aller Stufen der Samenreifung. Der Befund wird als Hypospermatogenese bezeichnet. Im Extremfall können sogar sämtliche Germinalzellen fehlen, so daß sich in den Hodentubuli nur noch Sertolizellen zeigen (Sertoli-Cell-Only-Syndrom).

Neue Untersuchungen zeigen, daß selbst bei ausgeprägtesten Störungen der Hodenhistologie noch Inseln normaler Spermiogenese existieren können. In Zusammenhang mit der Intrazytoplasmatischen Spermieninjektion (ICSI; siehe 6.7.3 und 6.9.6) kommt diesem Ergebnis große Bedeutung zu. So könnte

Tabelle 4.1: Ursachen für Spermiogenesestörungen

Sertoli-Cell-Only-Syndrom (Synonym: Del-Castillo-Syndrom)
Kallmann-Syndrom (Hypothalamusstörung, Anosmie)
Klinefelter-Syndrom (47-XXY-Chromosomensatz)

Endokrinologische Störungen
   Hypothalamische Störung (GnRH-Mangel, sekundärer FSH- und LH-Mangel)
   Hypophysenunterfunktion (Tumore, FSH- und LH-Mangel)
   Prolaktinom der Hypophyse (Hyperprolaktinämie)

Medikamente
   Zytostatika
   Azulfidine
   Anabolika (Body-Building)

Extremer Nikotin- und Alkoholabusus

Umwelt-Toxine (Lösungsmittel-Dämpfe bei Malern und Lackierern)

mittels der Testikulären Spermatozoen-Extraktion (TESE; siehe 6.9.6) selbst Männern mit Azoospermie eine Vaterschaft ermöglicht werden.

4.1.1 Angeborene Störungen der Spermiogenese

Die häufigste Ursache angeborener Fertilitätsstörungen ist der **Maldescensus testis**, bei dem sich die Hoden nicht im Skrotum befinden. Meist liegen die Hoden im Leistenkanal, manchmal sogar noch im Bauchraum (**Kryptorchismus**). Oft ist mit der Anomalie des Hodenhochstands eine Schädigung der Hodentubuli assoziiert. Die Gründe für die gestörte Spermiogenese können sowohl anlagebedingt sein als auch in den zu hohen Umgebungstemperaturen des Leistenkanals oder Bauchraums liegen. Anamnestisch sollte daher immer nach Hodenhochstand und hormonellen oder chirurgischen Therapieversuchen gefragt werden.

Bei einem kleinen Teil der Infertilitätspatienten stehen nicht quantitative, sondern qualitative Störungen der Spermiogenese im Vordergrund. Sie sind meist genetisch bedingt. Ein besonders eindrucksvolles Beispiel ist die **Globozoospermie**. Hier tragen die Spermatozoen keine Akrosomenkappe, sodaß sie statt ovaler Köpfe nur akrosomenlose Rundköpfe aufweisen. Da das Enzym Akrosin unabdingbar für die Penetration der Zona pellucida ist, sind Männer mit Globozoospermie zeugungsunfähig. Der Globozoospermie liegt ein noch unbekannter genetischer Defekt zugrunde.

Ein weiteres Beispiel für eine genetische Störung der Spermiogenese ist **das Immotile-Zilien-Syndrom**. Hier liegen strukturelle Anomalien der Spermatozoenflagella vor. Meist fehlen die Dyneinarme, manchmal die radialen Speichen oder der zentrale Doppeltubulus. Folge ist immer eine völlige Unbeweglichkeit der Spermatozoen. In etwa 50% der Männer mit Immotile-Zilien-Syndrom liegt ein Situs inversus viscerum mit rechtsseitiger Herzlage vor. Ursache ist eine fehlende ziliäre Steuerung bei der Organpositionierung während der Embryogenese. Bestehen zusätzlich Störungen der Zilien im Respirationstrakt, kommt es wegen fehlender Clearance der Bronchien zu rezidivierenden Atemwegsinfekten und Bronchiektasen. Die Trias aus Situs inversus viscerum, Bronchiektasen und Hypoplasie der Nasennebenhöhlen wird als **Kartagener-Syndrom** bezeichnet. Wichtig ist also, bei Männern mit 100% unbeweglichen Spermatozoen nach rezidivierenden Atemwegsinfekten und Bronchiektasen zu fragen und die Lage des Herzens zu auskultieren. Die Diagnose des Immotile-Zilien-Syndroms kann nur durch Transmissions-Elektronenmikroskopie gesichert werden.

Beim **Sertoli-Cell-Only-Syndrom** oder **Del-Castillo-Syndrom** liegt eine Aplasie der Germinalzellen vor. Die Ursache ist unbekannt. Histologisch sieht man «leere» Hodentubuli, die nur Sertolizellen, aber keine Spermatogonien oder andere Germinalzellen aufweisen.

Das **Kallmann-Syndrom** ist gekennzeichnet durch hypogonadotropen Hypogonadismus und Anosmie, beides bedingt durch angeborene Störungen im

Bereich des Hypothalamus. Mangels GnRH-Sekretion fehlt FSH und LH, sodaß weder eine Spermiogenese noch eine ausreichende Testosteronsynthese zustande kommen. Zusätzlich können Schädeldysplasien, Epilepsie und Oligophrenie bestehen.

Es gibt noch zahlreiche andere Syndrome, bei denen Anomalien der Genitalentwicklung oder Spermiogenese vorliegen. Allerdings sind dabei die somatischen Störungen meist so ausgeprägt, daß Kinderwunsch gar nicht erst entsteht. Als Beispiel sei das **Prader-Labhart-Willi-Syndrom** genannt, bei dem neben Hypogenitalismus und Kryptorchismus auch Oligophrenie, Minderwuchs, Adipositas und Diabetes mellitus vorliegen können.

4.1.2 Erworbene Störungen der Spermiogenese

Es gibt eine Reihe von **Medikamenten**, die zur Beeinträchtigung der Spermiogenese führen können. Hierzu zählen vor allem **Zytostatika**, die meist zum völligen Stop der Samenreifung führen. Da jedoch die Spermatogonien ihre Fähigkeit zur Zellteilung behalten, ist die einsetzende Azoospermie in mehr als 50% der Patienten reversibel. Allerdings vergehen oft mehrere Jahre, bis die Spermiogenese wieder beginnt. In Einzelfällen kann die Samenreifung erst 10–15 Jahre nach der Chemotherapie wieder einsetzen. Etwa 30% der jungen Tumorpatienten bleiben steril, obwohl ihnen die Heilung des Tumors eine Vaterschaft erlauben würde. Daher sollte vor jeder Chemotherapie eine Kryospermakonservierung durchgeführt werden (siehe 6.7.4).

Eines der am häufigsten eingesetzten fertilitätsschädigenden Medikamente ist **Sulfasalazin** (Azulfidine®), das bei chronischer Polyarthritis oder Morbus Crohn gegeben wird. Es kann zu ausgeprägten Oligozoospermien führen, die allerdings meist innerhalb weniger Monate reversibel sind.

Eine große Rolle für die normale Spermiogenese spielt die Temperatur im Skrotum, die idealerweise bei etwa 32 °C liegen sollte. Bei **Überwärmung** der Hoden kommt es zur Beeinträchtigung der Spermiogenese. Die häufigste Ursache von Überwärmung ist die Varikozele, die in Kap. 5.8.1. näher beschrieben wird. Daneben gibt manchmal auch die Berufs- oder Freizeitanamnese Hinweise auf Ursachen skrotaler Temperaturerhöhungen, wie Tätigkeit als Hochofenarbeiter, häufige Saunagänge, heiße Sitzbäder.

Schwere Störungen des Keimepithels können durch eine **Mumpsorchitis** verursacht werden. Sie kann frühestens in der Pubertät auftreten, wenn reife Spermatozoen vorhanden sind. Ursache ist wahrscheinlich eine Kreuzreaktivität von Mumpsvirus und testikulären Antigenen. Nach Abklingen der Entzündung kommt es meist zur atrophischen Verkleinerung der betroffenen Hoden und zum Erliegen der Spermiogenese.

Über die Rolle von **Umweltschadstoffen** für die männliche Fertilität kann gegenwärtig nur spekuliert werden. Genauer untersucht werden derzeit Schwermetalle wie Blei und Quecksilber sowie Chlor-Kohlenwasserstoffe. Viel diskutiert wird derzeit ein in westlichen Ländern beobachteter Abfall der

Spermatozoenzahlen. Als Ursache vermuten einige Wissenschaftler einen schädigenden Einfluß von Östrogenen oder östrogenartigen Pflanzenschutzmitteln (polychlorierte Biphenyle, PCB) auf den männlichen Foeten im Mutterleib. Allerdings zeigen andere Studien, daß Männer, deren Mütter während der Schwangerschaft Diäthylstilböstrol erhalten haben, keine verminderte Fertilität aufweisen.

Ebenfalls umstritten ist die Rolle von Genußmitteln wie **Alkohol** und **Nikotin**. Hier kommt es wohl im wesentlichen auf die Dosis an. Übersteigt der Konsum 20 Zigaretten bzw. 100 g Äthanol pro Tag (2 Liter Bier, eine Flasche Wein), sind Störungen der Spermiogenese nicht auszuschließen. Auch soll **Marihuana** besonders schädliche Auswirkungen auf die Spermiogenese und Spermatozoenfunktion haben.

In seltenen Fällen können **Tumore des Hypothalamus oder der Hypophyse** zur Verminderung der Spermiogenese führen. Ursache ist die verminderte hormonelle Stimulation durch FSH und LH. Die entsprechende Diagnostik bei Verdacht auf Hirntumore ist in Kap. 5.8.4.1. dargestellt.

Störungen der Spermiogenese in Kürze

angeboren: Maldescensus testis
Globozoospermie
Kartagener-Syndrom
Sertoli-Cell-Only-Syndrom
Kallmann-Syndrom

erworben: Zytostatika
Sulfasalazin
Überwärmung
Mumps
Schadstoffe
Alkohol
Nikotin

4.2 Störungen des Spermatozoentransports

Spermatozoen-Transportstörungen gehören zu den therapeutisch dankbarsten Ursachen männlicher Infertilität. Da die Spermiogenese meist intakt ist, sind nach Behebung der Transportstörung die Erfolgsaussichten auf eine Schwangerschaft relativ hoch. Pathogenetisch sollte zwischen mechanisch-anatomischen und funktionellen Transportstörungen unterschieden werden (Tab. 4.2).

Tabelle 4.2: Ursachen von Spermatozoen-Transportstörungen.

Anatomische Ursachen
    Vasektomie
    Kongenitale Aplasie der Samenleiter (Mukoviszidose-Genträger)
    Postentzündliche Vernarbung des Nebenhodengangs

Funktionelle Ursachen (Sympathikus-Störung)
    Retroperitoneale Lymphadenektomie (Hodentumor-Patienten)
    Autonome Neuropathie (Diabetes mellitus)
    Sympatholytische Medikamente (Psychopharmaka, Antihypertensiva)

4.2.1 Anatomische Transportstörungen

In den USA und zunehmend auch in Deutschland ist die **Vasektomie** eine weit verbreitete Methode der Kontrazeption. Nach operativer Durchtrennung und Ligatur beider Samenleiter resultiert eine Azoospermie. Manchmal stellt sich allerdings später erneut Kinderwunsch ein, sodaß die Vorstellung in der urologischen oder andrologischen Sprechstunde erfolgt. Diagnostisch ist der Zustand nach Vasektomie aufgrund der klaren Anamnese kein Problem. Auf die therapeutischen Möglichkeiten wird in Kap. 6.7.2. eingegangen.

Eine kongenitale beidseitige **Aplasie der Samenleiter** liegt gehäuft bei Patienten mit Mukoviszidose beziehungsweise bei symptomlosen Genträgern vor. Da die Hoden meist normal angelegt sind, wären operative Therapieverfahren prinzipiell möglich. Allerdings sollte vorher eine genetische Beratung beider Partner hinsichtlich des erhöhten Mukoviszidose-Risikos für das Kind erfolgen.

Aufgrund der sehr feinen Struktur von nur etwa 0,5 mm Dicke ist der Nebenhodengang besonders anfällig für **postinflammatorische Verklebungen**. Kommt es nur an einer Stelle zu einer mikroskopisch kleinen Vernarbung, ist die Freisetzung der gesamten Spermatozoenproduktion des gleichseitig gelegenen Hodens blockiert. Ursache für Nebenhodenentzündungen waren früher meist aszendierte Gonokokkeninfektionen. Heute spielt **Chlamydia trachomatis** die Hauptrolle. In seltenen Fällen können auch Tuberkulose- oder Sarkoidosegranulome zu Nebenhodenverschlüssen führen. Ist der Verschluß beidseitig, resultiert eine Azoospermie.

4.2.2 Funktionelle Transportstörungen

Bei einigen Männern kommt es aufgrund funktioneller Spermatozoen-Transportstörungen zu keinem normalen Samenerguß. Dabei kann im Fall einer **Aspermie** der Samenerguß völlig fehlen («trockener Orgasmus»). Bei einer **retrograden Ejakulation** werden die Spermatozoen nicht durch die Urethra nach außen, sondern nach hinten in die Harnblase transportiert. Ursache ist meist eine Störung des paravertebralen sympathischen Nervengeflechts, das für die muskuläre Steuerung des Ejakulationsvorgangs zuständig ist. Viele Patienten mit Spermatozoentransportstörungen sind junge Männer, bei denen aufgrund eines Hodentumors eine retroperitoneale Lymphadenektomie durchgeführt wurde. Dabei ist es zur Durchtrennung der sympathischen Nervenfasern auf Höhe Th12 bis L3 gekommen. Seltenere Schädigungsmechanismen sind paravertebrale Röntgenbestrahlungen oder autonome Neuropathien bei Diabetes mellitus. Eine Schädigung der Sympathikusfunktion kann auch durch Einnahme von Psychopharmaka oder Antihypertensiva (Reserpin) eintreten. Hier sollte auf andere Medikamente umgesetzt werden. Glücklicherweise bestehen bei Spermatozoentransportstörungen eine Reihe therapeutischer Möglichkeiten, auf die im Kap. 6.7.1 näher eingegangen wird.

4.3 Spermatozoenantikörper

Bei etwa 10–15% der infertilen Männer lassen sich im Serum oder Seminalplasma Antikörper nachweisen, die an Spermatozoen binden. Ursache für die Autoantikörperbildung ist eine Fremderkennung von eigenen Spermatozoen durch das Immunsystem, da diese Antikörper erst in der Pubertät entstehen. Der Grund, warum es nicht bei jedem Mann zur Autoantikörperbildung kommt, ist die anatomische Trennung von Immunsystem und Spermatozoen im Hoden. Die sogenannte **Blut-Hoden-Schranke** besteht aus der Basalmembran der Tubuli seminiferi und interzellulären «Tight Junctions» zwischen den Sertolizellen. Sie sorgt für eine strikte Trennung zwischen extratubulären Immunzellen und intratubulären Spermiogenesezellen. Selbst Antikörper sind nicht in der Lage, die Spermatozoen in den Tubuli seminiferi zu erreichen. In den Ductuli efferentes des Hodens und im Nebenhoden wird ein direkter Kontakt zwischen Immunzellen und Spermatozoen möglich, so daß dort immunologische Regulationsmechanismen eine Sensibilisierung gegen die eigenen Spermatozoen verhindern müssen. Eine wichtige Rolle spielen dabei möglicherweise die zahlreichen intraepithelialen T-Suppressor-Lymphozyten.

Kommt es, wie zum Beispiel häufig nach einer Vasektomie, zum Austritt von Spermatozoen in das Interstitium des Nebenhodens, beginnt eine immunologische Abwehrreaktion. Initiiert durch Makrophagen und T-Helferlymphozyten werden aus B-Zellen schließlich Plasmazellen, die für eine kontinuierliche Produktion von Spermatozoenantikörpern sorgen. Etwa 60% aller vasektomierten Männer weisen Spermatozoenantikörper im Serum auf. Sie sind ein Grund, warum es trotz mikrochirurgisch wiederhergestellter Durchgängigkeit der ableitenden Samenwege bei über 50% der ehemals Vasektomierten zu keiner neuen spontanen Vaterschaft kommt.

Die Mechanismen der Schädigung von Spermatozoen durch Spermatozoenantikörper sind vielfältig (Tab. 4.3).

Tabelle 4.3: Mechanismen der Schädigung von Spermatozoen durch Spermatozoenantikörper.

Agglutination
Zytotoxische Immobilisation (mit Hilfe von Serum-Komplement)
Shaking-Phänomen (Festkleben im Zervixmukus)
Blockade der Akrosomenreaktion
Induktion von Phagozytose (im weiblichen Genitaltrakt)

Bei der **Agglutination** von Spermatozoen kommt es durch antikörpervermittelte Vernetzung mehrerer Spermatozoen zur Verklumpung der Samenzellen. Obwohl die Schwänze heftig schlagen, sind die Spermatozoen funktionell immobilisiert. Andere Antikörper können mit Hilfe von Serumkomplement zur kompletten **Immobilisation** der Samenzellen führen. Wieder andere Antikörper binden an die Spermatozoenoberfläche und verursachen dort zunächst keinen offensichtlichen Schaden. Erst im Muttermund kommt es dann zur festen Bindung der Antikörper an Strukturen des Zervixmukus. Mikroskopisch zeigt sich das sogenannte **Shaking-Phänomen**, bei dem die Spermatozoen wie festgeklebt im Mukus zappeln. Nicht sichtbar ist die Beeinträchtigung der **Akrosomenreaktion** durch Spermatozoenantikörper. Die Spermatozoen können zwar bis zur Eizelle gelangen, sind aber dort mangels Akrosomenreaktion nicht in der Lage, die Zona pellucida zu durchdringen. Schließlich können Antikörper auch noch die **Phagozytose** von Spermatozoen im weiblichen Genitaltrakt induzieren.

Abschließend sei jedoch erwähnt, daß Spermatozoenantikörper im Serum oder Seminalplasma nicht immer eine Schädigung der Samenzellen zur Folge haben müssen. Daher sollte immer durch weitere diagnostische Untersuchungen wie dem Spermatozoen-Zervix-Mukus-Kontakt-Test die klinische Relevanz der Antikörper untermauert werden.

Transportstörungen und Spermaantikörper in Kürze

mechanische Transportstörungen:	Vasektomie
	Aplasie der Samenleiter (Mukoviszidose-Genträger?)
	entzündliche Verklebung des Nebenhodengangs
funktionelle Transportstörungen:	retrograde Ejakulation
	Z. n. Lymphodenektomie
Spermaantikörper: Bedeutung:	60% aller vasektomierten Männer! Beeinflussung der Akrosomreaktion, Agglutination, Phagozytose, Penetrationsstörung?

4.4 Infektionen und Entzündungen der Samenwege

Infektionen und Entzündungen der Samenwege gehören zu den andrologischen Störungen, die einer kausalen Therapie zugänglich sind. Zur Unterscheidung einer **Infektion** (Infektionskrankheit) von einer bedeutungslosen mikrobiellen **Besiedelung** sind drei Faktoren entscheidend:

- die Art und Zahl der Keime;
- die Anwesenheit einer Entzündungsreaktion;
- eine Funktionsstörung betroffener Organe.

Der Nachweis von Mikroorganismen des männlichen Genitaltraktes (Tab. 4.4) geschieht aus dem Urethralabstrich oder dem Ejakulat mittels klassischer mikrobiologischer Anzuchtmethoden. Bei Chlamydien werden außerdem Antikörper- und Antigen-Enzymimmunoassays sowie die Polymerase-Kettenreaktion verwendet. Den klassischen sexuell übertragbaren Erkrankungen wie **Gonorrhoe** oder **Syphilis** kommt in der Fertilitätsdiagnostik heute nur noch eine geringe Bedeutung zu. Ihr Nachweis ist eine Rarität.

Tabelle 4.4: Pathogene Mikroorganismen des männlichen Genitaltraktes

Mikroorganismus	Prävalenz (a)	Kommentar
Gonokokken (N. gonorrhoeae)	< 0,1 %	sehr selten
Chlamydien (C. trachomatis)	5–10 %	wichtiger Entzündungserreger!
Ureaplasmen (U. urealyticum)	10–20 %	fakultativ pathogen
Mykoplasmen	< 5 %	fakultativ pathogen
Escherichia coli	< 5 %	fakultativ pathogen

(a) Prävalenz bei Infertilitätspatienten

Ganz anders bei **Chlamydien** und **Ureaplasmen**. In den letzten 20 Jahren sind zahlreiche Publikationen erschienen, die sich mit der Rolle von Chlamydia trachomatis und Ureaplasma urealyticum für die weibliche und männliche Fertilität beschäftigen. Ein Grund hierfür ist die vergleichsweise hohe Prävalenz von Ureaplasmen und Chlamydien bei infertilen Männern und Frauen: je nach Untersuchungsgruppe bis zu 30%. Allerdings wird die Bedeutung der Ureaplasmen für die männliche Fertilität sehr kontrovers diskutiert. Nach antibiotischer Therapie verbesserten sich in einigen Studien Beweglichkeit und Morphologie der Spermatozoen, in anderen Studien zeigten sich keine günstigen Effekte. Die Bedeutung von Chlamydia trachomatis wird weniger kontrovers beurteilt. Mehr als alle anderen Mikroorganismen des weiblichen und männlichen Genitaltraktes ist dieser Erreger in der Lage, Entzündungsreaktionen hervorzurufen. Mikrobiologische und serologische Untersuchungen haben einen eindeutigen Zusammenhang zwischen einer Infektion mit Chlamydia trachomatis und dem Auftreten postinflammatorischer Verklebungen der Eileiter gezeigt. Bei Männern können Chlamydien Auslöser von Entzündungen der Prostata und Nebenhoden sein. Eine postentzündliche Vernarbung beider Nebenhodengänge führt dabei unweigerlich zur Sterilität durch Verschlußazoospermie.

Chlamydien und Ureaplasmen können jedoch auch völlig symptomlos bei gesunden Männern und Frauen vorliegen. Ein entscheidender Faktor für die Pathogenität der Mikroorganismen ist ihre Menge und die Heftigkeit der Entzündungsantwort. So wurde bei infertilen Männern gezeigt, daß die Beweglichkeit und Befruchtungsfähigkeit von Spermatozoen durch entzündlich aktivierte weiße Blutzellen und ihre Sekretionsprodukte deutlich herabgesetzt wird. Vermittelt wird die Schädigung der Spermatozoen durch leukozytäre Sauerstoffradikale, Proteasen und Zytokine (Tab. 4.5).

Tabelle 4.5: Schädigung von Spermatozoen durch weiße Blutzellen

Mediator	Quelle	Beeinträchtigung
Sauerstoffradikale	Granulozyten	Motilität, Akrosomenreaktion
Lymphokine (IFN-γ)	Lymphozyten	Motilität, Akrosomenreaktion
Monokine (TNF-α)	Makrophagen	Motilität, Akrosomenreaktion

Ausdruck der **Entzündungsreaktion** sind erhöhte Leukozytenzahlen im Ejakulat. Von der WHO wird dabei ein Grenzwert von 1 Million weißer Blutzellen pro Milliliter Samenflüssigkeit angegeben. Oberhalb davon wird von einer **Leukozytospermie** gesprochen. Etwa 80% der Infertilitätspatienten mit Leukozytospermie weisen keine pathogenen Mikroorganismen im Ejakulat auf. Fast nie bestehen Symptome einer Samenwegsentzündung wie Ausfluß aus der Harnröhre, Brennen beim Wasserlassen, Prostata- oder Nebenhodenschmerzen. Die klinische Relevanz der Leukozytospermien ist daher umstritten. Ein entscheidendes Kriterium, ob eine Entzündung zur Schädigung der Spermatozoen führt, ist wahrscheinlich ihre Lokalisation: Während weiße Blutzellen aus der Prostata und den Bläschendrüsen erst bei der Ejakulation mit Spermatozoen in Kontakt kommen, ist bei Entzündungen im Hoden und Nebenhoden ein tagelanger Kontakt von weißen Blutzellen mit Spermatozoen gegeben. Daher sind Entzündungsreaktionen im Hoden und Nebenhoden wahrscheinlich wesentlich schädlicher als solche in der Prostata oder den Bläschendrüsen.

Infektionen der Samenwege in Kürze

selten
Gonorrhoe, Syphilis

häufig
Chlamydien, Ureaplasmen
↓
Entzündungsreaktionen
↓
aktivierte weiße Blutzellen
↓
Schädigung der Spermatozoen

Zitate und weiterführende Literatur

Ansbacher R. Humoral sperm antibodies: a 10-year follow-up of vas-ligated men. Fertil Steril (1981) 36, 222–224

Bronson R, Cooper G, Rosenfeld D. Sperm antibodies: their role in infertility. Fertil Steril (1984) 42, 171–183

Comhaire F, Verschraegen G, Vermeulen L. Diagnosis of accessory gland infection and its possible role in male infertility. Int J Androl (1980) 3, 32–45

Marshburn PB, Kutteh WH. The role of antisperm antibodies in infertility. Fertil Steril (1994) 61, 799–811

Robaire B, Pryor JL, Trasler JM. Handbook of Andrology. American Society of Andrology, Lawrence, Kansas (1995)

Schill WB. Faktoren von Seiten des Mannes. In: Käser O, Friedberg V, Ober KG, Thomsen K, Zander J (Hrsg) Gynäkologie und Geburtshilfe, Georg Thieme Verlag, Stuttgart – New York, (1992) 8.30–8.99

Schirren C. Praktische Andrologie. Schering AG, Berlin (1987)

Sellors JW, Mahony JB, Chernesky MA, Rath DJ. Tubal factor infertility: an association with prior chlamydial infection and asymptomatic salpingitis. Fertil Steril (1988) 49, 451–457

Yavetz H, Yogev L, Hauser R, Lessing JB, Paz G, Homonnai ZT. Retrograde ejaculation. Hum Reprod (1994) 9, 381–386

5 Diagnostisches Vorgehen

Die diagnostische Abklärung verfolgt im wesentlichen 3 Ziele:
- Nachweis der Ovulation
- Beurteilung des andrologischen Faktors
- Beurteilung des tubaren Faktors

5.1 Erste diagnostische Maßnahmen

5.1.1 Anamneseerhebung und Beratung

Ein ausführliches Gespräch als erste Maßnahme schafft gerade bei Patientinnen mit Kinderwunsch, die sich ja in einem sehr intimen Bereich ratsuchend an den Arzt wenden, wichtige Grundlagen für eine Vertrauensbasis. Mit in das Gespräch fließt eine sorgfältige Erhebung der Anamnese und bereits eine erste Beratung ein. Keinesfalls darf die Anamnese rein schematisch erfaßt werden. Für uns hat es sich ausgesprochen bewährt, die Patientin oder das ratsuchende Paar zunächst frei über ihr Problem berichten zu lassen. Auf diese Weise kann eine Einengung der Patientin und eine frühzeitige Fixierung auf ein Therapiekonzept von Anfang an vermieden werden. Es kann auch getrost der persönlichen Meinung des Paares überlassen werden, ob an erster Stelle eine Einzelberatung der Patientin oder eine Paarberatung stehen sollte. Das obligate Fordern einer Einbeziehung beider Partner von Anfang an wird von vielen Paaren nicht gewünscht, führt zu Ablehnung und ist auch für die weitere Beratung unwesentlich.

Dennoch ist darauf zu achten, routinemäßig einige für die Beurteilung der Kinderlosigkeit spezielle, wichtige Informationen zu erfassen.

Wichtigste Orientierungsgröße ist die Erfassung der **Dauer des Kinderwunsches**. Die Dauer des Kinderwunsches hilft generell zu bewerten, wie schwerwiegend das Problem ist und erlaubt auch erste Überlegungen für eine zeitliche Planung der möglichen Behandlung (Wouts et al., 1987). Mit zunehmender Dauer nimmt die Chance auf eine Spontankonzeption dramatisch ab. Anschließend werden neben Basisdaten zu Menarche, Größe und Gewicht

Angaben zu für die Sterilität relevanten Vorerkrankungen und Voroperationen eingeholt. Erfragt man frühere Schwangerschaften, so darf die Frage nach der Vaterschaft nicht vergessen werden. Mit intimen Fragen nach dem Sexualleben, z.B. zur Häufigkeit des Geschlechtsverkehrs, sollte das ratsuchende Paar nicht primär brüsk konfrontiert werden. Die Wahl des geeigneten Zeitpunktes der Erhebung dieser wichtigen Auskünfte obliegt dem Fingerspitzengefühl des Arztes im Gesprächsverlauf. Oftmals sind diese Fragen auch nicht sinnvoll im Erstgespräch anzuschneiden. Nach Schaffen eines Vertrauensverhältnisses ist es häufig das Bedürfnis der Patientin selbst, das Gespräch auf Fragen des Sexuallebens zu lenken.

Von besonderer Bedeutung ist die Erhebung einer ausführlichen Zyklusanamnese, die zwar keine definitive Diagnose einer endokrinen Störung erlaubt, aber erste wichtige Hinweise zu geben vermag. Deshalb sollen hier die wesentlichen Definitionen rekapituliert werden.

Primäre Amenorrhoe bezeichnet das völlige Fehlen spontaner Blutung, **sekundäre Amenorrhoe** ist als Ausbleiben der Periode über zumindest 6 Monate bei zuvor spontanen Blutungen definiert.

Eine primäre Amenorrhoe findet sich z.B. bei genitalen Fehlbildungen, wie dem MRKH-Syndrom mit Uterus- und Vaginalaplasie oder chromosomalen Aberrationen, wie der XY-Gonadendysgenesie (Swyer-Syndrom). Die häufigste Ursache der sekundären Amenorrhoe ist die Schwangerschaft, gegen Ende der reproduktiven Lebensphase das Eintreten der Menopause. Nach Ausschluß dieser Möglichkeiten beläuft sich die Inzidenz der sekundären Amenorrhoe auf 1,8% bis 2,6% und erreicht bei Ausdauerathletinnen eine Häufigkeit von 30% (Bachmann und Kemman, 1982, Pettersson et al., 1973).

Die **Oligomenorrhoe** bezeichnet Blutungen in Abständen von mehr als 35 Tagen. Ihr Übergang zur Amenorrhoe ist fließend und nicht scharf definiert, sodaß häufig beide Typen von Blutungsstörung als Oligo-/Amenorrhoe zusammengefaßt werden. Die Diagnostik von Amenorrhoe und Oligomenorrhoe ist demnach zumindest bei Formen der sekundären Amenorrhoe identisch. Die Oligo-/Amenorrhoe muß stets als Ausdruck einer tiefgreifenden endokrinen oder organischen Störung betrachtet werden und erfordert eine sehr subtile klinische und endokrine Diagnostik.Diese Blutungsstörungen können erster Hinweis auf das Vorliegen einer ovariellen Insuffizienz bzw. auf eine Störung der Ovulation bis hin zur Anovulation sein.

Die **Polymenorrhoe** ist als Zykluslänge <25 Tage definiert und oft mit Corpus luteum-Insuffizienz bei gestörter Follikelreifung oder mit Anovulation vergesellschaftet. Eine prämenstruelle Schmierblutung läßt an luteale Insuffizienz denken.

Hypermenorrhoe bezeichnet die verstärkte Regelblutung, **Menorrhagie** die verstärkte und gleichzeitig verlängerte Blutung. Meist finden sich organische Ursachen, wie Myome, Endometriums- oder Cervixpolypen oder Intrauterinpessare, endokrine Zyklusstörungen kommen wesentlich seltener als Ursache in Betracht.

Unter **Metrorrhagie** versteht man die dysfunktionelle Blutung, die keine

Zuordnung zu einem regelhaften Zyklusgeschehen erkennen läßt. Endokrin kommt hier vor allem die Follikelpersistenz in Frage, zusätzlich sollte an eine gestörte Frühgravidität, sei es ein intrauteriner Abort oder eine Extrauteringravidität, und an maligne Tumore gedacht werden.

Die primäre oder sekundäre **Dysmenorrhoe** kann Alarmzeichen für das Vorliegen einer Endometriose oder in einzelnen Fällen auch intrauteriner Störungen sein.

Ergänzt wird die Anamnese durch die Erfassung bislang vorliegender andrologischer Befunde. Fragen zu Voroperationen, Adnexitiden, IUD etc. geben wertvolle Hinweise auf das Vorliegen einer tubaren Störung.

Anamnese in Kürze

allgemein und Zyklus:	tubarer Faktor:	Anamnese des Mannes:
Dauer des Kinderwunsches	gyn. Vorerkrankungen?	Kinder?
Alter?	abd. und gyn. Voroperationen?	bisherige Diagnostik?
Größe? Gewicht?	Endometriose?	Varikozele?
Menarche?	Adnexitis?	Operationen?
Zykluslänge?	EUG?	Infektionen?
Regelmäßigkeit?	IUD?	Medikamente?
Dauer der Periodenblutung?		Nikotin?
Blutungsstörung?		
Dysmenorrhoe?		
letzte Periode?		
Schwangerschaften?		
Antikonzeption?		
Dyspareunie?		
Nikotin?		
Medikamente?		

5.1.2 Klinische und sonographische Untersuchung

An die Erhebung der Anamnese schließt sich die gynäkologische Untersuchung mit Spiegeleinstellung und bimanueller Palpation an. Mit der gynäkologischen Untersuchung lassen sich Fehlbildungen des Genitales gut erfassen, wie z.B. eine Vaginalatresie bei MRKH-Syndrom, ein Scheidenseptum, ein Uterus duplex etc.. Zusätzlich sollte vor allem auf mit der Sterilitätsproblematik einhergehende Befunde, wie Zervixfaktoren, Myome etc. geachtet werden. Die gynäkologisch-onkologische Vorsorge darf aber nicht vernachlässigt werden.

Eine Zytologie der Portio gehört zur Erstuntersuchung unabdingbar dazu, wenn keine suffiziente Information über regelmäßige Vorsorge vorliegt.

Ergänzend lassen sich bei der klinischen Untersuchung für die Sterilität wichtige Befunde erheben, wie Hirsutismus, Adipositas, Striae, Struma oder Haarausfall.

Die Vaginosonographie hat die gynäkologische Untersuchung wesentlich bereichert. Sie ist unmittelbar im Anschluß an die bimanuelle Tastuntersuchung bei leerer Blase durchführbar und gehört vor allem in der Sterilitätsabklärung zur Erstdiagnostik. Die Ovarien sind mit einer Größe von 2 bis 3 cm gut darstellbar, der dominante Follikel grenzt sich vom Restovar ab einer Größenzunahme über 10 mm gut ab. Der Uterus weist je nach Zyklustag ein Endometrium von 1–2 mm bis über 10 mm Gesamtdicke mit unterschiedlicher Echogenität auf. Die simultane Beurteilung von Follikelwachstum und Endometriumsdicke erlaubt mit einfachen Mitteln eine suffiziente Beurteilung des Zyklusgeschehens ohne hormonelle Untersuchungen. Zusätzlich können relevante Befunde, wie zystische Adnextumore, Myome o.ä. beurteilt werden.

Erstuntersuchung in Kürze

Speculum:	**Palpation:**	**Vaginosonographie:**
Zervixfaktoren?	Myome?	PCO?
Krebsvorsorge	Adnexbefunde?	Endometrium?
Fehlbildungen	V.a. Endometriose?	Myome, Fehlbildungen?
Entzündung		Adnextumore?
		Follikel?

5.1.3 Zyklusmonitoring zum Ovulationsnachweis und hormonelle Basisdiagnostik

Bei normozyklischem Geschehen ist das Augenmerk zuallererst auf den **Nachweis der Ovulation** gerichtet. Ziel der ersten Diagnostik muß es sein, möglichst klinikorientiert, kosten- und zeitsparend einen Überblick über das Zyklusgeschehen zu vermitteln. Dazu wird das Zyklusmonitoring mit der hormonellen Basisdiagnostik kombiniert.

Zur Zyklusbeurteilung ist die **Basaltemperaturkurve** als einfachste Maßnahme nur orientierend geeignet und läßt keine detaillierten Aussagen über die Qualität des Zyklus zu. Im Regelfall soll die morgendliche Temperatur 1 bis 2 Tage nach der Ovulation um bis zu 0,5 °C ansteigen und für mindestens 10 Tage erhöht bleiben. Mindestens 10% der Frauen haben aber Ovulationen trotz monophasischem Kurvenverlauf. Auch die Bestimmung der Zervixfaktoren mit Spinnbarkeit und Farnkrauttest wird nur ergänzend zur Bestimmung des Ovulationszeitpunktes herangezogen.

Sonographisch läßt sich das Zyklusgeschehen dagegen sehr genau beob-

Erste diagnostische Maßnahmen 57

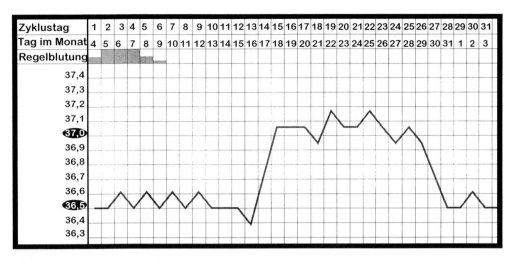

Abb. 5.1: Basaltemperaturkurve.

achten. Während zur Menstruation bzw. in der frühen Follikelphase das Endometrium nur strichförmig abgrenzbar ist, weist es bis zur Ovulation eine allmähliche Dickenzunahme auf eine Gesamtstärke von über 10 mm auf. Der dominante Follikel läßt sich ab einer Größe von etwa 10 mm sicher von den zystischen Auflockerungen des unauffälligen Ovars abgrenzen. Zum Zeitpunkt

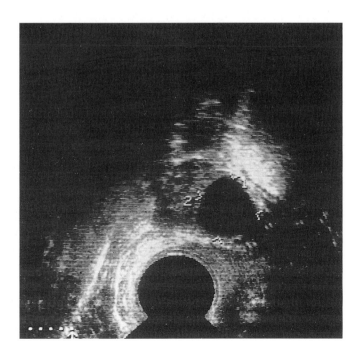

Abb. 5.2: Vaginosonographie, sprungreifer Follikel.

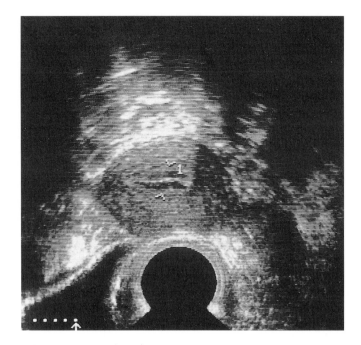

Abb. 5.3: Vaginosonographie, hochaufgebautes Endometrium.

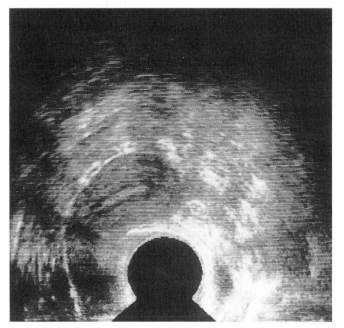

Abb. 5.4: Vaginosonographie, niedriges Endometrium, unstimuliert.

der Spontanovulation ist sein Durchmesser variabel, liegt aber in den meisten Fällen >20 mm. Frühe Zeichen nach Ovulation sind ein dichtes Endometrium >10 mm, ein unregelmäßig begrenzter Follikel mit Binnenstrukturen und ein

Flüssigkeitssaum um die Adnexe oder im Douglas. Der Gelbkörper selbst grenzt sich durch die zunehmend dichte Binnenstruktur im ehemaligen Follikel als Zeichen der Gefäßeinsprossung und Durchbauung ab. Im Falle der Frühschwangerschaft gelingt ein erster Nachweis der intrauterinen Fruchtanlage frühestens ab dem 30. Zyklustag.

Für das Zyklusmonitoring ist beim idealen 28tägigen Zyklus eine einmalige sonographische Untersuchung zwischen dem 10. und 12. Tag mit Ausmessen des dominanten Follikels und des Endometriums meist ausreichend. Eine Diskrepanz zwischen Follikelgröße und Endometriumsdicke erlaubt erste Hinweise auf eine unzureichende Follikelreifung auch ohne Erhebung hormoneller Parameter.

Zur Überprüfung der Qualität der Ovulation wird die **Sonographie** durch die **Progesteronbestimmung** in der Lutealphase ergänzt. Progesteronspiegel >10 ng/ml, ab dem 20. Zyklustag in dreitägigem Abstand bestimmt, schließen eine luteale Insuffizienz und somit eine Follikelreifungsstörung aus. Auf weitere Bestimmungen zum orientierenden Zyklusmonitoring, wie die Erfassung des mittzyklischen LH-Peaks oder der engmaschigen zusätzlichen mittzyklischen Bestimmung von Östradiol und Progesteron kann in der Basiszyklusbeurteilung verzichtet werden. Diese Methoden können dem detaillierten Ovulationsnachweis vorbehalten bleiben.

Das **Zyklusmonitoring** wird stets durch die **hormonelle Basisdiagnostik** ergänzt. Diese Diagnostik muß obligat in der ersten Zyklushälfte erfolgen, da Untersuchungen im weiteren Zyklusverlauf häufig Anlaß zu Fehlinterpretationen sind. Bei normozyklischem Geschehen kann man sich zunächst auf die Bestimmung von **Prolaktin** und zusätzlich **TSH** zur orientierenden Überprüfung der Schilddrüsenfunktion beschränken. Latente Hyperprolaktinämien und Störungen im Schilddrüsenstoffwechsel finden sich bei bis zu 30% aller normozyklischen Sterilitätspatientinnen.

Jede weiterführende hormonelle Diagnostik basiert auf klinischen Hinweisen und wird unter dem Begriff erweiterte hormonelle Diagnostik zusammengefaßt.

Zyklusmonitoring und hormonelle Basisdiagnostik in Kürze

Ovulationsnachweis	und	**hormonelle Basisdiagnostik in der Follikelphase:**
Vaginosonographie mittzyklisch,		Prolaktin
Progesteronbestimmung luteal		TSH
BTK??		

⇒ suffiziente, orientierende Aussage zum Ausschluß einer Ovulationsstörung

5.2 Erweiterte hormonelle Diagnostik

Die Notwendigkeit einer erweiterten hormonellen Diagnostik ergibt sich bei allen Verdachtsmomenten einer gestörten Ovulation. Die klinischen Hinweiszeichen sind vielfältig (Tab. 5.1).

Tab. 5.1: Klinische Hinweiszeichen der Ovulationsstörung

- Oligo-/Amenorrhoe
- Androgenisierung
- Struma
- Galaktorrhoe
- Anhalt für Lutealinsuffizienz im Basiszyklusmonitoring
- Hyperprolaktinämie
- auffälliges Sonogramm (z.B. PCO)

5.2.1 Lutealinsuffizienz

Zur Diagnostik werden verschiedene Untersuchungen analog des Zyklusmonitorings eingesetzt. Die Basaltemperaturkurve, d.h. die Bestimmung der morgendlichen Aufwachtemperatur, gibt grob orientierend über die Länge der Lutealphase Auskunft (Moghissi, 1976). Eine Verkürzung der hyperthermen Phase auf weniger als 12 Tage kann einen ersten Hinweis auf eine Störung der Gelbkörperfunktion geben. Aus etwaigen verzögerten Anstiegen der morgendlichen Temperatur lassen sich aber keine beweiskräftigen Rückschlüsse auf eine verminderte Corpus luteum-Funktion ziehen.

Am besten wird die Corpus luteum-Insuffizienz aus 2 bis 3 Progesteronbestimmungen in der mittlutealen Phase frühestens 5 Tage nach der Ovulation in mehrtägigem Abstand diagnostiziert. Mittlere Progesteronspiegel <10 ng/ml im Serum weisen auf eine luteale Insuffizienz hin. Bestimmungen von **Prolaktin**, **TSH**, **Testosteron** und **DHEAS** schließen Hyperprolaktinämie, Schilddrüsenfunktionsstörung und Hyperandrogenämie als Ursachen aus. Eine Endometriumsbiopsie in der lutealen Phase erlaubt zwar eine auf maximal 2 Tage genaue Beurteilung einer zeitgerechten endometrialen Ausreifung, ihre Aussagekraft ist aber sehr vom beurteilenden Pathologen und einer exakten Eingrenzung des Ovulationszeitpunktes abhängig (Balasch et al., 1992). Für die Praxis ist die Biopsie deshalb wenig praktikabel.

5.2.2 Hyperandrogenämische Ovarialinsuffizienz

Zur Abklärung der der Hyperandrogenämie zugrundeliegenden Störung sind zwei Aspekte wesentlich. Zum einen muß eine tumorbedingte Androgenproduktion ausgeschlossen werden, zum anderen sollte die androgene Quelle,

Ovar oder Nebenniere, identifiziert werden (Schwartz et al., 1981). Eine frühzeitige Diagnose der Hyperandrogenämie erlaubt den Grad des Hirsutismus einzuschränken und polyzystische Veränderungen mit Fertilitätsstörungen zu vermeiden.

Bei Testosteronwerten >2 ng/ml bzw. DHEAS >7 µg/ml steht die **Tumorsuche** im Mittelpunkt. Diese Patientinnen weisen zusätzlich häufig deutliche Zeichen des Hirsutismus, eine Virilisierung mit tiefer Stimmlage, Klitorishypertrophie und männlichen Proportionen sowie Zyklusstörungen auf. Nach Ausschluß eines androgenproduzierenden Tumors kommt eine Fülle von Differentialdiagnosen in Betracht (Tab. 5.2)

Tab. 5.2: Differentialdiagnose der Hyperandrogenämie

isolierte gesteigerte Androgenproduktion in Ovar oder Nebenniere
PCO-Syndrom
SHBG-Mangel bei Adipositas
alle Formen des AGS (siehe 3.2.3)
M. Cushing
Hyperandrogenämie als Begleitbefund bei Hypothyreose

Nach der klinischen Untersuchung wird eine ausführliche endokrine Diagnostik vorgenommen und stets durch die Sonographie der Ovarien ergänzt. Zum Androgenprofil werden **Testosteron** und **DHEAS** zur Differenzierung der Androgenquelle bestimmt, zusätzlich **Androstendion**, **SHBG**, **Prolaktin** und **TSH**. Bei erhöhtem DHEAS >3,4 µg/ml muß zum Ausschluß einer autonomen adrenalen Produktion ein Dexamethasonhemmtest (**DMHT**) zur Überprüfung der Supprimierbarkeit veranlaßt werden. Zum Ausschluß eines Tumors werden bei Verdachtsmomenten bildgebende Verfahren, wie CT, Sonographie oder auch in einzelnen Fällen die Laparoskopie eingesetzt. Die selektive Venenblutentnahme spielt nur noch eine untergeordnete Rolle und ist speziellen Einzelfällen vorbehalten. Zum Ausschluß eines AGS vor allem bei PCO-ähnlichen Erscheinungsformen wird das **17-OH-Progesteron** bestimmt, latente Formen des late onset-AGS können über einen **ACTH-Test** auf 17OH-Progesteron erfaßt werden. Die Abgrenzung des late onset-AGS von anderen Formen der Hyperandrogenämie, wie z.B. vom PCO-Syndrom, ist eine wichtige Voraussetzung zur Beurteilung einer eventuell erforderlichen Kortikoiddauersubstitution.

Tab. 5.3: Dexamethasonhemmtest

Ziel: Ausschluß der autonomen, adrenalen Androgensekretion
Tag 0: Testosteron, DHEAS, SHBG, 17OH-Progesteron, Androstendion
Tag 1–7: 2 mg Dexamethason tgl.
Tag 6: Hormonbestimmung wie an Tag 0
Tag 8: Hormonbestimmung wie an Tag 0
Bewertung: unauffällig bei Supprimierbarkeit des DHEAS auf basale Spiegel

Tab. 5.4: ACTH-Test für 17OH-Progesteron

Ziel: Ausschluß des AGS
in der frühen Follikelphase Bestimmung von DHEAS, 17OH-Progesteron,
i.v.-Gabe von 25 IE ACTH
Wiederholung der Hormonbestimmung nach 60 Minuten
Bewertung: unauffällig bei Anstieg des basal normalen 17OH-Progesteron um weniger als 2,5 ng/ml

5.2.3 PCO-Syndrom

Neben den klinischen Hinweiszeichen, wie Adipositas, Hirsutismus und Anovulation oder Ovulationsstörung im Zyklusmonitoring, kommt heute der transvaginalen Sonographie zentrale Bedeutung in der Diagnostik des PCO zu. Als sonographische Kriterien werden mindestens 10 subkapsulär gelegene Follikel <10 mm in einer Schnittebene und ein hyperdenses, vermehrtes ovarielles Stroma gefordert. Eine Vergrößerung der Ovarien ist nicht obligat.

Vielfältig präsentiert sich das Bild der endokrinen Veränderungen. Bestimmt werden **Testosteron**, **DHEAS**, **LH**, **FSH** mit **LH/FSH-Ratio**, **TSH** und **Prolaktin** zum Ausschluß einer begleitenden oder ursächlichen Hyperprolaktinämie. Typischerweise findet sich eine Erhöhung von Testosteron und Androstendion sowie der basalen LH-Spiegel. Ergänzend kann ein **GnRH-Test** ein überschießendes Ansteigen der LH-Sekretion zeigen. FSH ist zumeist im Normbereich oder erniedrigt. Fakultativ kann das **SHBG** bestimmt werden, das zumeist erniedrigt ist. Bei nachgewiesener Hyperandrogenämie werden zusätzlich **Androstendion** und SHBG bestimmt, bei adrenaler Komponente ein **Dexamethasonhemmtest** durchgeführt. Die Bestimmung des **17OH-Progesterons** dient der Abgrenzung zum AGS.

5.2.4 Hyperprolaktinämie

Die Bestimmung des Prolaktinspiegels gehört zur Basisdiagnostik der weiblichen Sterilität. Der Prolaktinspiegel im Serum wird in der ersten Zyklushälfte bestimmt. Je nach Labor werden Werte >25 ng/ml als pathologisch eingestuft.

Der Prolaktinspiegel ist allerdings vielen Einflüssen unterworfen. Stress, vorangegangene Untersuchung der Mammae, zahlreiche Medikamente und anderes (siehe Tab. 5.5) können eine Hyperprolaktinämie vortäuschen. Nach möglichem Ausschluß dieser Faktoren muß deshalb immer als erstes eine Kontrolle des Prolaktinspiegels vor eventuellen Therapiemaßnahmen erfolgen. Werte >50 ng/ml machen zum Ausschluß eines raumfordernden hypophysären Tumors den Einsatz bildgebender Verfahren, insbesondere der cranialen Computertomographie oder der Kernspintomographie, erforderlich. Die Röntgenaufnahme der Sella turcica hat dagegen weitgehend an Bedeutung verloren. Zur Erfassung einer latenten Hyperprolaktinämie wird der **TRH-Test** durchgeführt.

Tab. 5.5: Steigerung der Prolaktinsekretion

gyn. Untersuchung	Antihypertensiva
Geschlechtsverkehr	Neuroleptika
Streßsituationen	Metoclopramid
Alkohol	Antidepressiva
Hypoglykämie	Kalziumantagonisten
Schlaf	Morphine
physische Belastung	
Operation	

Tab. 5.6: Medikamente, die die Prolaktinsekretion hemmen

Dihydroergotamin	Bromocriptin o. ä., Prolaktinhemmer
Migränemittel	Methergin
Emetika	

5.2.5 Hypogonadotrope Ovarialinsuffizienz

Bereits die Anamnese bzgl. des Eßverhaltens ermöglicht oft eine Verdachtsdiagnose, die klinische Untersuchung gibt Hinweise auf den durch die insuffiziente gonadotrope Stimulation bedingten Östrogenmangel. Als hormonelle Basisdiagnostik werden **Östradiol**, **LH**, **FSH** bestimmt. Je nach Ausprägung der Insuffizienz ist der Östrogenspiegel deutlich auf hypo-östrogene Werte unter 20 pg/ml erniedrigt. LH und FSH können vor allem bei der einmaligen Bestimmung völlig im Normbereich liegen, sodaß normale Werte das Vorliegen einer hypogonadotropen Situation bzw. einer hypothalamisch-hypophysären Störung nicht ausschließen. Da eine Erfassung der GnRH-Pulsatilität im peripheren Blut nicht möglich ist, beschränkt sich die endokrine Diagnostik auf eine Überprüfung der hypothalamisch-hypophysären Achse sowie auf eine Ausschlußdiagnostik anderer Ursachen. Im **GnRH-Test** kann bei normalem Anstieg der Gonadotropine eine hypophysäre Ursache weitgehend ausgeschlossen werden. Eine adulte Reaktion, d.h. ein deutlich höherer FSH-Anstieg auf Stimulation im Vergleich zum LH, weist auf eine eher günstige Prognose hin. Zum Ausschluß einer zugrundeliegenden Hyperprolaktinämie oder Hyperandrogenämie werden **Prolaktin**, **Testosteron** und **DHEAS** bestimmt.

Zur Eingrenzung des Schweregrades der hypogonadotropen Ovarialinsuffizienz kann zusätzlich der **Gestagentest** eingesetzt werden. Kommt es auf Gestagengabe, z.B. 10 mg Medroxyprogesteronacetat über 10 bis 14 Tage, nicht zur Abbruchblutung, so ist ein höherer Schweregrad mit bereits aufgehobener

Fähigkeit selbst zur basalen Proliferation des Endometriums nachgewiesen. Durch die Bestimmung des peripheren Östradiolspiegels hat der Gestagentest allerdings zumindest für diese Indikation an Bedeutung verloren.

Sonographisch finden sich wie bei den meisten Formen von Zyklusstörungen kleinzystische Ovarien sowie je nach Ausprägung des Östrogenmangels ein strichförmiges Endometrium. Zum Tumorausschluß, z.B. eines Kraniopharyngeoms, muß obligat ein craniales Computertomogramm veranlaßt werden.

Tab. 5.7: LRF- (GnRH-)Test

Ziel: Überprüfung der Hypophysenfunktion bei Hypogonadismus
Blutentnahme für die Bestimmung von E2, LH, FSH 30 Minuten vor Injektion von 100 µg LHRH
2. Blutentnahme 30 Minuten nach Injektion
Bewertung: unauffällig bei Anstieg des LH um das Drei- bis Fünffache

Tab. 5.8: Gestagentest

Ziel: Ausschluß der uterinen Amenorrhoe, Nachweis der Östrogenisierung
10 mg z.B. Medroxyprogesteronacetat über 10 Tage
unauffällig bei Entzugsblutung etwa 4 bis 7 Tage nach Beendigung der Tabletteneinnahme

5.2.6 Hypergonadotrope Ovarialinsuffizienz

Zur Diagnose der hypergonadotropen Ovarialinsuffizienz als Ursache einer Amenorrhoe muß bei der klinischen Untersuchung vor allem auf Zeichen des Östrogenmangels und auf Stigmata chromosomaler Aberrationen (z.B. Minderwuchs, Stiernacken, Haaransatz, breiter Thorax, Cubitus valgus beim Ulrich-Turner-Syndrom) geachtet werden.

Hormonell werden **FSH, LH** und **Östradiol** primär bestimmt. Östradiolspiegel <20 pg/ml und FSH-Werte >50 IE/l spiegeln eine typische Konstellation wider. Die Bestimmung von **T3, T4, TSH** erfaßt Schilddrüsenfunktionsstörungen, da vor allem bei autoimmunen Erkrankungen die Schilddrüse als bevorzugtes endokrines Organ betroffen ist. Das Vorliegen eines Hypoparathyreoidismus oder eines Diabetes soll abgeklärt werden. Die Bestimmung verschiedener Antikörper bei Verdacht auf eine Autoimmunerkrankung ist derzeit noch nicht als Standardmethode zu bezeichnen. Im Verdachtsfall sollten Schilddrüsenantikörper, Thyreoglobulin-AK, mikrosomale Antikörper und falls möglich Antikörper gegen Ovarsubstanz bestimmt werden. Zumindest die primäre hypergonadotrope Ovarialinsuffizienz erfordert die **Chromosomenanalyse**. Wichtig ist vor allem bei länger bestehendem Ovarialversagen die Bestimmung der Knochendichte zum Ausschluß einer sich entwickelnden Osteoporose.

5.2.7 Schilddrüse und Ovarialfunktion

Bei der klinischen Untersuchung sollte stets auf eine Struma geachtet werden. Die Bestimmung des **TSH** als Screening gehört zur Primärdiagnostik der weiblichen Sterilität. Zusätzlich können insbesondere bei Verdacht auf Hypo- oder Hyperthyreose **T3** und **T4** bestimmt werden. Der unauffällige **TRH-Test** schließt die latente Hypothyreose aus und sollte als Ausschlußdiagnostik bei Patientinnen mit Zyklusstörungen bzw. Sterilität ohne sonstige erkennbare Ursache veranlaßt werden.

Bei Verdacht auf klinisch manifeste Hypo- oder Hyperthyreose sollte die differenzierte endokrinologische Abklärung in den Händen des internistischen Endokrinologen liegen.

Tab. 5.9: TRH-Test

Ziel: Ausschluß Schilddrüsenfunktionsstörung
Blutentnahme zur Bestimmung von TSH, T3, T4 und TBG
Injektion von 200 µg TRH i.v.
2. Blutentnahme 30 Minuten nach Injektion
Bewertung: TSH basal o.B., TSH-Anstieg um bis zu das Fünffache → euthyreot
TSH basal o.B., TSH-Anstieg > fünffach → latente Hypothyreose
TSH basal erhöht, TSH-Anstieg > fünffach → manifeste Hypothyreose
TSH basal supprimiert, kein TSH-Anstieg → V.a. Hyperthyreose

Erweiterte hormonelle Diagnostik in Kürze

Indikationen: Zyklusstörung, Anovulation, V.a. Lutealinsuffizienz, hyperandrogenämische Ovarialinsuffizienz, PCO, Hyperprolaktinämie, hypogonadotrope Ovarialinsuffizienz, hypergonadotrope Ovarialinsuffizienz, Schilddrüsenfunktionsstörungen

Hormone: 17ß-Östradiol, LH, FSH, Testosteron, DHEAS, Androstendion, 17OH-Progesteron, SHBG, T3, T4

Tests: Gestagentest, Dexamethasonhemmtest, GnRH-Test, ACTH-Test

---

5.3 Zervixfaktor

Der Gebärmutterhals und der von seinen sekretorischen Drüsen gebildete Schleim erfüllen sowohl Funktionen als Barriere als auch als Filtersystem für die penetrierenden Spermien. In der periovulatorischen Phase unter dem Einfluß von Östrogen wird das zervikale Sekret für Spermien passierbar. Der Bedeutung einer pathologischen Veränderung des Zervixschleims als Ursache weiblicher Infertilität ist in verschiedenen Tests Rechnung getragen worden. Physikalische Eigenschaften, wie Spinnbarkeit, Farnkrautphänomen und Menge lassen nur bedingt auf die chemische Struktur des Zervikalschleims schließen. Als einfaches Testverfahren ist der **Postkoitaltest** (PKT) oder **Sims-Huhner-Test** weit verbreitet. Dazu wird um den Ovulationszeitpunkt eine Schleimprobe 9 Stunden nach dem Geschlechtsverkehr aus dem Zervikalkanal entnommen und mikroskopisch auf das Vorhandensein motiler Spermien untersucht. Ergänzt werden kann der Postkoitaltest durch den in vitro Mukuspenetrationstest. Die Wertigkeit des Postkoitaltests in der Abklärung der weiblichen Infertilität ist allerdings umstritten. In vielen Studien ist keine Korrelation zwischen PKT und Schwangerschaftsraten festgestellt worden (Giner et al., 1974, Oei et al., 1993, Glatstein et al., 1995).

5.4 Mikrobiologische Diagnostik

Genitalinfektionen führen als Sterilitätsursache in erster Linie zu einer Beeinträchtigung der Tubenfunktion. Eine Tubenschädigung findet sich nach Adnexitiden bei fast jeder fünften Frau (Weström, 1987). Jeder Hinweis auf eine mögliche aszendierende Infektion muß deshalb sehr sorgfältig diagnostisch abgeklärt werden. Bei Fluor und Kolpitis/Zervizitis wird eine Sekretentnahme zur bakteriologischen Untersuchung durchgeführt, bei Verdacht auf Aszension kann eine Bestätigung der Verdachtsdiagnose nur durch Laparoskopie mit Versuch des Erregernachweises erfolgen. Größte Bedeutung unter den genitalen Infektionen hat die **Chlamydieninfektion**, die die häufigste sexuell übertragbare Erkrankung darstellt (Eggert-Kruse et al., 1990). Die Chlamydieninfektion der Zervix verursacht häufig keine oder nur unspezifische Symptome, wie Fluor, Miktionsbeschwerden oder Schmierblutungen und Wundgefühl. Die Chlamydienzervizitis ist in etwa 10% durch eine klinisch manifeste Salpingitis kompliziert. Um rechtzeitig spezifisch behandeln zu können, sollte bei Verdacht ein Erregernachweis versucht werden, der allerdings nur in etwa der Hälfte der Fälle gelingt. Eine wesentlich höhere Sensitivität konnte durch die Einführung der PCR in die Chlamydiendiagnostik erzielt werden.

Tab. 5.10: weitere Infektionen, die zu einer Beeinträchtigung der Tubenfunktion führen

- unspezifisch bakterielle Infektionen
- Gonorrhoe
- Tuberkulose
- Herpes simplex in Einzelfällen
- Mykoplasmen

5.5 Diagnostik der Endometriose

Leitsymptome der Endometriose sind das Vorliegen einer primären oder auch sekundären **Dysmenorrhoe** und die **Sterilität**. Der klassische bimanuelle Palpationsbefund ist bei 60% der Endometriosepatientinnen unauffällig und sollte stets durch die rektovaginale Untersuchung ergänzt werden. Die Vaginosonographie kommt vor allem zur Abbildung von ovariellen Endometrioseherden in Betracht.

Zur exakten Diagnosestellung ist nach wie vor die **laparoskopische Abklärung** unvermeidlich, wobei die genaue Stadieneinteilung wesentlich von der Erfahrung des Operateurs abhängig ist. Hornstein und Mitarbeiter konnten 1993 zeigen, daß bei der Auswertung von 20 Videobändern durch 5 verschiedene Beobachter sich in 38% die Stadieneinteilung bei Doppelbeurteilung durch den gleichen Beobachter änderte und sogar in 52% bei verschiedenen Beobachtern eine unterschiedliche Stadieneinteilung erfolgte. Die gängigsten Stadieneinteilungen sind die «Endoscopic Endometriosis Classification» (EEC, Semm, 1984) und die «Revised American Fertility Society Classification of Endometriosis» von 1985. Die Praktikabilität und klinische Bedeutung dieser Einteilung ist allerdings begrenzt, da sich hinter einem niedrigen Score oberflächliche oder tiefe Implantate, aber auch kleine ovarielle Endometriome verbergen können (Brosens et al., 1993). Zusätzlich wird die Anwendung durch die bekannte Fülle von Erscheinungsformen der oberflächlichen peritonealen Endometriose erschwert, die von roten Spots über vaskularisierte papuläre Läsionen, die klassischen schwarzen Herde bis zu weißlichen, narbigen Läsionen reichen. Auch die Schmerzsymptomatik wird von diesen Scores nicht berücksichtigt, weshalb wir uns zusammenfassend auf eine Darstellung der Punkteeinteilung des AFS-Scores beschränkt haben.

Tab. 5.11: Revised American Fertility Society Classification of Endometriosis

Stadium I (minimal) 1–5 Punkte
Stadium II (gering) 6–15 Punkte
Stadium III (mäßig) 16–40 Punkte
Stadium IV (schwer) >40 Punkte

Es hat sich klinisch als zweckmäßig erwiesen, ausschließlich zwischen oberflächlichen Endometrioseimplantaten, der tiefen Endometriose des Septum rectovaginale und der zystischen Ovarendometriose zu unterscheiden. Die Letzteren sind mit Beschwerden im kleinen Becken und Infertilität assoziiert. Bei Verdacht auf Darmbeteiligung wird die Coloskopie durchgeführt, die Blasenendometriose wird durch Cystoskopie verifiziert. Serummarker wie das CA-125 haben sich als nur wenig spezifisch erwiesen.

5.6 Diagnostik der Tubenfunktion

Bei etwa einem Drittel der Frauen ist die Sterilität tubarer Ursache. Bei der Diagnostik der Eileiterfunktion kann mit allen in der klinischen Routine verfügbaren Maßnahmen aber lediglich die reine Durchgängigkeit der Tuben bestimmt werden. Die sehr komplexe Funktion der Eiaufnahme bzw. des Eizelltransports, die von der Zilienmotorik der Tubenmukosa und der Ring- bzw. Längsmuskulatur des Eileiters gewährleistet wird, kann mit den üblichen Methoden wie Laparoskopie mit Chromopertubation oder Hysterosalpingographie nicht überprüft werden. Auch der Zeitpunkt des Eintrittes des Embryos in die Gebärmutter wird von der Tube mitbestimmt, wobei der Isthmus die Funktion eines Sphinkters übernimmt. Zudem sind diese Vorgänge hormonell gesteuert und somit zyklusabhängig.

Für diese Fragestellung verspricht die **szintigraphische Darstellung** der Eileiter, bei der kleine Partikel vom hinteren Scheidengewölbe bis in den Bauchraum transportiert werden, neue Ansätze, wobei ein Routineeinsatz derzeit noch nicht empfehlenswert erscheint.

Als Standarduntersuchungen zur Feststellung der Tubendurchgängigkeit werden im wesentlichen die **Laparoskopie mit Chromopertubation** und die konventionelle **Hysterosalpingographie** mit Röntgenkontrastmittel eingesetzt. Erst in letzter Zeit wurde das diagnostische Spektrum um die **sonographische Tubendarstellung** und die Tuboskopie bzw. **Falloposkopie** mit Mikrooptiken erweitert.

5.6.1 Laparoskopie (mit Chromopertubation)

Die Bauchspiegelung wurde ursprünglich von den Internisten zu rein diagnostischen Zwecken entwickelt, aufgrund der häufigen Komplikationen bis zu Todesfällen wurde die Methode weitgehend vergessen. Erst Frangenheim (1956) und später Semm (1976) konnten die Laparoskopie nach Umstellung des Pneumoperitoneums auf Kohlendioxid (CO_2) und wesentlicher Verbesserung der apparativen und instrumentellen Ausstattung zu einem wichtigen diagnostischen und später auch zunehmend therapeutischen Eingriff in der Gynäkologie entwickeln.

Bei der Laparoskopie im Rahmen der Sterilitätsdiagnostik und -therapie wird wie gewohnt mit dem Optiktroikar über den Nabel eingegangen. Um die Organe anheben zu können, sollte auf einen **Zweiteinstich** im Schamhaarbereich nicht verzichtet werden. Gerade bei der Beurteilung des Fimbrientrichters (distaler Tubenverschluß?) und der Beckenwand hinter dem Ovar (Endometriose?) bzw. zur kompletten Übersicht im Douglasraum sind der Taststab bzw. die Tubenfaßzange eine unentbehrliche Hilfe. Zumindest muß der Optikeinstich über einen Arbeitskanal verfügen, um den minimalen diagnostischen Ansprüchen zu genügen.

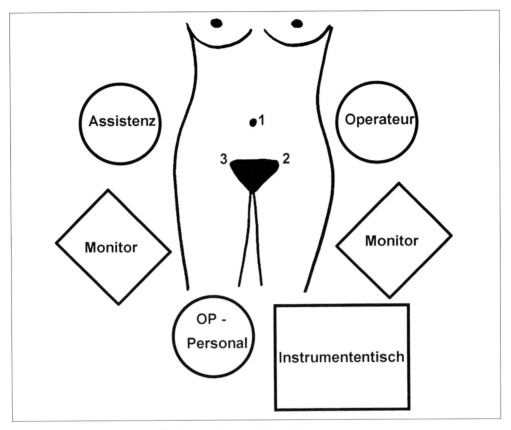

Abb. 5.5: Laparoskopie, Wahl der Troikareinstichstellen.

Die Plazierung der zusätzlichen Troikare sollte ebenso praktische wie kosmetische Aspekte berücksichtigen. Nach unserer Erfahrung ist es günstig, den Zweiteinstich lateral zu plazieren. Dies ermöglicht eine ausreichende beidseitige Manipulation der Adnexe mit dem Taststab und bietet bei Notwendigkeit eines endoskopischen Eingriffes mit Dritteinstich kontralateral eine gute Instrumentenbeweglichkeit (siehe Abb. 5.5).

Die Beurteilung des laparoskopischen Befundes sollte möglichst standardisiert erfolgen, um ein komplettes Erfassen der individuellen Situation zu gewährleisten. In unserer Hand hat sich dabei die in Tabelle 5.12 dargestellte Reihenfolge bewährt, die auch im Operationsbericht festgehalten wird. Gegebenenfalls können standardisierte Zeichnungen bei der Befunddokumentation hilfreich sein.

Findet sich bei der diagnostischen Laparoskopie ein pathologischer Befund, muß die Notwendigkeit einer operativen Korrektur erwogen werden. Dabei sollten die eigenen operativen Möglichkeiten – apparativ wie personell – kritisch differenziert betrachtet werden, um gegebenenfalls die Patientin in ein

Tab. 5.12: Standardisiertes Vorgehen bei der laparoskopischen Befunddokumentation

Blick auf die Darmschlingen und das große Netz im Bereich Mittelbauch	Blutung, Emphysem, Hinweis auf iatrogene Verletzungen?
Oberbauchpanorama	Leberoberfläche, Verwachsungen (Fitz-Hugh-Curtis-Syndrom), andere Pathologie
Umlagerung in Trendelenburg-Position	
Aufsuchen der Appendix	Adhäsiones, Zeichen einer akuten oder chronischen Infektion?
Adhäsiones im Beckenbereich?	
Uterus	Größe, Form, Serosa
Ovar bds.	Größe, Oberfläche, Zysten, Ovulationsnarben
Tuben bds.	proximaler Abschnitt verdickt?, Schleimhaut und Beweglichkeit der Fimbrientrichter
Peritoneum im Beckenbereich	Endometriose, entzündliche Veränderungen?
Blauprobe über intrauterinen Ballonkatheter	Tubendurchgängigkeit bds.?, notwendiger Druck? Aufblähen des ampullären Segmentes?

spezialisiertes Zentrum zu überweisen. Wie die Erfahrungen aus der Mikrochirurgie gezeigt haben, ist gerade bei der rekonstruktiven Tubenchirurgie der optimal durchgeführte Primäreingriff für die postoperative Schwangerschaftsrate entscheidend.

Die **Komplikationsrate** der Laparoskopie muß heute mit etwa 1 % angenommen werden bei einer Mortalität von etwa 1,8 auf 100.000 (Hulka 1993). Dabei sind in 0,3 % Darmverletzungen und in 0,7 % Blutungen im Bereich der Bauchwand die häufigsten Zwischenfälle. Direkte oder indirekte (Nekrose durch thermische Stromeinwirkung) Eröffnungen im Bereich der Blase oder des Ureters sind eher selten.

5.6.2 Hysterosalpingographie (HSG) und Hysterosalpingokontrastsonographie (HKSG)

Vor Einführung der endoskopischen Techniken war die **röntgenologische Darstellung (HSG)** der Tubendurchgängigkeit das Standardverfahren. Sowohl die Indikation zu einem sterilitätschirurgischen Eingriff als auch die postoperative Erfolgskontrolle erfolgte mit der Hysterosalpingographie.

Neben intracavitären Veränderungen lassen sich die Tubendurchgängigkeit und die Lokalisation eines eventuellen Eileiterverschlusses (proximal bzw.

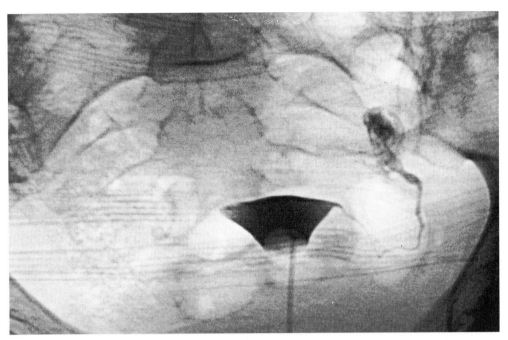

Abb. 5.6: Hysterosalpingographie einer Patientin mit proximalem Eileiterverschluß rechts und distaler Tubenpathologie links.

distal) bestimmen. Abb. 5.6 zeigt beispielhaft den röntgenologischen Befund einer Patientin mit rechtsseitigem proximalen und kontralateralem distalen Tubenverschluß.

Auf das Vorhandensein peritubarer Adhäsionen, die den Eiauffangmechanismus behindern, kann nur sekundär durch die Art der Verteilung des Kontrastmittels im freien Bauchraum geschlossen werden. Ob durch die röntgenologische Darstellung der ampullären Schleimhautfalten eine prognostische Abschätzung möglich ist, die die Entscheidung Tubenrekonstruktion versus IVF/ET beeinflußt, ist umstritten. Hilfreich ist die Hysterosalpingographie aber sicher in der Abklärung eines unklaren endoskopischen Befundes, wenn z.B. während der Laparoskopie mit Chromopertubation bei endständigem Tubenverschluß keine sichere Auffüllung der Tube beobachtet werden konnte. Eine bestehende proximale und distale Doppelpathologie ist aufgrund der schlechten Schwangerschaftschancen eine relative Kontraindikation für eine operative Tubenrekonstruktion. Hier sollte eher der in vitro-Fertilisation mit Embryotransfer der Vorzug gegeben werden.

Seit kurzem steht für die Darstellung der Tubendurchgängigkeit auch das sonographische Kontrastmedium Echovist® 200 zur Verfügung (Deichert et al., 1989). Dabei wird mit feinen Galaktosekügelchen in Lösung ein positiver Ultraschallkontrast erzielt (**Hysterosalpingokontrastsonographie – HKSG**). Hiermit läßt sich die proximale Tubendurchgängigkeit sehr gut darstellen

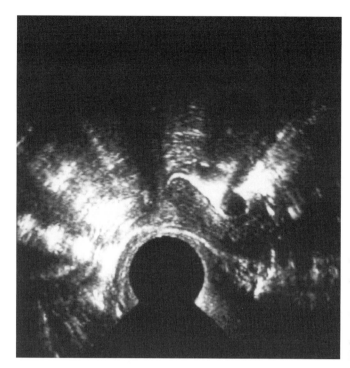

Abb. 5.7: Sonographische Darstellung der proximalen Tubendurchgängigkeit. Der intrauterine Ballonkatheter und der starke Kontrast von Echovist® 200 im Bereich des Isthmus sind gut zu erkennen.

(Abb. 5.7). Im weiteren Verlauf der Tube wird die sonographische Darstellung der geschlängelten Ampulle schwieriger, sodaß teilweise nur indirekt bei Nachweis von Kontrastmittel in der freien Bauchhöhle bzw. bei isthmischer Durchgängigkeit über mehr als 10 Sekunden ohne Ausbildung eines ampullären Depots auf eine ungehinderte distale Durchgängigkeit geschlossen werden kann.

Wir haben in einer prospektiven vergleichenden Studie die diagnostische Sicherheit und Schmerzhaftigkeit der Ultraschalluntersuchung im Vergleich zur konventionellen Hysterosalpingographie untersucht (Tab. 5.13). Dabei gelang in über 90 % der korrekte Nachweis eines proximalen Tubenverschlusses, während dies bei der endständigen Eileiterpathologie nur in etwa 60 % der Fall war. Insgesamt konnte sowohl die proximale als auch die distale Tubendurchgängigkeit in über 80 % der Fälle korrekt nachgewiesen werden.

Die Schmerzhaftigkeit der sonographischen Tubendiagnostik war der konventionellen HSG vergleichbar. Alle Untersuchungen konnten ohne Narkose und allenfalls mit leichter Analgetikagabe durchgeführt werden. Es fand sich eine deutliche Abhängigkeit der auf der visuellen Analogskala (0–10) angegebenen Schmerzen vom Tubenstatus. Bei offenen Eileitern (4,6) waren die Beschwerden deutlich geringer als bei distal (6) und noch deutlicher im Vergleich zu proximal (8,7) verschlossenen Tuben.

Die sonographische Tubendarstellung (HKSG) mit Echovist® 200 ist leicht und problemlos durchführbar und ermöglicht der konventionellen Hysterosal-

Tab. 5.13: Ergebnisse der sonographischen Tubendarstellung mit Echovist® 200 im Vergleich zur konventionellen Hysterosalpingographie

Echovist® 200	Hysterosalpingographie offen	zu
Proximale Tubendurchgängigkeit		
offen	63 (82,9 %)	2 (8,3 %)
zu	10 (13,2 %)	22 (91,7 %)
nicht beurteilbar	3 (3,9 %)	0
Distale Tubendurchgängigkeit		
offen	46 (82,1 %)	0
zu	2 (3,6 %)	12 (60 %)
nicht beurteilbar	8 (14,3 %)	8 (40 %

pingographie vergleichbare Ergebnisse. Sie bietet sich somit gerade in der gynäkologischen Praxis als Screeningmethode bei anamnestischem Verdacht auf Tubenpathologie bzw. als Kontrolle nach erfolgter Eileiteroperationen an.

Die **Komplikationsrate** der sonographischen oder radiologischen Tubendarstellung ist gering und besteht hauptsächlich aus einer durch den Eingriff ausgelösten Keimaszension mit Ausbildung einer unterschiedlich ausgeprägten Entzündung von Uterus und Adnexen (PID – pelvic inflammatory disease). Zur Reduktion dieses Risikos sollte vor dem korrekt durchgeführten Eingriff ein Nativabstrich des Scheidenmilieus auf den Reinheitsgrad hin untersucht und eventuell zuerst eine antibiotische Behandlung veranlaßt werden. Bei Verwendung von Zervixadaptern bzw. Uterussonden besteht zudem die Gefahr einer Uterusperforation, wobei diese meist ohne größere Blutung folgenlos ausheilt.

5.6.3 Tuboskopie/Falloposkopie

Mit Weiterentwicklung hochwertiger Mikrooptiken wurde es möglich, auch sehr kleine Lumina wie die Eileiter zu sondieren und optisch darzustellen. Hierbei wird zwischen der Tuboskopie und der Falloposkopie unterschieden.

Bei der **Tuboskopie** wird im Rahmen der Laparoskopie über eine starre Optik, die über den Arbeitskanal der Optik oder einen Zweiteinstich eingeführt wird, die Ampulle der Tube vom Fimbrientrichter aus sondiert. Nach Auffüllung der Tube mit Ringerlösung und Abdichten mit einer Tubenfaßzange kann das Innere der Tube betrachtet werden. Die Qualität der Bilder ermöglicht eine gute Beurteilung des Schleimhautbefundes im Bereich der Ampulle. Aus dem unterschiedlichen Erhaltungsgrad der Mukosa kann eine Stadieneinteilung gebildet werden, die mit der postoperativen Schwangerschaftsrate nach rekonstruktiver Tubenchirurgie korreliert. Obwohl es durchaus unterschiedliche Befunde bei derselben Tube im Bereich des Fimbrientrichters und der Ampulle geben kann, konnte noch nicht gezeigt werden, daß die Tuboskopie als Prognosekriterium tatsächlich der äußeren Inspektion mit Beschreibung der Tubenwand- und Mukosaverhältnisse überlegen ist.

Bei der **Falloposkopie** wird die Tube transzervikal mit einer flexiblen Optik sondiert. Dies geschieht unter taktiler, sonographischer oder hysteroskopischer Kontrolle. Mit den vorgebogenen intrauterinen Führungshülsen ist bei unauffälligen proximalen Tubenabschnitten ein Auffinden des Tubenostiums und eine Sondierung des Eileiters leicht möglich. Der Katheter wird dann weiter bis in den ampullären Bereich vorgeschoben. Die optische Qualität ist durch die etwa 5000 Fasern der flexiblen Optik deutlich schlechter als bei den starren Tuboskopen, dennoch lassen sich gerade im isthmischen Bereich Polypen bzw. Debris und in der Ampulle der Erhaltungsgrad der Tubenmukosa gut darstellen.

Eine besondere Technik der Tubendarstellung ist mit dem Linear Everting Catheter (LEC, Imagyn) möglich. Hierbei wird ein Ballonsystem in die Tube ausgerollt, durch das die Optik vorgeschoben werden kann (Abb. 5.8). Durch das Ausrollen wird die Traumatisierung des Tubenlumens reduziert. Wird der Druck im Ballonsystem erhöht, kann bei proximaler Tubenpathologie ein ähnlicher Effekt wie bei der Katheterdilatation erzielt werden.

Mit der Falloposkopie können zwar intraluminale Veränderungen dargestellt werden, die histologische Aufarbeitung der resezierten Tubenabschnitte bei proximaler Tubenpathologie zeigt aber in der Regel Veränderungen im

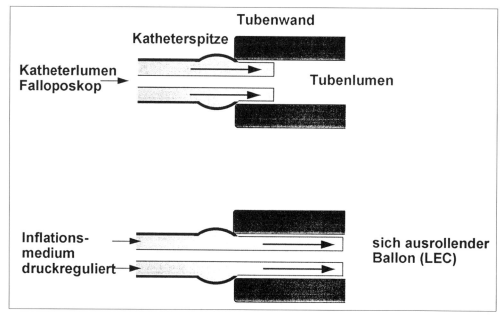

Abb. 5.8: Schematische Darstellung des Funktionsprinzips des Linear Everting Catheter (LEC). Der Katheter rollt sich in das Tubenlumen aus, sodaß im Inneren das Falloposkop vorgeschoben werden kann.

Bereich der Tubenwand. Der diagnostische und/oder therapeutische Nutzen der Falloposkopie mit bzw. ohne Tubendilatation muß somit noch abgeklärt werden.

5.6.4 Tubenkatheterisierung

Die mikrochirurgische Tubenanastomose war lange Zeit Standardtherapie bei proximalem Tubenverschluß, wobei die hohe Fehlerquote der konventionellen Tubendiagnostik allgemein bekannt ist. Nach einer WHO-Studie besteht nur in 65% eine Übereinstimmung zwischen den Befunden bei der Laparoskopie mit Chromopertubation und der Hysterosalpingographie. In vielen Fällen ist die Diagnose einer Tubenpathologie deshalb nicht zutreffend und dementsprechend eine operative Korrektur in diesen Fällen nicht indiziert.

Die Tubenkatheterisierung kann hier die diagnostische Sicherheit deutlich erhöhen. Wir verwenden dazu den für die intratubare Insemination entwickelten Jansen-Anderson-Katheter K-JITS 2000 der Fa. Cook (siehe Abb. 6.2). Vergleichbar mit der Falloposkopie wird zunächst die vorgebogene intrauterine Führungshülse transzervikal bis zum jeweiligen Tubenostium vorgeschoben und nachfolgend der feine Tubenkatheter etwa 1–3 cm weit in den Isthmus eingeführt. Hiermit konnten wir bei über 50 % der in der Hysterosalpingographie oder Laparoskopie mit Chromopertubation verschlossenen Eileiter eine problemlose Durchgängigkeit nachweisen. Bei nur einseitig proximal verschlossenen Tuben war dies sogar in 75 % der Fall. Die Anwendung ist sehr einfach, bei anatomisch unauffälligen proximalen Tubenabschnitten gelingt die Sondierung unter taktiler Kontrolle in der Regel problemlos.

Die Anwendung der Tubenkatheterisierung kann nach unseren Erfahrungen die Rate von Fehldiagnosen deutlich reduzieren. Damit ist es möglich, nur die Patientinnen mit tatsächlich bestehender proximaler Tubenpathologie der mikrochirurgischen Tubenoperation zuzuführen. Ob die Tubenkatheterisierung über diese diagnostische Bedeutung hinaus auch einen therapeutischen Effekt hat, ist umstritten. Es erscheint zwar möglich, intraluminalen Debris oder Polypen durch die Sondierung zu entfernen, eine schwerwiegende Eileiterwandveränderung dürfte aber selbst durch die Tubendilatation deutlich schlechter zu beeinflussen sein. Auch die Langzeitergebnisse der Katheterisierung müssen noch untersucht werden.

5.6.5 Vergleich der verschiedenen Methoden zur Tubendiagnostik

Die beiden Standardverfahren zur Darstellung der Tubendurchgängigkeit im Rahmen der Sterilitätsabklärung sind und bleiben die Laparoskopie mit Chromopertubation und die Hysterosalpingographie. In der Literatur finden sich zahlreiche Vergleiche zwischen den verschiedenen Methoden zur Tubendiagnostik (Randolph et al., 1986, WHO, 1986). Dabei bietet die Bauchspiegelung zusätzliche Informationen über die tubo-ovarielle Funktion wie etwa bestehende Verwachsungen oder andere pathologische Befunde wie Endometriose, Myome etc.. Zudem kann die Diagnostik direkt durch einen endoskopischen Eingriff ergänzt werden. Nachteilig gegenüber der Hysterosalpingographie sind das höhere Operationsrisiko und die Notwendigkeit einer Vollnarkose. Insgesamt stellt somit die Laparoskopie mit Chromopertubation das Verfahren der Wahl zur Tubendiagnostik dar (Tab. 5.14).

Tab. 5.14: Vor- und Nachteile der Tubendiagnostik über Laparoskopie mit Chromopertubation (LSK) versus konventionelle Hysterosalpingographie (HSG) versus sonographische Darstellung mit Echovist® 200 (HKSG)

LSK	HSG	Echovist® 200
Vorteile		
Beurteilung der tubo/ovariellen Funktion gleichzeitige OP möglich	Beurteilung intracavitärer Befunde (z.B. Septen)	sonographisches Screening ohne großen app. Aufwand gute diagnostische Sicherheit
Nachteile		
Narkose erforderlich OP-Risiko höher	Strahlenbelastung	distale Tubenbeurteilung schwieriger

Die sonographische Darstellung der Eileiter mit der Hysterosalpingokontrastsonographie (HKSG) bietet eine gute Ergänzung im diagnostischen Spektrum. Mit dem stark kontrastgebenden Echovist® 200 läßt sich ambulant und ohne Narkose die Tubendurchgängigkeit sowohl proximal wie distal nachweisen. Sie kann als Screeninguntersuchung bei anamnestischem Risiko einer Tubenpathologie vor Stimulationszyklen oder auch zur postoperativen Kontrolle verwendet werden.

Die ausschließlich bildgebenden Methoden der Tubendiagnostik sind aber gerade für die Diagnose des proximalen Tubenverschlusses mit einer hohen Fehlerquote behaftet. Der Einsatz der Tubenkatheterisierung kann in diesen Fällen die diagnostische Unsicherheit deutlich reduzieren.

Tubendiagnostik in Kürze

überwiegend Durchgängigkeitsprüfung mit ggf. Beurteilung von Mukosa oder peritubaren Adhäsionen, kein Funktionstest!

invasive Methoden	**nicht invasive Methoden**
Laparoskopie	HSG
	HKSG

← Tubenkatheter, Falloposkopie? →

5.7 Diagnostik intrauteriner Veränderungen

Der Einfluß intrauteriner Veränderungen auf Schwangerschaftsentstehung und -verlauf ist nur schwer abzuschätzen. Während die Nidation selbst selten gestört ist, kann eine intrauterine Pathologie die Weiterentwicklung der Frühgravidität durch Gebärmutterfehlbildungen, intrauterine Septen oder submuköse Myome beeinträchtigen.

Es ist somit durchaus sinnvoll, die Abklärung intrauteriner Veränderungen in die Sterilitätsdiagnostik mit einzubeziehen. Diese sollte insbesondere bei in der Anamnese geschilderten Aborten erfolgen, wobei neben der Gebärmutterspiegelung auch die röntgenologische bzw. sonographische Darstellung des Uteruscavum angewendet werden kann.

5.7.1 Hysteroskopie

Der Einsatz der Hysteroskopie ist unverzichtbarer Bestandteil der Abklärung peri- bzw. postmenopausaler Blutungsstörungen und hat sich auch in der Sterilitätsdiagnostik bewährt. Anzahl, Größe und Lokalisation von submukösen Myomen können bestimmt werden, wobei durch die Vaginosonographie eventuell mit Instillation von Kochsalzlösung wertvolle zusätzliche Informationen zur Operationsplanung möglich sind.

Bei der Klassifikation uteriner Fehlbildungen ist die Gebärmutterspiegelung zur Darstellung der intracavitären Veränderungen gut einsetzbar (siehe Hucke et al., 1993). Vor einer geplanten Operation muß aber durch Laparoskopie die Konfiguration der Gebärmutter (Uterus bicornis oder subseptus ?, rudimentäres Uterushorn ?) abgeklärt werden. Auf die Möglichkeit eines Uterus bicollis bzw. eines gleichzeitig bestehenden Scheidenseptums, welches bis in den Introitus reicht und in der Routine übersehen werden kann, sollte bei der Spiegeleinstellung besonders geachtet werden.

5.7.2 Radiologische und sonographische Darstellung

Die **Hysterosalpingographie** wurde bereits vor der Etablierung der endoskopischen Diagnostik zur Darstellung der intracavitären Verhältnisse eingesetzt. Um eine gute Beurteilbarkeit der Gebärmutterhöhle zu gewährleisten, muß die Art der Instillation des Kontrastmediums darauf abgestimmt werden. Die für die Überprüfung der Tubendurchgängigkeit sehr praktischen und schonenden intrauterinen Ballonkatheter erschweren die Darstellung des Cavum uteri, sodaß Zervixadapter für diese Indikation günstiger sind. Bei Füllungsdefekten in der radiologischen Darstellung muß an ein Myom, an einen Polypen oder eine Fehlbildung der Gebärmutter gedacht werden.

Die **sonographische Darstellung** der Gebärmutterhöhle ist erst seit der verbesserten Auflösung der Ultraschalltechnik möglich geworden. Im Gegensatz zur Überprüfung der Tubendurchgängigkeit, für die kontrastreiche Medien (Echovist ® 200) notwendig sind, erfolgt hier die Instillation mit Kochsalz- oder Ringerlösung. Der negative Kontrast und das gleichzeitige Aufdehnen des Uteruscavum ermöglicht eine gute Darstellung submuköser Myome oder intrauteriner Septen. Dabei kann auch die Breite der Myombasis und die intramurale Ausdehnung bestimmt werden, was für die operative Planung wichtig ist.

Die **Komplikationsrate** der Maßnahmen zur Diagnostik intrauteriner Veränderungen ist sehr gering und betrifft im Wesentlichen allergische Reaktionen auf das verwendete Kontrastmittel, iatrogen induzierte aszendierende Infektion und Blutungen – insbesondere bei Verletzung bzw. Perforation der Gebärmutter.

5.8 Andrologische Diagnostik

5.8.1 Anamnese

Manchmal klärt sich die Ursache männlicher Fertilitätsstörungen bereits aus der Anamnese (Tab. 5.15). Gibt der Patient an, daß in der Kindheit eine hormonelle oder operative Therapie eines **Hodenhochstandes** erfolgte, ist nicht selten eine Verminderung der Samenqualität zu erwarten. Nach **Leistenbruchoperationen** kann es durch Verletzung der Arteria testicularis zur Hodenatrophie kommen. Bei der **Mumpsorchitis** sind es wahrscheinlich immunologische Kreuzreaktionen zwischen Virus und Hodengewebe, die zur Schädigung des Hodenparenchyms führen. Folge ist eine irreversible Hodenatrophie. Eine positive Gonorrhoe-Anamnese ist heute weniger wichtig, da die Erkrankung durch Antibiotika meist völlig ausgeheilt wird. Vor 60 Jahren kam es dagegen mangels antibiotischer Therapiemöglichkeiten durch die aszendierende **Gonorrhoe** nicht selten zur Epididymitis mit postentzündlicher Verklebung des Nebenhodengangs. Bei beidseitigem Verschluß resultierte eine Azoospermie.

Immer sollte nach internistischen **Grunderkrankungen** gefragt werden. So kann es beim Diabetes mellitus durch eine autonome Neuropathie zu Ejakulationsstörungen kommen. Bei einer Colitis ulcerosa, einem Morbus Crohn oder einer chronischen Polyarthritis wird häufig Salazosulfapyridin (Azulfidine®) zur Basismedikation gegeben. Das Medikament hemmt die Spermiogenese, so daß es zu einer reversiblen Oligozoospermie kommen kann.

In der **Berufsanamnese** sollten Tätigkeiten als Anstreicher oder Lackierer beachtet werden, da in diesen Berufsgruppen durch Einatmen von Lösungsmitteln eine Verminderung der Spermiogenese eintreten kann. Bei Hochofenarbeitern kann die übermäßige Hitzeexposition zur Hemmung der Spermiogenese führen.

Tab. 5.15: Wichtige anamnestische Angaben bei männlichen Infertilitätspatienten

Hodenhochstand als Kind (mit hormoneller oder operativer Therapie)
Leistenbruchoperationen
Mumpsorchitis
Sexuell übertragbare Erkrankungen (Gonorrhoe, Syphilis, Urethritis)

Dauer des Kinderwunsches
Bisher durchgeführte diagnostische und therapeutische Maßnahmen
Libidomangel, Impotentia coeundi?
Beruf (Anstreicher, Lackierer, Hitzeexposition?)
Nikotin- und Alkoholkonsum
Medikamenteneinnahme (Salazosulfapyridin)
Grunderkrankungen (Diabetes mellitus)

Wichtig ist auch die **Nikotin- und Alkoholanamnese**. Liegt der Konsum an Zigaretten über 20–40 pro Tag und der an Alkohol über 100–200 g pro Tag, sind Fertilitätsstörungen möglich.

Ganz wesentlich ist die Frage, wie oft und wann im Zyklus ungeschützter Geschlechtsverkehr ausgeübt wird. Das Paar sollte durch Zyklusmonitoring oder zumindest orientierend anhand von Basaltemperaturkurven (siehe 5.1.3) über den zu erwartenden Eisprungtermin informiert sein.

5.8.2 Klinische Untersuchung

Am Beginn der klinischen Untersuchung steht die Beurteilung des **Habitus** und **Behaarungstyps**. Bei Hochwuchs über 190 cm, breiten Hüften und weiblichem Behaarungstyp sollte an ein **Klinefelter-Syndrom** gedacht werden. Klassische diagnostische Befunde sind in Tabelle 5.16 dargestellt. Allerdings kann ein Klinefelter-Syndrom auch bei Männern ohne weiblichen Habitus vorliegen. Hier sind es nur die kleinen Hoden und die Oligo- oder Azoospermie, die einen Hinweis auf das Syndrom geben. Zur Diagnostik führt man dabei zunächst einen Wangenschleimhautabstrich durch. Mittels der Kresylviolett-Färbemethode kann das überzählige X-Chromosom zytologisch dargestellt werden. Gesichert wird die Diagnose eines Klinefelter-Syndroms schließlich durch eine Chromosomenanalyse aus Lymphozyten des peripheren Blutes.

Eine beidseitige Vergrößerung der Brustdrüsen kann eine **Hyperprolaktinämie** anzeigen, die durch Bestimmung des Prolaktins und durch Untersuchung der Hypophyse weiter abgeklärt wird (siehe 5.8.4.1). Bei einseitiger Brustvergrößerung sollte auch bei Männern an ein Mamma-Karzinom gedacht werden. Zur Diagnostik ist hier eine Mammographie von Nutzen, gegebenenfalls auch ein operativer Eingriff.

Die Untersuchung des äußeren Genitale beginnt am Penis. Zunächst ist der korrekte Sitz der Urethralöffnung zu überprüfen. Sitzt sie zu weit dorsal, liegt eine **Epispadie** vor; Verschiebung nach ventral zur Penisunterseite hin nennt

Tab. 5.16: Klassische Befunde beim Klinefelter Syndrom

Chromosomensatz 47 XXY (selten 46 XX und andere)
Hochwuchs (> 190 cm)
Beidseitige Gynäkomastie
Rezidivierende Beinulzerationen
Kleine Hoden (< 10 ml)
Niedrige Spermatozoenzahlen (Azoo-, Kryptozoo- oder Oligozoospermie)
FSH erhöht (> 10 U/l)
LH normal bis erhöht (> 6 U/l)
Testosteron niedrig (< 2,6 ng/ml)

Achtung: Auch bei klinisch unauffälligen Männern kann ein Klinefelter-Syndrom vorliegen!

---

man **Hypospadie**. Bei Vorhandensein eines Präputiums sollte die Reponierbarkeit überprüft werden. Ist dies aufgrund einer Phimose nicht möglich, muß zirkumzidiert werden.

Anschließend werden die **Hoden** palpiert. Die Konsistenz sollte prall-elastisch sein. Bei Infertilitätspatienten sind die Hoden häufig zu weich, was mit hoher Sicherheit eine verminderte Spermiogenese anzeigt. Tastet sich ein steinhartes Areal, muß ein Hodentumor ausgeschlossen werden. Die Hodengröße kann mittels eines Orchidometers nach Prader geschätzt werden. Hierbei handelt es sich um eine Art Perlenschnur, wobei die Größe der Perlen von 2 bis 30 ml ansteigt. Ein Hodenvolumen von unter 10 ml ist sicher pathologisch, 10 bis 15 ml sind grenzwertig niedrig. Ein normaler Hoden hat ein Volumen von 15–30 ml. Mittels Sonographie können Volumen und Konsistenz der Hoden genauer bestimmt werden. Allerdings bietet diese Methode in der klinischen Routinediagnostik keine entscheidenden Vorteile.

Nach den Hoden werden die cranial aufsitzenden **Nebenhoden** palpiert. Zu achten ist auf Vergrößerung, Verhärtung und Druckempfindlichkeit, also Hinweise auf eine chronische Nebenhodenentzündung. Zystische Veränderungen deuten auf eine Spermatozele hin. Anschließend erfolgt die Palpation der Samenleiter.

Ein zentraler Punkt ist die **Varikozelendiagnostik**. Hierbei handelt es sich um eine varikös erweiterte Vena testicularis, die aufgrund der Blutabflußverhältnisse in über 90% linksseitig lokalisiert ist. Dies liegt daran, daß die Vena testicularis auf der linken Seite in die relativ hoch gelegene Vena renalis einmündet, und zwar rechtwinklig, das heißt hämodynamisch ungünstig. Auf der rechten Seite dagegen mündet die Vena testicularis spitzwinklig in die Vena cava inferior ein. Die Einteilung der Varikozele sollte getrennt nach klinischem und dopplersonographischem Befund erfolgen.

Klinisch können 3 Schweregrade der Varikozele unterschieden werden:
Grad I: Nicht sichtbare, nur bei Valsalva-Preßversuch tastbare Venenerweiterung
Grad II: Nicht sichtbare, aber deutlich tastbare Venenerweiterung
Grad III: Sichtbare Venenerweiterung.

Zusätzlich sollte die Varikozele immer mittels **Doppler-Sonographie** untersucht werden. Zunächst lokalisiert man sich dabei lateral der Peniswurzel die pulsierende Arteria testicularis. Die Vena testicularis liegt in unmittelbarer Nachbarschaft.

Es können zwei Schweregrade des dopplersonographischen Refluxes unterschieden werden:
+: Reflux nur bei Valsalva-Preßversuch
++: Spontanreflux im Stehen.

Am Ende der Diagnostik steht die rektale Palpation der Prostata. Das Organ sollte etwa kastaniengroß und prall-elastisch sein.

Klinisch-Andrologische Diagnostik in Kürze

allgemein:	Genitale:
Behaarungstyp?	Hypospadie?
Hochwuchs?	Epispadie?
Gynäkomastie?	Hodenvolumen?
	Hodenkonsistenz?
	Varikozele?

5.8.3 Das Spermiogramm

Die Analyse des Ejakulats ist zentraler Bestandteil der Infertilitätsdiagnostik. Um vergleichbare Ergebnisse zu erlangen, hat die Welt-Gesundheits-Organisation (WHO) ein Laborhandbuch herausgegeben. Die deutsche Übersetzung «WHO-Laborhandbuch zur Untersuchung des menschlichen Ejakulates und der Spermien-Zervikalschleim-Interaktion», Springer-Verlag 1993, ist ein Muß für jeden, der Ejakulatanalysen durchführt.

Die WHO empfiehlt eine Karenzzeit von 2–7 Tagen vor der Abgabe des Samens. Besser vergleichbare Werte, insbesondere für die Spermatozoenzahl, ergeben sich jedoch bei Karenzzeiten von 4–5 Tagen. Auf jeden Fall muß die Karenzzeit bei jeder Ejakulatanalyse registriert werden. Die Gewinnung des Samens erfolgt durch Masturbation, am besten in ruhigen, von der Praxis- oder Klinikhektik abgeschirmten Räumen. Wo dies nicht möglich ist, kann der Samen auch daheim gewonnen werden und sollte dann innerhalb einer Stunde bei einer Umgebungstemperatur von etwa 20 °C in die Praxis oder Klinik transportiert werden. Um auch mikrobiologische Untersuchungen zu ermöglichen, sollte vor der Samenabgabe uriniert werden. Hände und Penis sind gründlich zu desinfizieren. Die Abgabe erfolgt in weithalsige Glas- oder Kunststoffgefäße, wobei darauf zu achten ist, daß Kunststoffbecher keine spermiotoxische Oberflächenbeschichtung haben. Auf keinen Fall darf der Samen in normale Kondome abgegeben werden, da diese fast immer eine spermiotoxische Beschichtung tragen.

Nach der Ejakulation kommt es zunächst zu einer physiologischen Koagulation des Samens. Sinn der Koagulation ist wahrscheinlich zu verhindern, daß der Samen wieder aus der Vagina herausfließt. Nach etwa 20 bis 30 Minuten bei Zimmertemperatur oder 37 °C lösen sich die Fibrinkoagel wieder auf. Erst jetzt kann mit der Samenanalyse begonnen werden. Findet keine vollständige **Verflüssigung** innerhalb von 60 Minuten statt, ist dies zu dokumentieren. Bei einem normal verflüssigten Ejakulat lassen sich keine Fäden über 2 cm ziehen, andernfalls liegt eine **Hyperviskositätsstörung** vor. Die weitere Samenanalyse ist dann erst nach Zugabe proteolytischer Enzyme wie z.B. Bromelin (1 mg/ml) oder Chymotrypsin (150 U/ml) möglich.

Das **Ejakulatvolumen** ist stark von der sexuellen Karenzzeit abhängig und sollte mindestens 2,0 ml betragen. Liegt es unter 2,0 ml (**Hypospermie**), muß vor allem an eine Insuffizienz der Bläschendrüsen gedacht werden, da sie etwa 60% zum Ejakulatvolumen beitragen. Die weitere Diagnostik muß dann eine Messung der Fruktose im Seminalplasma sowie des Testosteronwertes im Serum umfassen, denn Fruktose ist die Indikatorsubstanz der Bläschendrüsenfunktion. Diese wiederum ist stark testosteronabhängig. Alternativ zur funktionellen Bläschendrüseninsuffizienz kann auch ein hochsitzender Verschluß der ableitenden Samenwege oder sogar eine Aplasie der Bläschendrüsen bestehen. Bei einem derartigen Verdacht ist eine weiterführende urologische Diagnostik mittels rektaler Sonographie angezeigt.

Die **mikroskopische Samenanalyse** beginnt mit der guten Durchmischung des Ejakulats. Dann werden 10 µl auf einen Objektträger gebracht und mit einem 22 x 22 mm großen Deckgläschen abgedeckt. Diese Parameter müssen immer beibehalten werden; eine größere Menge Ejakulats ist optisch zu dicht, um beurteilt zu werden; eine geringere Menge oder ein größeres Deckglas ergeben eine zu dünne Schicht, so daß die freie Beweglichkeit der Samenzellen nicht mehr gewährleistet ist. Die Temperatur sollte entweder immer 37 °C oder immer etwa 20 °C betragen. Die bei einer 400- bis 600-fachen Vergrößerung durchgeführte Motilitätsanalyse ist schwierig und erfordert spezielle Schulung und kontinuierliches Training. Insgesamt 100 Spermatozoen müssen nacheinander in folgende Motilitätsgruppen von a bis d kategorisiert werden:

a) schnell-progressiv beweglich
b) langsam-progressiv beweglich
c) ortsbeweglich
d) unbeweglich.

Die Zahl in jeder Gruppe wird mittels Laborzähler festgehalten. Der Zählvorgang wird schließlich nochmals wiederholt. Das Ergebnis der Motilitätsanalyse ergibt sich aus dem Mittelwert jeder Motilitätsgruppe und wird in Prozent angegeben. Sind mehr als 50% der Spermatozoen unbeweglich, spricht man von **Asthenozoospermie**. Sind alle Spermatozoen unbeweglich, muß an ein Immotile-Zilien-Syndrom gedacht werden (siehe 4.1.1).

Seit einigen Jahren stehen mikroskopische Video-Analysegeräte zur objektiven Motilitätsmessung zur Verfügung. Auch in der deutschen Sprache setzt sich zunehmend das englische Akronym CASA durch, das für **Computer-Assisted-Semen-Analysis** steht. Diese Geräte sind in der Anschaffung mit 10.000–20.000 DM allerdings teuer und in der Handhabung umständlich. Zudem ergeben sich bei hohen (> 100 Mio/ml) und bei niedrigen Spermatozoenkonzentrationen (< 10 Mio/ml) große Meßungenauigkeiten. Angesichts der großen Zahl von Infertilitätspatienten mit Oligozoospermie sind dies Eigenschaften, die im Routinebetrieb sehr von Nachteil sind.

Die Bestimmung der **Spermatozoenkonzentration** sollte in einer speziellen Zählkammer erfolgen. Hierbei kann ein Neubauer-Hämozytometer oder die sogenannte Makler-Spezialkammer verwendet werden. Zunächst werden 50 µl Ejakulat in 950 µl Leitungswasser 1 : 20 verdünnt. Die niedrige Osmolalität des Wassers führt zur sofortigen Immobilisierung der Spermatozoen und ermöglicht so ihre Zählung. Bei sehr hohen Spermatozoenkonzentrationen von über 100 Mio/ml sollte 1 : 50 verdünnt werden, bei niedrigen Konzentrationen von unter 20 Mio/ml sollte der Verdünnungsfaktor nur 1:10 betragen. Die Spermatozoenzählung erfolgt bei 200- bis 400-facher Vergrößerung, möglichst mit Phasenkontrastoptik.

Zur Beschreibung der Spermatozoenzahlen existiert eine eigene Nomenklatur (Tab. 5.17).

Tab. 5.17: Definition der Spermatozoendichte

		Sp/ml
Azoospermie	= 0	Sp/ml
Kryptozoospermie	< 1	Mio Sp/ml
Oligozoospermie	< 20	Mio Sp/ml
Normozoospermie	= 20–250	Mio Sp/ml
Polyzoospermie	> 250	Mio Sp/ml

Eine Azoospermie kann zwei Ursachen haben: eine Spermatozoen-Reifungsstörung oder eine Spermatozoen-Transportstörung. Tabelle 5.18 zeigt die differentialdiagnostischen Möglichkeiten bei Azoospermie.

Tab. 5.18: Differentialdiagnose der Azoospermie

Parameter	Verschluß	Spermiogenesestörung
FSH	normal (< 10 IU/ml)	erhöht (> 20 IU/ml)
Hodengröße	normal (> 15 ml)	eher niedrig (< 10 ml)
Anamnese	Epididymitis	Orchitits, Hodenhochstand

Bei einer Normozoospermie sollte die Gesamtzahl der Spermatozoen über 40 Mio/Ejakulat liegen. Bei der Polyzoospermie liegt oft eine verminderte Akrosinmenge pro Spermatozoon vor, so daß diese Männer zwar sehr viele, aber qualitativ minderwertige Spermatozoen haben.

Neben den Spermatozoen werden auch die **Rundzellen** des Ejakulats in der Zählkammer quantifiziert. Der Normalwert beträgt unter 5 Mio/ml Ejakulat. Bei den Rundzellen handelt es sich entweder um unreife Spermiogenesezellen oder um weiße Blutzellen. Spermiogenesezellen zeigen im Phasenkontrast meist eine glatte, durchsichtige Oberfläche. Weiße Blutzellen, insbesondere die im Ejakulat dominierenden neutrophilen Granulozyten, weisen dagegen eine zellfortsatzreiche, pelzige Oberfläche auf. Allerdings reichen diese Kriterien nicht aus, um die beiden Zellarten sicher voneinander zu unterscheiden. Daher sollte immer auch eine Peroxidasefärbung zur Darstellung der Granulozyten im Ejakulat durchgeführt werden. Die Herstellung der Peroxidaselösung ist einfach und billig (Tab. 5.19).

Tab. 5.19: Peroxidasefärbung zum Granulozytennachweis

Stammlösung		Arbeitslösung	
Benzidinhydrochlorid	125 mg	Stammlösung	4,0 ml
Aqua destillata	50 ml	+ H_2O_2 30 %	5 µl
Äthanol 96 %	50 ml		
Testdurchführung:	Ejakulat	20 µl	
	+ Aqua destillata	160 µl	
	+ Peroxidaselösung	20 µl	

Benzidinhydrochlorid und 30%iges H_2O_2 können von Sigma Chemicals (Deisenhofen) erworben werden. Stamm- und Arbeitslösung sind vor Licht zu schützen und bei 4 °C zu lagern. Die Arbeitslösung ist für mindestens einen Monat stabil, die Stammlösung für mindestens ein Jahr.

Nach Mischen des Ejakulats, des Wassers und der Peroxidaselösung wird fünf Minuten bei Raumtemperatur inkubiert. Die peroxidasepositiven Granulozyten sind danach je nach Entleerungszustand mehr oder weniger intensiv braun angefärbt. Bei mehr als 1 Million peroxidasepositiver Zellen pro Milliliter wird eine **Leukozytospermie** diagnostiziert. Eine Vermehrung der weißen Blutzellen weist auf eine Samenwegsentzündung hin und sollte zu einer mikrobiologischen Diagnostik Anlaß geben.

Die in einigen Labors verwendeten Urin-Teststreifen, wie z. B. der Cytur-Test der Firma Boehringer Mannheim, sind für eine Entzündungsdiagnostik im Ejakulat nicht geeignet. Die Messung der Granulozyten-Elastase im Seminalplasma mittels Enzymimmunoassay ist zwar sehr zuverlässig, aber für die Praxis zu teuer und aufwendig.

Ein wesentlicher Bestandteil des Spermiogramms ist die **morphologische Analyse** der Spermatozoen. Liegt der Anteil normal geformter Spermatozoen unter 30%, spricht man von **Teratozoospermie**. Zur Beurteilung der Spermatozoenmorphologie müssen die Samenzellen angefärbt werden. Hierzu wird ein Tropfen Ejakulat auf einem sauberen Objektträger wie bei einem Blutausstrich ausgestrichen. Nach Lufttrocknung können verschiedene Färbemethoden zur

Anwendung kommen. Hierzu zählen die Giemsa-Färbung, die Papanicolaou-Färbung, die Bryan-Leishman-Färbung und die Shorr-Färbung. Für eine orientierende morphologische Diagnostik in der Praxis ist auch die Hemacolor® Eosin-Thiazin-Schnellfärbung (Merck, Darmstadt) sehr geeignet. Die Beurteilung der Spermatozoenmorphologie erfolgt bei 400- bis 1000-facher Vergrößerung. Zu bewerten, ob ein Spermatozoon normal geformt ist oder nicht, erfordert spezielle Schulung und große Übung. Ein normales Spermatozoon hat einen 4,0 bis 5,5 µm langen, rund-ovalen Kopf, der ähnlich wie bei einem Erythrozyten abgeflacht ist. Das Akrosom sollte 40 bis 70% der Kopfoberfläche einnehmen. Zur morphologischen Beurteilung werden 100 Spermatozoen ausgezählt und als normal- oder fehlgeformt klassifiziert. Eine getrennte Registrierung von Kopf-, Mittelstück- oder Schwanzanomalien ist nicht notwendig. Allerdings sollten besonders auffällige Befunde registriert werden. Hierzu gehört die **Globozoospermie**, bei der alle Spermatozoen aufgrund eines genetischen Defektes runde Köpfe aufweisen. Ursache der runden Kopfform ist das durchgehende Fehlen des Akrosoms. Da solche Spermatozoen nicht in der Lage sind, die Zona pellucida der Eizelle zu durchdringen, sind Männer mit Globozoospermie steril. Im Gegensatz zum Eber, Hengst oder Bullen weisen menschliche Ejakulate einen bemerkenswert hohen Anteil fehlgeformter Spermatozoen auf, der nach WHO bis zu 70% betragen darf. Die Spermatozoenmorphologie zählt nach der Motilität zu den wichtigsten Kriterien männlicher Zeugungsfähigkeit. Männer mit weniger als 15% normal geformten Spermatozoen haben eine stark eingeschränkte Zeugungsfähigkeit, selbst wenn eine ausreichend hohe Zahl gut beweglicher Samenzellen vorliegt.

Nicht selten zeigen Infertilitätspatienten eine Kombination von Oligozoospermie, Asthenozoospermie und Teratozoospermie, die manchmal als **OAT-Syndrom** bezeichnet wird. Dieser Begriff ist allerdings falsch, da es sich nicht um einen charakteristischen Symptomenkomplex (=Syndrom), sondern lediglich um eine Befundkonstellation handelt.

Weitere Einzelheiten zur Samenanalyse sollten dem oben genannten WHO-Laborhandbuch zur Ejakulatanalyse entnommen werden. Aufgrund relativ gro-

Tabelle 5.20: Spermiogramm-Normalwerte nach WHO

Sexuelle Karenzzeit	2–7 Tage (besser immer 4–5 Tage)
Verflüssigungszeit	< 60 Minuten
Aussehen des Ejakulats	milchig-weiß
Ejakulatvolumen	> 2,0 ml
pH-Wert	7,2–8,0
Spermatozoenzahl	20–250 Mio/ml
	> 40 Mio/Ejakulat
Spermatozoenmotilität	> 50 % der Spermatozoen beweglich
	> 25 % progressiv beweglich
Spermatozoenmorphologie	> 30 % normal geformt
Rundzellen	< 5 Mio/ml
Weiße Blutzellen	< 1 Mio/ml

Tabelle 5.21: Nomenklatur pathologischer Spermiogrammbefunde

Azoospermie	0 Sp/ml
Kryptozoospermie	< 1 Mio Sp/ml
Oligozoospermie	< 20 Mio Sp/ml
Normozoospermie	20–250 Mio Sp/ml
Polyzoospermie	> 250 Mio Sp/ml
Asthenozoospermie	< 50 % der Spermatozoen beweglich
	< 25 % progressiv beweglich
Teratozoospermie	> 70 % der Spermatozoen fehlgeformt
OAT-Syndrom	Oligo-Astheno-Teratozoospermie
Aspermie	keine antegrade Ejakulation («trockener Orgasmus»)
Hypospermie	< 2,0 ml Ejakulatvolumen
Hämatospermie	Blut im Ejakulat
Leukozytospermie	> 1 Mio weiße Blutzellen pro ml

ßer Spontanschwankungen der Spermiogrammparameter sollten mindestens zwei Basis-Spermiogramme vor Einleitung einer Therapie durchgeführt werden.

5.8.4 Endokrinologische und biochemische Untersuchungen

5.8.4.1 Endokrinologische Diagnostik der männlichen Infertilität

Die Indikation zur Bestimmung von Serum-Hormonwerten ergibt sich bei auffälligen anamnestischen und klinischen Befunden sowie bei bestimmten Spermiogrammbefunden.

Klagt der Patient über Abgeschlagenheit, Mattigkeit oder verminderte Libido, könnte ein **Testosteronmangel** vorliegen. Ist der Testosteronwert im Serum erniedrigt, sollte eine Bestimmung des LH-Wertes durchgeführt werden. Ist LH normal oder erhöht, spricht das für eine testikuläre Ursache des Testosteronmangels. Ist der LH-Wert erniedrigt, liegt eine hypophysäre Unterfunktion vor, die weiter abgeklärt werden muß.

In diesem Fall gibt der **GnRH-Test** Aufschluß über die Hypothalamus- und Hypophysenfunktion. Vor dem Test wird Blut abgenommen, um die basalen

Tab. 5.22: Indikationen zur Bestimmung von Serum-Hormonwerten

Anamnese:	Libidomangel	→	Testosteron (LH)
	Mattigkeit	→	Testosteron (LH)
Klinik:	Brustvergrößerung beidseits	→	Prolaktin
	Kleine Hoden (< 10 ml)	→	Testosteron, FSH, LH
Spermiogramm:	Hypospermie (< 2,0 ml)	→	Testosteron
	Oligozoospermie (< 20 Mio/ml)	→	FSH, LH, Testosteron

FSH- und LH-Werte zu bestimmen. Dann werden 100 µg LH-RH (Gonadorelin®) intravenös verabreicht. Nach 30 Minuten wird nochmals Blut abgenommen. Ist es zu einem mindestens 1,5- bis 2-fachen Anstieg des FSH-Wertes und einem 2- bis 5-fachen Anstieg des LH-Wertes gekommen, läßt sich die Hypophyse normal stimulieren. Somit muß eine mangelhafte GnRH-Stimulation durch den Hypothalamus vorliegen. Bleibt dagegen der Anstieg der FSH- und LH-Werte aus, so liegt eine Insuffizienz der Hypophyse selbst vor. Gibt der Patient Kopfschmerzen und Sehstörungen (Doppelbilder) an, besteht der Verdacht auf einen Hypophysentumor. Auf jeden Fall sollte bei mangelnder hormoneller Stimulierbarkeit der Hypophyse eine Computer- oder Kernspintomographie des Kopfes durchgeführt werden. Tabelle 5.23 zeigt den Aussagewert verschiedener Befundkonstellationen.

Tabelle 5.23: Hormonelle Diagnostik bei Testosteronmangel

Testosteron	LH	GnRH-Test	Unterfunktion
niedrig	normal		Hoden
niedrig	niedrig		Hypophyse oder Hypothalamus
niedrig	niedrig	LH bleibt niedrig	Hypophyse
niedrig	niedrig	LH stimulierbar	Hypothalamus

Wesentlich bei der diagnostischen Einordnung testikulärer Unterfunktionen ist die Unterscheidung in primären und sekundären Hypogonadismus. Diagnostisch wichtig sind dabei die von der Hypophyse ausgeschütteten Gonadotropine FSH und LH.

Tabelle 5.24: Hormonelle Diagnostik bei Hypogonadismus

FSH	Gn-RH-Test	Ort der Störung	Hypogonadismus
erhöht		Hoden	primär
erniedrigt	FSH nicht stimulierbar	Hypophyse	sekundär
erniedrigt	FSH stimulierbar	Hypothalamus	tertiär

Beim **primären (hypergonadotropen) Hypogonadismus** liegt die Ursache der Störung im Hoden. Alarmiert durch niedrige testikuläre Inhibinwerte, versucht die Hypophyse durch Erhöhung der FSH-Ausschüttung die Hodenfunktion zu stimulieren. Je höher der FSH-Wert, desto schwerer die Schädigung des Hodenparenchyms. Der Zusammenhang zwischen Spermiogenese und FSH-Wert ist so eng, daß der FSH-Wert entscheidende diagnostische Aussagekraft hat.

Beim **sekundären (hypogonadotropen) Hypogonadismus** schüttet die Hypophyse zuwenig FSH und LH aus. Die weitere Abklärung erfolgt durch den oben beschriebenen GnRH-Test. Bleiben nach Gabe des hypothalamischen

Hormons GnRH die FSH- und LH-Werte niedrig, liegt eine Störung der Hypophysenfunktion vor. Hier muß unbedingt ein Hypophysentumor ausgeschlossen werden. Kommt es dagegen zum Anstieg der FSH- und LH-Werte durch GnRH, liegt ein GnRH-Mangel vor, der auf eine hypothalamische Störung schließen läßt. Hier spricht man von **tertiärem Hypogonadismus**, dessen bekanntestes Beispiel das Kallmann-Syndrom ist (siehe 4.1.1).

5.8.4.2 Biochemische Untersuchungen des Ejakulats

Durch Messung biochemischer Organ-Markersubstanzen im Ejakulat können Aussagen über den Funktionszustand von Bläschendrüsen, Prostata und Nebenhoden gewonnen werden. Voraussetzung ist dabei, daß die Markersubstanz ausschließlich von einem Genitalorgan zum Ejakulat beigesteuert wird. Diese Bedingung ist für Fruktose, Zitrat und neutrale α-Glukosidase erfüllt.

Tabelle 5.25: Biochemische Organ-Funktionsmarker

Substanz	Normalwert/Ejakulat	Produktionsort
Fruktose	>13 mmol (>2,34 mg)	Bläschendrüsen
Zitrat	>52 mmol (>10,0 mg)	Prostata
α-Glukosidase	>20 mU	Nebenhoden

Die am häufigsten durchgeführte biochemische Untersuchung des Ejakulats ist die Bestimmung des Zuckers **Fruktose**. Der Mindest-Normalwert beträgt 13,0 mmol (2,34 mg) pro Ejakulat. Fruktose wird ausschließlich von den Bläschendrüsen zum Ejakulat beigesteuert und gibt daher Aufschluß über die Bläschendrüsenfunktion.

Indikationen zur Fruktosemessung sind:
- ein geringes Ejakulatvolumen von unter 2,0 ml (denn die Bläschendrüsen steuern etwa 60% zum Gesamtejakulat bei)
- ein rascher Motilitätsabfall der Samenzellen (denn Fruktose ist der Hauptenergielieferant für Spermatozoen).

Bei Verdacht auf einen hohen Samenwegsverschluß kann die Anwesenheit von Fruktose im Ejakulat die Existenz und Funktionsfähigkeit der Bläschendrüsen beweisen.

Nur selten ist die Bestimmung des **Zitrats** als Marker der Prostatafunktion sinnvoll, denn im Gegensatz zu den Bläschendrüsen ist die Anwesenheit einer Prostata leicht palpier- und sonographierbar. Der Verdacht auf eine Funktionsstörung der Prostata kann bei Verflüssigungsstörungen und Hyperviskosität des Ejakulats geäußert werden. Der Mindest-Normalwert für Zitrat beträgt 52 mmol (10 mg) pro Ejakulat. Alternativ zum Zitrat werden gelegentlich noch

Bestimmungen von Zink und saurer Prostataphosphatase zur Einschätzung der Prostatafunktion verwendet; ihr Stellenwert ist jedoch zweitrangig.

Als Marker der Nebenhodenfunktion hat sich heute die **neutrale α-Glukosidase** etabliert. Bestimmungen von L-Carnitin werden kaum noch vorgenommen. Der Mindest-Normalwert der neutralen α-Glukosidase beträgt 20 mU pro Ejakulat. Ihr Aussagewert ist allerdings begrenzt, denn erniedrigte Werte können nicht nur durch Funktionsstörungen der Nebenhoden, sondern auch durch Verschlüsse der ableitenden Samenwege zustande kommen.

5.8.5 Mikrobiologische Untersuchungen

Die Indikation zur mikrobiologischen Ejakulatdiagnostik wird unterschiedlich gestellt. In manchen Zentren werden mikrobiologische Untersuchungen des Mannes nur bei Verdacht auf eine Samenwegsinfektion durchgeführt.

Tabelle 5.26: Indikationen zur mikrobiologischen Ejakulatdiagnostik

Anamnese
    Ausfluß aus der Harnröhre
    Brennen beim Wasserlassen
    Schmerzen und Mißempfindungen im Rektum und Damm (Prostatitis)
    Schmerzen im Leistenkanal und Nebenhoden (Epididymitis)

Klinik
    Druckempfindliche und vergrößerte Prostata
    Druckempfindliche und geschwollene Nebenhoden

Spermiogramm
    Leukozytospermie (> 1 Mio WBZ/ml)
    pH-Wert > 8,0
    massenhaft Bakterien im Nativejakulat
    Spermatozoen-Agglutinationen (E. coli)

In vielen Zentren gehört die mikrobiologische Diagnostik jedoch zur Basisuntersuchung bei Erstvorstellung. Sie wird auch ohne anamnestische und klinische Anhaltspunkte durchgeführt, da Samenwegsinfektionen bei andrologischen Patienten meist klinisch stumm sind. Wesentlich bei der mikrobiologischen Diagnostik des Ejakulates ist die gründliche Desinfektion des Genitale, um eine Kontamination durch harmlose Hautkeime zu verhindern (siehe 5.8.2). Ein Teil des Ejakulats wird unter sterilen Bedingungen auf speziellen Nährböden angezüchtet. Im Zentrum des Interesses stehen dabei drei Keime:

- Chlamydia trachomatis
- Ureaplasma urealyticum
- Escherichia coli.

Die Diagnostik von **C.trachomatis** ist am schwierigsten, weil der Erreger nicht aus dem Ejakulat angezüchtet werden kann. Der Grund ist, daß Chlamydien als obligat intrazellulär wachsende Mikroorganismen in Zellkultur angezüchtet werden müssen. Dies ist jedoch wegen zytotoxischer Eigenschaften des Seminalplasmas in McCoy-Zellkulturen nicht möglich. Als Alternative zur Samenflüssigkeit kann ein Urethralabstrich mittels McCoy-Zellkultur untersucht werden. Allerdings kann der Urethralabstrich bei einer chronischen und aszendierten Chlamydieninfektion falsch negativ sein. Zunehmend etabliert sich die Chlamydiendiagnostik mittels **Polymerase-Kettenreaktion (PCR)**. Mit der PCR können Ejakulatzellen, Urethralabstriche oder Urin auf Chlamydien untersucht werden. Nachgewiesen werden dabei spezifische Desoxyribonukleinsäure (DNS)-Sequenzen, die nur bei C.trachomatis auftreten. Die Funktionsweise der PCR beruht auf folgenden Prinzipien: zwei chlamydienspezifische Gensonden binden an genau definierte C.trachomatis DNS-Abschnitte in der zu untersuchenden Probe. Die gebundenen Gensonden sind Startpunkt für das Enzym Polymerase, das zur Verdoppelung der angrenzenden Genabschnitte führt. Durch Erhitzen werden die DNS-Stränge getrennt und stehen nun – in doppelter Anzahl – wieder zur Anlagerung für Gensonden zur Verfügung. Nach Durchführung von 30 bis 40 solcher Zyklen hat sich die Zahl der C.trachomatis-spezifischen Genabschnitte in der Probe exponentiell auf viele Milliarden erhöht. Sie können nun leicht im UV-Licht oder mittels ELISA nachgewiesen werden.

Die zwei großen Vorteile der PCR-Diagnostik sind die enorme Sensitivität und die große Stabilität von DNS. So können selbst eingetrocknete Proben auf Wattetupfern problemlos in Zentrallaboratorien verschickt werden.

Als relativ einfache Screeningmethode können auch Antikörper gegen C.trachomatis gemessen werden (rELISA, medac, Hamburg). Hierbei muß unbedingt Seminalplasma als Substrat verwendet werden, da die Messung von C.trachomatis-Antikörpern im Serum aufgrund möglicher Kreuzreaktionen mit C.pneumoniae-Antikörpern nicht spezifisch ist. Die C.trachomatis-Antikörper im Seminalplasma zeigen mit hoher Sensitivität eine Infektion mit dem Erreger an. Man ist allerdings nicht in der Lage, zwischen aktiven und ausgeheilten Infektionen zu unterscheiden. Meist sind C.trachomatis-Antikörper Spuren ausgeheilter Infektionen («Seronarben»). Auf jeden Fall sollte bei positivem Antikörpernachweis eine weiterführende Diagnostik, zum Beispiel mittels PCR, durchgeführt werden. Im Zweifel erscheint eine Antibiotikatherapie bei beiden Partnern gerechtfertigt, da Chlamydien Hauptursache für postentzündliche Eileiterverklebungen sind.

Mykoplasmen und **Ureaplasmen** sind in ihrer Bedeutung für die männliche und weibliche Fertilität umstritten. Trotzdem ist es zu rechtfertigen, die Keime zu suchen und zu therapieren. Der Nachweis von **U.urealyticum** erfolgt auf einem Ureaplasmen-Differentialagar. Ihre mikrobiologische Anzucht ist relativ einfach; zu achten ist jedoch auf schnellen und schonenden Transport in das mikrobiologische Labor.

Escherichia coli sind oft nur harmlose Standortkeime der Genitalregion.

Der Nachweis erfolgt zum Beispiel auf 5%igem Schafsblutagar. Falls positiv, sollte die Kultur nochmals nach gründlicher Desinfektion der Genitalregion wiederholt werden. Krankheitswert besitzen E.coli nur dann, wenn sie in großer Zahl vorliegen (> 10^5 koloniebildende Einheiten/ml) oder mit Entzündungszeichen wie einer Leukozytospermie assoziiert sind. Zu achten ist beim Nachweis von E.coli besonders auf Spermatozoen-Agglutinationen, da der Mikroorganismus in der Lage ist, über Mannose-Rezeptoren an Spermatozoen zu binden und sie querzuvernetzen.

Andere Keime des Ejakulats wie Proteus mirabilis, Streptococcus epidermidis, Streptococcus agalactiae, Staphylococcus aureus und Enterokokken besitzen in der Regel keinen Krankheitswert. Therapiebedürftig sind sie nur, wenn gleichzeitig Symptome oder Laborbefunde einer Samenwegsentzündung vorliegen.

5.8.6 Nachweis von Spermatozoenantikörpern

Etwa 10% der männlichen Infertilitätspatienten weisen Antikörper gegen ihre eigenen Spermatozoen auf (siehe 4.3). Bei der Diagnostik von Spermatozoenantikörpern können sowohl das Serum als auch die Genitalsekrete untersucht werden. Während dies bei der Frau sinnvoll ist, kann sich die Antikörperdiagnostik beim Mann auf das Ejakulat beschränken. Tabelle 5.27 zeigt die heute gebräuchlichen Tests. Nicht mehr aktuell sind der Gel-Agglutinationstest (Kibrick), der Spermatozoen-Immobilisationstest (Isojima) und der Tray-Agglutination-Test.

Die Enzymimmunoassays untersuchen, ob im Seminalplasma Antikörper nachweisbar sind. Zielgerichteter und klinisch relevanter ist der direkte Nachweis von Antikörpern auf den Spermatozoen des Patienten. Hier kommen zwei Methoden zum Einsatz: der Mixed-Agglutination-Reaction (MAR)-Test und der Immunobead-Test.

Der **MAR-Test** ist kommerziell erhältlich (Ortho-Sperm-MAR-Test, Ortho®) und sehr einfach durchzuführen. Auf einem Objektträger werden 10 µl Ejakulat und 10 µl Latexkügelchen vermischt. Die 2–3 µm großen Latexkügelchen sind mit humanen IgG-Antikörpern beschichtet. Gleich nach Mischung werden 10 µl eines Anti-Human IgG-Antiserums hinzugegeben. Dabei binden die bivalenten Antikörper mit einem Fab-Arm an den Fc-Teil eines spermatozoenge-

Tab. 5.27: Methoden zum Nachweis von Spermatozoenantikörpern

Methode	Testmaterial	Kommentar
MAR-Test	Spermatozoen, Serum	einfach, schnell, aussagekräftig
Immunobead-Test	Spermatozoen, Serum	aussagekräftig, aber aufwendig
Enzymimmunoassay	Seminalplasma, Serum	Ergebnis oft erst nach 1 Woche
SCMC-Test	Ejakulat, Zervix-Mukus	aufwendig, aber klinisch relevant

bundenen IgG- oder IgA-Antikörpers, mit dem anderen Fab-Arm an ein latexgebundenes IgG. Folge dieser Quervernetzung ist die Anhaftung eines Latexkügelchens an ein Spermatozoon. Die Auswertung erfolgt nach 3 und 10 Minuten durch Auszählung derjenigen beweglichen Spermatozoen, an denen sich Latexkügelchen angehaftet haben. Ejakulate mit mehr als 10% markierten Spermatozoen sind verdächtig, solche mit mehr als 50% markierten Spermatozoen werden als Antikörper-positiv eingestuft. Neben Spermatozoen des Patienten kann in einem **indirekten MAR-Test** auch Serum von Frauen untersucht werden. Hierzu müssen Spenderspermatozoen vor dem Test für 30 Minuten mit dem 1/16 verdünnten Serum der Frau inkubiert werden. Der **Immunobead-Test** (Firma Bio-Rad®) basiert auf dem gleichen Prinzip wie der MAR-Test, mit dem Unterschied, daß die Spermatozoen vor dem Test gewaschen werden müssen. Der Test ist daher aufwendiger in der Durchführung.

5.8.7 Penetrationstests

Die einfachste Variante eines Penetrationstests ist der **Postkoitaltest**. Er sollte möglichst ovulationsnah durchgeführt werden. Zwei Tage vor dem erwarteten Ovulationstermin sollte kein Geschlechtsverkehr mehr erfolgen. Die Abnahme des Zervikalschleims erfolgt innerhalb von 9 bis 24 Stunden, am besten jedoch nach einem standardisierten Intervall (Beispiel: Geschlechtsverkehr etwa 22 Uhr, Abnahme in der Praxis am folgenden Vormittag zwischen 9 und 12 Uhr). Das Intervall beträgt somit immer 11 bis 14 Stunden. Neben der endozervikalen Probe wird zur Kontrolle auch Vaginalsekret gewonnen, um festzustellen, ob überhaupt eine intravaginale Ejakulation stattgefunden hat. Idealerweise sollte die Zahl der Spermatozoen im aspirierten Mukus mittels Neubauer-Zählkammer quantifiziert werden. Dies kann jedoch technisch schwierig sein. Hauptaussage des Postkoitaltests ist, ob sich nach 9 bis 24 Stunden noch bewegliche Spermatozoen im Zervikalsekret befinden.

Ein vereinfachtes Beurteilungsschema ist:
1. Bewegliche Spermatozoen im Zervikalsekret = normal
2. Unbewegliche Spermatozoen im Zervikalsekret = pathologisch
3. Keine Spermatozoen im Zervikalsekret = hoch pathologisch.

Bei pathologischem Postkoitaltest kann ein **Spermatozoen-Zervixmukus Kontakttest** (Sperm-Cervical Mucus Contact Test, **SCMC-Test**) nach Kremer und Jager durchgeführt werden. Mit ihm kann abgeschätzt werden, ob die Spermatozoen des Mannes in der Lage sind, durch den Zervikalschleim der Frau zu schwimmen.

Das sogenannte **Shaking-Phänomen** kommt durch Bindung antikörperpositiver Spermatozoen an fibrilläre Strukturen des Zervikalschleims zustande. Die Spermatozoen «kleben fest» und zeigen ein ortsständiges Zappeln (Shaking). Folgendes Bewertungsschema wird angewendet:

Tab. 5.28: Sperm-Cervical Mucus Contact Test (SCMC-Test), Testdurchführung

1. 40 µl ovulatorischen Zervikalschleim auf einen Objektträger geben
2. 20 µl Ejakulat hinzugeben und mit dem Zervikalschleim vermischen
3. Nach 30 Minuten beurteilen, wieviel Prozent der Spermatozoen frei im Zervikalschleim beweglich sind und wieviel Prozent ein ortsständiges Shaking-Phänomen zeigen.

Spermatozoen mit Shaking-Phänomen
    0–25 %   =   negativ
    26–50 %   =   schwach positiv (+)
    51–75 %   =   positiv +
    76–100 %   =   stark positiv ++

Falls der SCMC-Test positiv ist, kann durch Verwendung von Spenderspermatozoen und Spendermukus untersucht werden, ob die Störung beim Mann, bei der Frau oder bei beiden liegt. Allerdings ist dies logistisch aufwendig und nur von untergeordnetem Interesse. Als Kontrolle sollte in der für den SCMC-Test verwendeten Ejakulatprobe der Anteil progressiv beweglicher Spermatozoen nach 6, 12 und 24 Stunden Inkubation bei 37 °C beurteilt werden. Idealerweise sollte der Motilitätsabfall innerhalb von 24 Stunden nicht mehr als 50% betragen.

Der **Kurzrock-Miller-Test** ist fast identisch mit dem SCMC-Test. Hauptunterschied ist, daß Ejakulat und Zervikalschleim nicht vermischt, sondern nebeneinander auf dem Objektträger plaziert werden. Nach 30 Minuten bei 37 °C wird das Ergebnis beurteilt. Dabei haben sich folgende Bewertungsklassen etabliert:

a) Spermatozoen dringen in den Mukus ein, über 90% sind beweglich = Normalbefund
b) Spermatozoen dringen in den Mukus ein, aber nur etwa 500 µm weit (= 10 Spermatozoenlängen) = Eingeschränktes Ergebnis;
c) Spermatozoen dringen in den Mukus ein, werden aber sofort durch ein Shaking-Phänomen immobilisiert = Pathologisches Ergebnis;
d) Kein Spermatozoon ist in der Lage, in den Zervikalschleim einzudringen = Hochpathologisches Ergebnis.

Hauptinformation der oben genannten Penetrationstests ist, daß Spermatozoen und Zervikalschleim des infertilen Paares inkompatibel sind und daher therapeutische Konsequenzen angezeigt sind (siehe 6.7).

Sollte kein optimal ovulatorischer Mukus zur Verfügung stehen, kann man sich notfalls mit bovinem Zervikalschleim behelfen. Dieser ist als **Penetrak-Mukus Test** (Serono®) kommerziell erhältlich. Der Rindermukus ist dabei in Kapillarröhrchen gefüllt, die für 90 Minuten bei Raumtemperatur in das frisch verflüssigte Ejakulat gestellt werden. Anschließend wird im Mikroskop auf einem graduierten Objektträger die maximale Eindringtiefe der Spermatozoen gemessen. Sie sollte mindestens 3,0 cm betragen. Eindringtiefen zwischen 2,0 und 3,0 cm sind nicht schlüssig, solche unter 2,0 cm sind pathologisch. Zu bedenken ist allerdings, daß es sich hier um ein artefizielles System handelt, das in seiner klinischen Aussagekraft dem Postkoitaltest oder dem Spermatozoen-Zervixmukus-Kontakttest klar nachsteht. Obwohl generell mit Penetrationstests gute Aussagen über die Spermien-Mukus-Interaktion getroffen werden können, ist die genaue Bedeutung für Fertilität oder Infertilität nicht eindeutig geklärt.

Während die oben genannten Tests die Penetration des Zervikalschleims untersuchen, sei kurz auf Testmethoden hingewiesen, die die Fähigkeit von Spermatozoen untersuchen, die Zona pellucida der Eizelle zu durchdringen. Hierzu wird in einigen Zentren der **Hamster-Ovum-Penetrationstest** (HOP-Test) durchgeführt. Zwar zeigt sich eine gewisse Korrelation zu Ergebnissen der In-vitro-Fertilisation. Für klinische Fragestellungen eignet sich der HOP-Test allerdings nicht, da er im Einzelfall nicht aussagefähig ist. So gibt es Männer, deren Spermatozoen trotz hervorragenden HOP-Tests in der IVF die Eizelle der Ehefrau nicht penetrieren konnten. Auf der anderen Seite kam es trotz negativen HOP-Tests zu erfolgreichen In-vitro-Fertilisationen.

Klinisch etwas näher an der Wirklichkeit, aber logistisch sehr aufwendig ist der **Hemizona-Assay**, bei dem die Bindungsfähigkeit der Spermatozoen an eine halbe menschliche Zona pellucida untersucht wird. Die andere Hälfte der Zona dient als Kontrolle für Spenderspermatozoen. Die Zonae stammen von In-vitro-Fertilisationsversuchen, bei denen es zu keiner Befruchtung der Eizelle kam. Aufgrund seiner Aufwendigkeit ist die Durchführung des Hemizona-Assays andrologisch-gynäkologischen Zentren vorbehalten. Insgesamt ist die Spezifität des Hemizona-Assays zu gering, als daß sein Ergebnis Einfluß auf die Entscheidung zur Durchführung einer In-vitro-Fertilisation hätte. Da bei langer Infertilität fast in jedem Fall eine In-vitro-Fertilisation durchgeführt wird, kann in der Praxis meist auf die aufwendigen Funktionstests verzichtet werden.

Andrologische Labordiagnostik in Kürze

Spermadiagnostik

Spermiogramm:	Zahl, Beweglichkeit, Form
	Leukozytospermie
Biochemische Untersuchungen:	Fruktose, Zitrat, neutrale α-Glukosidase
Mikrobiol. Untersuchungen:	Chlamydien (PCR, Antikörper)
	Ureaplasmen (Differentialagar)
	E. coli
Spermaantikörper:	MAR-Test, Immunobead-Test
Penetrationstests:	PKT, SCMC-Test, Kurzrock-Miller-Test
Endokrine Diagnostik	Testosteron, LH, FSH, GnRH-Test

5.9 Flußdiagramme des rationellen diagnostischen Vorgehens

5.9.1 Vorgehen bei normozyklischer Sterilität

Zyklusbeurteilung und hormonelle Basisdiagnostik	androl. Basisdiagnostik simultan
↓	↓
Monitoring über 1–2 Zyklen: Vaginosonographie mittzyklisch Progesteron luteal Prolaktin, TSH in der Follikelphase	Spermiogramm

⇓

erweiterte hormonelle Diagnostik (siehe 5.9.2) bei Nachweis oder V. a. Ovulationsstörung

↓

Tubendiagnostik
Wo siedelt man Tubendiagnostik im zeitlichen Ablauf an?

früh nach Basisdiagnostik: bei anamnest. Hinweisen	spät nach nichtinvasiver Therapie: bei z.B. offensichtlich nicht tubarer Ursache
bei langjähriger Kinderlosigkeit	(z.B. androl. Faktor, Ovulationsstörungen)
vor invasiver Therapie (z.B. GIFT)	

Cave: Vorverlagerung orientierender Tubendiagnostik durch zunehmende Verbreitung wenig invasiver Techniken (Kontrasthysterosalpingosonographie) möglich

5.9.2 Vorgehen bei Ovulationsstörung jeglicher Art, Oligo-/sek. Amenorrhoe, V.a. hormonelle Dysregulation

Anamnese und klin. Untersuchung incl. Basissonographie
↓

| hormonelle Basisdiagnostik (Progesteron, Prolaktin, TSH), evtl. Zyklusmonitoring androl. Abklärung wie in 5.9.1. | zusätzlich erweiterte hormonelle Diagnostik (Testosteron, DHEAS, LH, FSH, E2, ß-HCG, T3, T4) |

⇓

Befunde:

E2 ↓:	Hypo-Östrogenisierung (hypogonadotrope – hypergonadotrope Störung?)
ß-HCG:	Schwangerschaftsausschluß
Prolaktin ↑:	Hyperprolaktinämie (siehe 5.9.7)
Testosteron ↑:	Hyperandrogenämie (siehe 5.9.4)
FSH ↑↓, LH ↑↓ bzw. zusätzlich E2 ↓:	hyper- bzw. hypogonadotrope Ovarialinsuffizienz (siehe 5.9.5., 5.9.6)
TSH, T3, T4 pathol., Blutzucker ↑, Adipositas:	Schilddrüsenfunktionsstörung, metabolisch-endokrine Amenorrhoe (siehe 5.9.8)
Gestagentest bei Amenorrhoe:	Bewertung der Östrogenisierung, Ausschluß uterine Amenorrhoe

5.9.3 Vorgehen bei primärer Amenorrhoe

Anamnese und klin. Untersuchung incl. Basissonographie
↓
Ausschluß genitaler Fehlbildungen
(Vaginalaplasie, Mayer-v. Rokitansky-Küster-Hauser-Syndrom,
Hymenalatresie, Uterusaplasie, Ovaraplasie)
↓
hormonelle Diagnostik   Chromosomenanalyse

E2, LH, FSH,   Swyer-Syndrom (46 XY)
Testosteron, DHEAS, TSH,   testikuläre Feminisierung (46 XY)
Prolaktin, 17OH-Progesteron   Turner-Syndrom (46 X0)
                                Gonadendysgenesie (46 XX)
                                ⇓
E2 ↓, LH ↑, FSH ↑:   hypergonadotrope Amenorrhoe
17OH-Progesteron ↑:   V. a. AGS
E2 ↓, LH o. B., ↓, FSH o. B., ↓: hypogonadotrope Amenorrhoe

5.9.4 Vorgehen bei V. a. Hyperandrogenämie/PCO

Anamnese und klin. Untersuchung, evtl. Zyklusmonitoring und hormonelle
Basisdiagnostik mit TSH und Prolaktin
↓
Sonographie (typische Ovarveränderungen, Endometriumsdicke?)
↓
Testosteron <2 ng/ml und DHEAS < 7 µg/ml zum Tumorausschluß
↓
erweiterte hormonelle Diagnostik:
E2, LH, FSH, LH/FSH-Ratio, Androstendion, SHBG, 17OH-Progesteron,
ACTH-Test für 17OH-Progesteron, DMHT, Cortisol
plus
CT, NMR Ovar, Nebenniere bei V. a. androgenproduzierendem Tumor

⇓
Befunde:

Ovulationsstörung, typ. Sonographie
LH/FSH >2, LH ↑,
evtl. Testosteron ↑, evtl. DHEAS ↑:   V. a. PCO
17OH-Progesteron ↑, ACTH-Test ↑:   V. a. late onset-AGS

5.9.5 Vorgehen bei V.a. sek. hypogonadotrope Amenorrhoe

Anamnese (Eßstörung!), klin. Untersuchung, hormonelle Basisdiagnostik
↓
Sonographie (typische Ovarveränderungen, Endometriumsdicke?)
↓
erweiterte hormonelle Diagnostik:
E2, LH, FSH, Testosteron, DHEAS
LRF-(GnRH)-Test, evtl. Gestagen-Test
↓
ggf. CT bzw. NMR zum Tumorausschluß Hypophyse
⇓

E2 ↓, LH ↓ oder normal, FSH ↓ oder normal: V.a. hypothalamische Amenorrhoe (Ausschlußdiagnose!)

5.9.6 Vorgehen bei V.a. hypergonadotrope Amenorrhoe

Anamnese, klin. Untersuchung, hormonelle Basisdiagnostik
↓
Sonographie (typische Ovarveränderungen, Ovaraplasie, Endometriumsdicke?)
↓
erweiterte hormonelle Diagnostik:
E2, LH, FSH
↓
E2 ↓, FSH ↑↑, LH ↑
⇓
T3, T4, TSH, Schilddrüsenantikörper, Thyreoglobulin-AK, mikrosomale Antikörper,
evtl. Chromosomenanalyse

5.9.7 Vorgehen bei Hyperprolaktinämie

Anamnese (Medikamente?) und klin. Untersuchung (Galaktorrhoe)
evtl. Zyklusmonitoring, hormonelle Basisdiagnostik
↓
Prolaktin ↑
↓
Prolaktinkontrolle
↓
erweiterte hormonelle Diagnostik:
TSH und TRH-Test für TSH, Testosteron, DHEAS
↓
CT, NMR (Gesichtsfeld nur bei Tumornachweis)
TRH-Test für Prolaktin nur bei V.a. latente Hyperprolaktinämie
⇓
Befunde:

Prolaktin mäßig erhöht:	funktionell, ggf. V.a. Mikroprolaktinom
Prolaktin ↑↑, CT bzw. NMR positiv >10 mm:	V.a. Makroprolaktinom

5.9.8 Vorgehen bei Schilddrüsenfunktionsstörungen

Anamnese und klin. Untersuchung
↓
evtl. Zyklusmonitoring und Basisdiagnostik
TSH, evtl. T3, T4
↓
erweiterte hormonelle Diagnostik
TRH-Test
evtl. radiologische Diagnostik, SD-Sonographie veranlassen

Zitate und weiterführende Literatur

Bachmann GA, Kemman E. Prevalence of oligomenorrhea and amenorrhea in a college population. Am J Obstet Gynecol (1982) 114, 98–102

Balasch J, Fabregues F, Creus M, Vanrell JA. The usefulness of endometrial biopsy for luteal phase evaluation in infertility. Hum Reprod (1992) 7, 973–977

Brosens I, Donnez J, Benagiano G. Improving the classification of endometriosis. Hum Reprod (1993) 8, 1792–1795

Deichert U, Schlief R, van de Sandt M, Juhnke I. Transvaginal hysterosalpingo-contrastsonography (Hy-Co-Sy) compared with conventional tubal diagnostics. Hum Reprod 4 (1989) 418–424

Eggert-Kruse W, Gerhard I, Näher H, Tilgen W, Runnebaum B. Chlamydial infection – a female and/or male infertility factor? Fertil Steril (1990) 53, 1037–1043

Giner J, Merino G, Luna J et al. Evaluation of the Sims-Huhner postcoital test in fertile couples. Fertil Steril (1974) 25, 145–148

Glatstein IZ, Best CL, Palumbo A, Sleeper LA, Friedman AJ, Hornstein MD. The reproducibility of the postcoital test: a prospective study. Obstet Gynecol (1995) 85, 396–400

Haidl G, Schill W-B. Moderne Diagnostik in der Andrologie. Dtsch Ärztebl (1993) A 90, 274–285

Hornstein MD, Gleason RE, Orav J, Haas ST, Friedman AJ, Rein MS, Hill JA, Barbieri RL. The reproducibility of the revised American Fertility Society classification of endometriosis. Fertil Steril (1993) 59, 1015–1021

Hucke J, De Bruyne F, Wangsatimur BR, Campo RL. Operative Hysteroskopie. Gynäkologe 26 (1993) 338–345

Hulka JF, Peterson HB, Phillips JM, Surrey MW. Operative laparoscopy – AAGL 1991 Membership Survey. J Reprod Med 38 (1993) 569–571

Lehmann F. Untersuchungen zur Corpus luteum-Funktion. Fortschritte der Fertilitätsforschung, Band 6, Grosse Verlag, Berlin

Moghissi KS. Accuracy of basal body temperature for ovulation detection. Fertil Steril (1976) 27, 1415–1421

Moltz L, Leidenberger F, Weise C. Rationelle hormonale Diagnostik der normozyklischen funktionellen Sterilität. Arch Gynecol Obstet (1991) 250, 944–946

Oei SG, Bloemenkamp KWM, Naaktgeboren N, Keirse MJNC, Helmerhorst FM. The usefulness of the postcoital test and intrauterine insemination. Hum Reprod (1993) 8, Suppl. 1, 167

Pettersson F, Fries H, Nillius SJ. Epidemiology of secondary amenorrhea. I. Incidence and prevalence rates. Am J Obstet Gynecol (1973) 117, 80–86

Randolph JR, Kang Ying Y, Maier DB, Schmidt CL, Ricklick DH. Comparison of real-time ultrasonography, hysterosalpingography and laparoscopy/hysteroscopy in the evaluation of uterine abnormalities and tubal patency. Fertil Steril 46 (1986) 828–32

Robaire B, Pryor JL, Trasler JM. Handbook of Andrology. American Society of Andrology, Lawrence, KS (1995)

Schill WB. Faktoren von Seiten des Mannes. In: Käser O, Friedberg V, Ober KG, Thomsen K, Zander J (Hrsg) Gynäkologie und Geburtshilfe, Georg Thieme Verlag, Stuttgart – New York, (1992) 8.30–8.39

Schirren C. Praktische Andrologie. Schering AG, Berlin (1987)

Schwartz U, Moltz L, Hammerstein J. Die hyperandrogenämische Ovarialinsuffizienz. Gynäkologe (1981) 14, 119–130

Weström L. Pelvic inflammatory disease: bacteriology and sequelae. Contraception (1987) 36, 111–128

Wolff H. The biologic significance of white blood cells in semen. Fertil Steril (1995) 63, 1143–1157

World Health Organization: Comparative trial of tubal insufflation, hysterosalpingogram and laparoscopy with dye hydrotubation for assessment of tubal patency. Fertil Steril 46 (1986) 1101–1107

World Health Organization. WHO-Laborhandbuch zur Untersuchung des menschlichen Ejakulates und der Spermien-Zervikalschleim-Interaktion. Springer-Verlag, Berlin Heidelberg New York (1993)

Wouts MH, Duisterhout JS, Kuik DJ, Schoemaker J. The chance of spontaneous conception for the infertile couple referred to an academic clinic for reproductive endocrinology and fertility in the Netherlands. Eur J Obstet Gynecol Reprod Biol (1987) 26, 243–250

6 Therapie

6.1 Grundprinzipien der Sterilitätstherapie

Für eine sinnvolle Sterilitätstherapie darf man sich nicht streng an ein schematisiertes Vorgehen halten, sondern muß nach suffizienter und rationeller Abklärung beider Partner ein **individuelles Behandlungskonzept** vorschlagen können. Nur so kann man den Problemen des ratsuchenden Paares gerecht werden und das Gefühl, in eine «Behandlungsmaschinerie» zu geraten, die ausschließlich auf Schwangerschaftsraten und ärztlich definierten Erfolg ausgerichtet ist, von Anfang an vermeiden. Grundregel muß es sein, die persönliche Einstellung des Paares zu erfassen und zu berücksichtigen. Nicht jedes Paar drängt direkt auf invasive Diagnostik oder auf Maßnahmen der extrakorporalen Befruchtung. Falls nicht Befunde, wie z.B. ein mikrochirurgisch nicht korrigierbarer Eileiterschaden, ausschließlich reproduktionsmedizinische Techniken zulassen, zahlt es sich meistens aus, den Erfolg primär in der möglichst wenig invasiven Behandlung zu suchen. All diese Maßnahmen können sehr erfolgreich vom niedergelassenen Frauenarzt durchgeführt werden. Die Überweisung ist, wenn überhaupt, erst nach Ausschöpfen der konservativen Behandlungsmethoden bzw. zu einem von der persönlichen Situation des Paares abhängigen Zeitpunkt erforderlich. Wichtig ist nicht nur die Wahl der richtigen Behandlung, sondern vor allem die Wahl des richtigen Zeitpunktes für eine Behandlung.

Behandlung beginnt mit Beratung. Es hat sich bewährt, zunächst alle diagnostischen Ergebnisse mit dem Paar verständlich zusammenzufassen und Therapieausblicke, möglichst kombiniert mit einem ungefähren zeitlichen Rahmen, zu geben.

Oftmals gehen Patienten von völlig überzogenen Vorstellungen über ihre eigene Fruchtbarkeit aus.

Die Konzeptionsrate pro Zyklus ohne jede Einschränkung liegt bei weniger als 30%.

Allein die Kenntnis um diese Quote hilft unrealistische Ansprüche an sich selbst abzubauen und die vorgeschlagene Behandlung besser bewerten zu können. Beratung ist auch oftmals bereits Therapie. Bei offensichtlich normozyklischen Patientinnen kann ein sorgfältiges Zyklusmonitoring mit Eingrenzung des Ovulationstermins bereits ausreichend sein. Die Einleitung einer medikamentösen oder operativen Behandlung dagegen muß klar begründet werden. Die Gabe von z.B. Medikamenten zur ovariellen Stimulation ohne klare Vordiagnostik ist nur ein Eingeständnis mangelnder diagnostischer Fähigkeit oder Unkenntnis der Probleme der ungewollten Kinderlosigkeit.

Obwohl sich selten eine einzige Ursache wird diagnostizieren lassen, betrachten wir im folgenden zur besseren Übersicht jede Therapieform isoliert. Selbstverständlich sind häufig Kombinationen erforderlich, wie z.B. die Verbindung von intrauterinen Inseminationen mit hormoneller Stimulation oder eine Tubenchirurgie gefolgt von hormoneller Stimulation.

6.2 Hormonelle Therapie von Ovulationsstörungen

6.2.1 Therapie der lutealen Insuffizienz

Ist eine luteale Insuffizienz als Ursache der Kinderlosigkeit diagnostiziert, so ist das Erreichen eines suffizienten Eisprungs mit normgerechten Progesteronspiegeln in der Lutealphase das erste Behandlungsziel. Zur Wahl der dafür geeigneten Behandlung müssen zunächst eventuelle der Ovarfunktionsstörung zugrunde liegende endokrine Störungen ausgeschlossen bzw. therapiert werden. Dazu zählen unter anderem die Hyperprolaktinämie, die Hyperandrogenämie oder Schilddrüsenfunktionsstörungen. Da der lutealen Insuffizienz fast immer eine unzureichende Follikelreifung zugrunde liegt, ist eine Substitution mit Progesteron in der 2. Zyklushälfte ohne Erfolg. Die Behandlung muß sich vielmehr auf eine Verbesserung der Follikelreifung konzentrieren und in der ersten Zyklushälfte ansetzen.

Das am häufigsten zur Stimulation der Follikelreifung eingesetzte Präparat ist **Clomifen**. Clomifen ist seit 1967 in der Bundesrepublik im Handel. Außer bei lutealer Insuffizienz kommt es auch bei Anovulation, PCO und verschiedenen Formen von primärer und sekundärer Amenorrhoe mit Ausnahme der hypergonadotropen Amenorrhoe zum Einsatz.

Clomifen ist eine nicht steroidale Substanz mit östrogenagonistischer und antagonistischer Wirkung. Die Halbwertszeit beträgt 5 Tage. Clomifen wirkt vor allem über eine längerfristige Bindung an den Östrogenrezeptor. Da es durch die Langzeitbindung überwiegend antiöstrogene Effekte entfaltet, wird dem Organismus ein niedriger Östradiolspiegel simuliert. Konsekutiv kommt es zu einer clomifenbedingten Steigerung der hypothalamischen Aktivität gefolgt von einem Anstieg von LH und FSH und somit einem stimulierenden Effekt auf das Ovar. Zusätzlich sind auch direkte Effekte auf die Hypophyse, das Ovar und das Endometrium beschrieben.

Zur Therapie der lutealen Insuffizienz wird Clomifen üblicherweise in einer Standarddosierung von 50 bis 100 mg vom 5. bis einschließlich 9. Zyklustag oral verabreicht. Ein Stimulationsbeginn am 2., 3. oder 4. Tag ergibt keine signifikanten Unterschiede (Wu und Winkel, 1980).

Die Stimulation mit Clomifen muß im Zyklusverlauf exakt überwacht werden. Zum rationellen Therapiemonitoring wird heute fast ausschließlich die **Vaginosonographie** eingesetzt. Basaltemperaturkurve und Zervixfaktoren sind dagegen von untergeordneter Bedeutung. Um den Ovulationszeitpunkt parallel zum sonographischen Befund besser eingrenzen zu können, kann periovulatorisch LH im Urin mit handelsüblichen Heimtests erfaßt werden.

Tab. 6.1: Beispiele für LH-Heimtests

Clearplan
Diskretest
Ovucheck
Ovuquick

Für uns hat sich folgendes Vorgehen bewährt. Nach Gabe von 50–100 mg Clomifen vom Tag 5 bis einschließlich Tag 9 führen wir eine erste Vaginosonographie am 12. Zyklustag durch. Unter täglicher oder zweitägiger Kontrolle wird das Follikelwachstum und die Dickenzunahme des Endometriums kontrolliert. Bei einer Größe des Leitfollikels >20mm, einer maximalen Zahl von 3 gereiften Follikeln und einer adäquaten endometrialen Entwicklung von etwa 10mm Gesamtdicke lösen wir die Ovulation mit der i.m.- oder s.c.-Gabe von 5.000 Einheiten HCG aus. Die Ovulation erfolgt nach Ablauf von etwa 36 Stunden. Im Gegensatz zur Zyklusüberwachung mittels Basaltemperaturkurve und Zervixfaktoren bietet die Sonographie die Möglichkeit, in Kombination mit HCG den Ovulationszeitpunkt exakt festzulegen und bei engmaschiger weiterer Kontrolle ein mögliches LUF-Syndrom (=luteinized unruptured follicle) auszuschließen.

Die Ovulationsrate unter Clomifen wird global mit 70–90% angegeben, die Schwangerschaftsrate mit bis zu 30% (Tab. 6.2).

75% der Schwangerschaften treten während der ersten 3 ovulatorischen Behandlungszyklen ein. Nach 6 Clomifenzyklen kommt es nur noch sporadisch zu Erfolgen. Die Abortrate liegt bei 15 bis 25%, die Mehrlingsrate bei etwa 6%, wovon 95% auf Zwillingsschwangerschaften entfallen (Garten, 1987, Garcia et

Tab. 6.2: Ovulations- und Schwangerschaftsraten unter Clomifentherapie

Diagnose	Ovulationsrate %	Schwangerschaften %
Amenorrhoe	55,8	17,6
Anovulation	74,8	27,4
Oligomenorrhoe	84,8	28,9
Corpus luteum Insuffizienz	–	25,9

(nach Schneider et al., 1988)

Tab. 6.3: Handelsnamen von Clomifen etc.

Substanz	Handelsname	Dosierung
Clomifencitrat	Dyneric Pergotime Clom Clomifen	50–150 mg/Tag, 5.–9.-Zyklustag
Cyclofenil	Fertodur	600 mg/Tag, 5.–9. Zyklustag
Epimestrol	Stimovul	5 mg/Tag, 5.–15. Zyklustag

al., 1977). Die Mißbildungsrate nach Clomifentherapie ist nicht erhöht. In großen Sammelstatistiken wird die Rate größerer Fehlbildungen mit 1,8%, die Rate kleinerer Fehlbildungen mit 1,2% angegeben.

Wird die empfohlene Standarddosierung beachtet, so zeichnet sich Clomifen durch ein geringes Nebenwirkungsspektrum aus. Am häufigsten finden sich ovarielle Zysten als Folge einer multifollikulären Reaktion der Ovarien, Hitzewallungen, Unterleibsbeschwerden, Schwindel und Sehstörungen. Bei Zystenbildung kann in fast allen Fällen die Spontanregression abgewartet werden, Sehstörungen zwingen meist zu einem Absetzen der Medikation. Kontraindiziert ist der Einsatz von Clomifen bei Schwangerschaft, schweren Leberfunktionsstörungen, unklaren Blutungen und persistierenden ovariellen Zysten.

Als Folge des antiöstrogenen Effektes wird oft die Befürchtung einer ungenügenden zervikalen Sekretion geäußert. Der Anteil der Patientinnen mit insuffizienter Zervixschleimbildung liegt jedoch bei normalem Ovulationszyklusablauf bei maximal 9% (Aeyers et al., 1989). In den meisten Fällen einer vermuteten Dysmukorrhoe ist demnach ein unter Clomifen inadäquater Östradiolanstieg mit nicht optimaler Follikelreifung die Ursache. Eine zusätzliche periovulatorische Gabe von Östradiol verbessert die Schwangerschaftsrate nicht.

Um die Zahl der Clomifenbehandlungen in einem sinnvollen Maß zu begrenzen, hat sich die Bestimmung von LH in der Stimulationsphase, z.B. am 8. Zyklustag, bewährt. Bei Frauen mit einem Anstieg des endogenen LH unter Clomifen bereits in der Follikelphase lag die Schwangerschaftsrate signifikant niedriger als bei Frauen mit gleichbleibend niedrigem LH (Shoham et al., 1990). Für diese Patientinnen kann bereits vor Ausnutzen von 6 Clomifenzyklen eine Änderung der Stimulation, z.B. hin zur Gonadotropinbehandlung in niedrig dosierten Protokollen, sinnvoll sein (siehe 6.2.3).

In jüngster Zeit mehren sich Hinweise auf ein möglicherweise erhöhtes Ovarialkarzinomrisiko nach Clomifenbehandlung (Rossing et al., 1994). Bei Frauen mit 12 und mehr Clomifenzyklen fand sich eine signifikante Erhöhung des relativen Risikos um den Faktor 7,2 bis 11. Bei weniger als 12 Zyklen bzw. bei Frauen mit Schwangerschaft unterschied sich das Risiko jedoch nicht vom Vergleichskollektiv. Bei Beschränkung auf die empfohlene und therapeutisch sinnvolle Höchstzahl von 6 Clomifenzyklen muß nach dem gegenwärtigen Stand der Literatur demnach kein erhöhtes Risiko einer Karzinominduktion befürchtet werden.

Die Behandlung mit anderen Antiöstrogenen, wie Epimestrol, hat im Vergleich zur Therapie mit Clomifen untergeordnete Bedeutung. Epimestrol wird in einer täglichen Dosierung von 5 mg über 10 Tage verabreicht.

Clomifenstimulation in Kürze

Indikation:	Corpus luteum-Insuffizienz, Anovulation Amenorrhoe (ohne hypergonadotrope A.) Zyklustiming PCO-Syndrom
Dosierung:	50–100 mg vom 5. bis einschl. 9. Zyklustag
Monitoring:	Vaginosonographie ab 12. Zyklustag zweitägig, alternativ LH im Urin Ovulationsinduktion bei Follikel >20 mm, alternativ LH-Peak abwarten
Ergebnisse:	Schwangerschaftsrate max. 30%, 75% der Schwangerschaften in den ersten 3 Zyklen
Cave:	max. 6 Zyklen

6.2.2 Therapie der hyperandrogenämischen Ovarialinsuffizienz

Die Hyperandrogenämie kann neben klinischen Stigmata Ovulationsstörungen bis hin zur Anovulation und Amenorrhoe bedingen. Therapeutisch können mehrere Ansätze zum Erfolg führen. Die oft adipösen Patientinnen sollten zunächst zur gezielten **Gewichtsreduktion** motiviert werden. Vor allem bei adrenal bedingter Hyperandrogenämie kann versucht werden, mit **Glucocorticoiden** eine Normalisierung der Androgene und damit des Zyklusgeschehens herbeizuführen. Dazu wird abends mit je 0,5–0,75 mg Dexamethason oder 5–7,5 mg Prednison behandelt. Nach 6 bis 8 Wochen muß der Therapieerfolg durch Bestimmung von DHEAS, Testosteron, Androstendion und SHBG überprüft werden. Außerdem sollte ein Zyklusmonitoring zur Überprüfung der Normalisierung des Zyklus mit Ovulation eingeleitet werden.

Oftmals ist eine alleinige Therapie mit Corticoiden aber nicht ausreichend, um ovulatorische Zyklen zu restaurieren. In diesen Fällen und bei Patientinnen, bei denen die Behandlung mit Glucocorticoiden nicht indiziert ist, kann frühzeitig mit einer ovariellen Stimulation begonnen werden. **Clomifen** stellt auch hier wie bei der Behandlung der lutealen Insuffizienz das Medikament der ersten Wahl dar. Als Dosierung werden ebenfalls 50–100 mg täglich ab dem 5. Zyklustag nach spontaner oder mit Gestagenen induzierter Blutung für

5 Tage gegeben. Die vaginosonographische Kontrolle muß ab dem 10. bis 12. Tag besonders sorgfältig durchgeführt werden, da multifollikuläre Entwicklungen und Überstimulationen selbst unter Clomifen bei Frauen mit Hyperandrogenämie gehäuft auftreten. Bei ausbleibender Follikelreifung unter Clomifen, sog. Clomifenversagern, wird im nächsten Schritt die Ovulationsinduktion mit **FSH** oder **HMG** in niedrig dosierten Protokollen versucht (siehe 6.2.3).

6.2.3 Therapie bei PCO-Syndrom

Die Behandlung bei Patientinnen mit PCO-Syndrom ähnelt in vielem der Therapie bei hyperandrogenämischer Ovarialinsuffizienz. Grundsätzlich können zwei unterschiedliche therapeutische Strategien verfolgt werden:
Maßnahmen, die auf eine endokrine Therapie mit spontanem Auftreten ovulatorischer Zyklen abzielen und Maßnahmen zur gezielten Ovulationsinduktion.

Tab. 6.4: Therapeutische Ansätze bei PCO-Syndrom

Maßnahmen zur Spontanovulation	Maßnahmen zur Ovulationsinduktion
Corticoidtherapie	Clomifenstimulation
Opiatantagonisten	«low dose» FSH bzw. HMG
endoskop. Laserung bzw. Elektrokauterisation der Ovarien (LEOS)	«low dose» FSH/HMG mit GnRH-Analoga
antiandrogene Ovulationshemmer	konventionelle Gonadotropinstimulation

Insbesondere bei begleitender adrenaler Hyperandrogenämie können unter einer Behandlung mit **Corticoiden** (z.B. täglich 0,5–0,75 mg Dexamethason bzw. 5–7,5 mg Prednison) bei anovulatorischen PCO-Patientinnen in bis zu 80% der Fälle ovulatorische Zyklen induziert werden. Die Behandlung mit **Opiatantagonisten** ist bislang auf einige spezialisierte Gruppen beschränkt und hat noch nicht Eingang in den klinischen Alltag gefunden.

Ist mit Corticoiden keine effiziente Ovulation zu erzielen, so sollte zügig zu einer ovariellen Stimulation übergegangen werden. Dazu kommt als Präparat der ersten Wahl **Clomifen** in der oben beschriebenen Dosierung zum Einsatz. Die Clomifenbehandlung soll sich auf ein Maximum von 6 ovulatorischen Zyklen beschränken.

Bei ausbleibender Ovulation oder Schwangerschaft schließt sich der Versuch an, die Follikelreifung mit Gonadotropinen zu erreichen.

Zur Behandlung stehen **HMG** und **FSH** als urinäre Präparationen zur Verfügung. HMG, humanes Menopausengonadotropin, ist ein urinäres Mischpräparat, das zu gleichen Teilen, d.h. je 75 Einheiten pro Ampulle, FSH und LH enthält. Bei FSH-Präparaten, vor allem in seiner subcutan applizierbaren hochgereinigten Form, beträgt der FSH-Anteil über 95%. Zur Follikulogenese trägt mit Ausnahme bei Frauen mit völligem LH-Defizit ausschließlich der FSH-Anteil bei. Da bei Patientinnen mit PCO der endogene LH-Spiegel häufig erhöht ist, wird bei dieser Patientengruppe der Behandlung mit **FSH** der Vorzug gegeben. Seit kurzem steht FSH neben den urinären Produkten auch rekombinant zur Verfügung.

Eine konventionelle Gonadotropinstimulation ist allerdings insbesondere bei Patientinnen mit PCO-Syndrom mit einem hohen Risiko eines Überstimulationssyndroms, einer multifollikulären Reaktion und konsekutiv einer schwer kalkulierbaren, erhöhten Mehrlingsrate belastet. Die Einführung niedrig dosierter Stimulationsprotokolle mit Gonadotropinen (**low dose FSH**) hat in geradezu idealer Weise die verläßliche Ovulationsinduktion mit Gonadotropinen mit geringem Risiko verbunden (Hamilton-Fairley et al., 1991, Strowitzki et al., 1994, Shoham et al., 1991). Ziel dieser Behandlung ist es, möglichst schrittweise den individuellen, zur Reifung eines dominanten Follikels benötigten FSH-Schwellenwert zu erreichen.

Dazu wird nach spontaner oder mit Gestagenen induzierter Blutung am 3. Zyklustag mit der täglichen Injektion von einer Ampulle FSH i.m. oder s.c. begonnen. Ab dem 8. Zyklustag wird die Follikelzahl und -größe sonographisch mit begleitender 17-ß-Östradiolbestimmung erfaßt. Die tägliche Injektion einer Ampulle FSH i.m./s.c. wird bis zu einer Größe des Leitfollikels über 16 mm fortgesetzt. Bei ungenügender ovarieller Reaktion kann ab dem 14. Tag eine Erhöhung der FSH-Dosis um 37,5 IU entsprechend einer halben Ampulle vorgenommen werden. Diese Dosis wird dann bis zum Tag der Ovulationsinduktion nicht weiter gesteigert. Da die Patientinnen FSH subkutan sich selbst injizieren, ist die Akzeptanz dieser Stimulationsart ausgesprochen gut. Die sonographischen Kontrollen können auf 2 bis 3 Untersuchungen pro Woche beschränkt werden. Die Ovulation wird bei einer Größe des Leitfollikels über 16 mm, adäquatem Östradiolanstieg und einer Endometriumsdicke >10 mm mit 10.000 IE hCG i.m. ausgelöst. Wenn mehr als 3 Follikel >16 mm sonographisch nachweisbar sind, so sollte zur Vermeidung einer unkontrollierten Mehrlingsschwangerschaft auf eine Ovulationsinduktion verzichtet und der Patientin zu antikonzeptivem Verhalten geraten werden.

Mit dieser Methode wird in mehr als 50% der Zyklen die Heranreifung eines einzelnen Follikels bei PCO-Patientinnen möglich. Die Schwangerschaftsrate liegt bei über 15% pro Zyklus und etwa 30% pro Patientin. Die Aborthäufigkeit ist mit etwa 10% nach den bisher vorliegenden Erfahrungen geringer, als von der mit einem erhöhten Abortrisiko belasteten Gruppe der PCO-Patientinnen bislang bekannt. Die Mehrlingsrate ist ebenfalls als für eine Gonadotropinstimulation gering einzustufen und beträgt 10 bis 20% der Schwangerschaften, wobei ein Großteil der Mehrlingsschwangerschaften Zwillingsschwangerschaften sind. Eine Vierlingsgravidität unter **low dose FSH**-Stimulation ist bislang noch nicht beschrieben worden.

Invasiv-operative Therapiemaßnahmen, wie **LEOS**, sollten erst nach Ausschöpfen aller konservativen Behandlungsansätze erwogen werden.

Tab. 6.5: Gonadotropinpräparate

Substanz	Handelsname
humanes Menopausengonadotropin	Pergonal®, Humegon®, Menogon®
follikelstimulierendes Hormon FSH	Fertinorm HP®
rekombinantes FSH	Gonal-F®, Puregon®

Low Dose FSH-Stimulation in Kürze

Indikation:	Ovulationsstörung WHO II
	PCO-Syndrom
	Clomifenversager
Protokoll:	ab dem 3. Zyklustag 1 Amp. FSH tgl., Vaginosonographie und E2-Bestimmung zwei- bis dreimal pro Woche ab dem 8. Zyklustag, evtl. Dosissteigerung um 0,5 Amp. nach 12–14 Tagen, Ovulationsinduktion mit 5000–10000 IE HCG bei Follikelgröße >16 mm und max. 3 Follikeln
Ergebnisse:	monofolliküläre Zyklen in >50%, Schwangerschaftsrate pro Pat. etwa 30%, geringe Abortrate
Risiken:	minimale OHSS-Rate, geringes Mehrlingsrisiko

6.2.4 Therapie der Hyperprolaktinämie

Eine Indikation zur medikamentösen Behandlung mit **Prolaktinhemmern** ist sowohl bei der manifesten als auch bei der latenten Hyperprolaktinämie gegeben. Zuvor müssen eventuell interferierende Faktoren, wie z.B. die Einnahme prolaktinfreisetzender Medikamente, aber auch eventuelle Operationsindikationen überprüft worden sein. Insbesondere bei Makroprolaktinomen mit Raumforderung muß mit dem Neurochirurgen die Operationsindikation geklärt werden.

Die medikamentöse Behandlung erfolgt für die meisten Substanzen einschleichend, z.B. mit einer halben Tablette Bromocriptin oder einer Tablette Lisurid oder Metergolin abends. Für Cabergolin dagegen, einen Prolaktinhemmer der neuen Generation, ist eine Dosierung von 1 bis 2 Tabletten wöchentlich ausreichend. Bei Normalisierung der Prolaktinspiegel wird die entsprechende Dosis beibehalten und ein Zyklusmonitoring durchgeführt. Die Behandlung wird bis zum Eintreten einer Schwangerschaft fortgesetzt und zumeist in der Frühschwangerschaft beendet, teratogene Nebenwirkungen sind allerdings nicht beschrieben. Die einschleichende Therapie hilft die typischen Nebenwirkungen der Prolaktinhemmer – Blutdruckabfall, Brechreiz und Übel-

Tab. 6.6: Prolaktinhemmer

Substanz	Handelsname	Dosierung
Bromocriptin	Pravidel® Kirim®	0,5 bis 2–3 Tbl./Tag
Lisurid	Dopergin®	2–3 Tbl./Tag
Cabergolin	Dostinex®	1–2 Tbl./Woche
Quinagolid	Norprolac®	1–3 Tbl./Tag
Metergolin	Liserdol®	bis 3 Tbl./Tag

keit – zu verringern. Von den neueren Prolaktinhemmern werden geringere Nebenwirkungen berichtet.

Schwangerschaften treten selten vor Ablauf einer mindestens zwei- bis dreimonatigen Behandlung ein. Ist die Hyperprolaktinämie alleiniger Grund der Infertilität, so ist die Behandlung sehr erfolgversprechend. Nach Normalisierung der Prolaktinspiegel lassen sich bei nahezu allen Patientinnen Ovulationen nachweisen.

6.2.5 Therapie der hypogonadotropen Ovarialinsuffizienz

Der hypogonadotropen Ovarialinsuffizienz liegt meist ein GnRH-Mangel bzw. eine Störung der pulsatilen Sekretion des GnRH zugrunde. Ein direkter Ausfall der hypophysären Gonadotropinsekretion ist wesentlich seltener und kann im Gegensatz zur hypothalamischen Störung ausschließlich durch direkte Stimulation mit Gonadotropinen behandelt werden.

Für die hypothalamische Störung stehen grundsätzlich 2 therapeutische Ansätze zur Verfügung, die an unterschiedlichen Ebenen des hypothalamisch-hypophysär-ovariellen Regelsystems ansetzen. Mit **Gonadotropinen** kann das Ovar direkt unter Umgehung der endogenen Gonadotropinsekretion stimuliert werden. Als Nachteil wird eine mögliche Beeinflussung der bei alleiniger hypothalamischer Ovarialinsuffizienz eigentlich intakten ovariell-hypophysären Feed back-Mechanismen und das unter Gonadotropinen erhöhte Mehrlingsrisiko angesehen. Die Methode der Wahl bei hypothalamischer Ovarialinsuffizienz als alleiniger Ursache der Sterilität ist die **pulsatile GnRH-Therapie** als physiologische Behandlungsform (Leyendecker und Wildt, 1991). Die ständige pulsatile Applikation ersetzt die fehlende endogene GnRH-Sekretion bzw. deren gestörte Pulsfrequenz. Dazu wird über eine mit einem Bauchgürtel getragene Pumpe in regelmäßigen Intervallen GnRH s.c. oder i.v. injiziert. Die Dosierung beträgt normalerweise 5 µg/90 Minuten bei i.v.-Injektion bzw. 15–20 µg/90 Minuten bei s.c.-Applikation. Die Therapie kann zu jedem Zeitpunkt im hypöstrogenen Status begonnen werden. Nach 10 bis 12 Tagen wird erstmals in der Vaginosonographie das Follikelwachstum überprüft. Bei suffizienter Follikelgröße >20 mm kann entweder die Ovulation gezielt mit 5.000 IE

HCG ausgelöst oder der spontane Eisprung abgewartet werden. Die Therapie wird während der Lutealphase fortgesetzt und kann auch ohne Unterbrechung über mehrere Zyklen beibehalten werden.

Tab. 6.7: Pulsatile GnRH-Therapie

Substanz	Handelsname	Dosierung
GnRH	Lutrelef®-Zyklomat	5 µg/90 Minuten i.v.
		15–20 µg/90 Minuten s.c.

Zu beachten ist eine direkte Dosis-Wirkungsbeziehung der pulsatilen GnRH-Gabe. Bei Steigerung der Dosis oder Variationen des Intervalls ist auch eine polyfolliluläre Stimulation möglich. Auf eine sonographische Überwachung der pulsatilen GnRH-Therapie darf deshalb nicht verzichtet werden.

Bei alleiniger hypothalamischer Störung ohne begleitende Sterilitätsursachen ist die pulsatile GnRH-Therapie die erfolgreichste Form aller Sterilitätsbehandlungen. Ovulationen können in nahezu allen Fällen ausgelöst werden, pro Zyklus werden Schwangerschaftsraten von 30–40% erreicht.

> **Pulsatile GnRH-Stimulation in Kürze**
>
> **Indikation:** hypogonadotrope, hypothalamische Amenorrhoe
> **Dosierung:** pulsatile Gabe im 90 Minuten-Takt von 15–20 µg GnRH s.c. oder 5 µg i.v.
> **Monitoring:** ab dem 10. bis 12. Tag Vaginosonographie und E2-Bestimmung, Ovulationsinduktion mit 5000 IE HCG bei Follikelgröße >20 mm und max. 3 Follikeln bzw. LH-Monitoring
> **Ergebnisse:** Ovulation in nahezu 100% bei gegebener Indikation, Schwangerschaftsrate pro Zyklus etwa 30–40%, geringe Abortrate
> **Cave:** dosisabhängig Gefahr der OHSS-Entstehung

6.2.6 Beratung bei hypergonadotroper Ovarialinsuffizienz

In der Situation des prämaturen Ovarialversagens besteht für die Patientin in aller Regel keine Aussicht auf eine suffiziente Ovulation. Ganz im Vordergrund der therapeutischen Bemühungen muß demzufolge die behutsame Aufklärung über die unvermeidliche Kinderlosigkeit stehen. In seltenen Fällen kommt es zu sporadischen Regressionen mit Ovulationen, die vor allem beim resistant ovary-Syndrom durch **hormonelle Substitution** in Einzelfällen günstig beeinflußt werden können. Allerdings sollte die Erwartungshaltung der Patientin nicht unrealistisch in diese Richtung gelenkt werden. Wichtig ist demzufolge vor allem die hormonelle zyklische Substitution. Sie unterscheidet sich nicht von der Substitution im physiologischen Klimakterium. Allerdings sollte insbesondere bei den überwiegend jungen Frauen auf den Erhalt regelmäßiger Periodenblutungen bei der Wahl der Hormontherapie geachtet werden. Chromosomenbefunde, die direkt das Persönlichkeitsbild erschüttern können, wie z.B. der 46XY-Kariotyp beim Swyer-Syndrom, sollten der Patientin nicht mitgeteilt werden, um eine Identitätskrise und soziale Probleme zu vermeiden. Bei Nachweis von Autoimmunerkrankungen muß die weitere internistische Diagnostik und ggf. Therapie eingeleitet werden.

6.3 Operative Therapie der tubaren Sterilität

Vor Einführung der in vitro-Fertilisation mit Embryotransfer (IVF/ET) war die operative Korrektur einer tubaren Sterilität die einzige Therapiemöglichkeit. Dementsprechend wurden auch Befunde mit ausgeprägtem Eileiterschaden der chirurgischen Behandlung zugeführt. Heute besteht mit der IVF/ET auch bei fehlenden oder irreparablen Tuben eine Behandlungsalternative, sodaß die individuelle und differenzierte Indikationsstellung sowohl zur operativen Korrektur wie zu den Methoden der assistierten Reproduktion im Vordergrund der Sterilitätsbetreuung steht.

6.3.1 Adhäsionen

Verwachsungen im Bereich der Bauch- bzw. Beckenorgane sind ein häufig anzutreffender Befund und werden oft für Unterbauchbeschwerden und/oder Sterilität verantwortlich gemacht. Die tatsächliche Relevanz von Adhäsionen für die genannten Probleme ist aber schwierig abzuschätzen. Bei der Sterilitätstherapie sind hauptsächlich die Verwachsungen zwischen Tube und Ovar von Bedeutung, da sie die für den Eiauffangmechanismus notwendige Beweglichkeit des Fimbrientrichters beeinträchtigen bzw. die für die Ovulation zur Verfügung stehende Ovaroberfläche reduzieren können.

Verwachsungen entstehen meist postentzündlich nach einer aszendierenden Infektion oder nach vorausgegangenen operativen Eingriffen. Die optimale Prävention besteht dementsprechend in einer frühzeitigen Diagnose und Behandlung aszendierender Genitalinfektionen und in einer möglichst atraumatischen Präparationstechnik, wobei der korrekten Indikationsstellung für jeden chirurgischen Eingriff ebenfalls große Bedeutung zukommt.

Für die **Adhäsiolyse** ist das verwendete Instrumentarium eher sekundär. So konnte für den Lasereinsatz kein signifikanter Vorteil gegenüber Elektrochirurgie bzw. Schere nachgewiesen werden. Die Schneide- bzw. Präparationswerkzeuge sollten vor allem anhand der vorliegenden Befunde und der Erfahrung des Operateurs ausgewählt werden.

Von größter Bedeutung ist die Vermeidung von Rezidivadhäsionen. Gerade bei der Lösung der meist flächigen und innigen Verwachsungen zwischen Tube und Ovar entstehen Serosadefekte, die postoperativ sehr häufig erneut verkleben. Entscheidend ist deshalb der Einsatz möglichst **atraumatischer**, «**mikrochirurgischer**» Präparationstechniken und die Deckung der Wundflächen, z.B. mit den neuen Barrieremethoden wie Interceed TC7. Dabei ist die Häufigkeit dieser Rezidivadhäsionen bei der Laparoskopie nicht geringer als nach der Laparotomie. Der Vorteil endoskopischer Operationen betrifft allenfalls das Auftreten der sogenannten de novo – Adhäsionen wie z.B. Darmverwachsungen zur vorderen Bauchwand. Durch die instrumentell und technisch eingeschränkten Operationsmöglichkeiten können Adhäsionsrezidive nach der Laparoskopie aber auch häufiger sein als bei Eingriffen über Bauchschnitt.

6.3.2 Proximaler Tubenverschluß

Im Vergleich zu Adhäsionen oder distaler Tubenpathologie findet sich ein proximaler Tubenverschluß seltener. Nur etwa 20% der tubaren Sterilität werden durch isthmische Eileiterveränderungen verursacht. Da die Routinemethoden der tubaren Diagnostik, Hysterosalpingographie und Laparoskopie, häufig fälschlicherweise einen proximalen Tubenverschluß vorspiegeln, muß vor der operativen Korrektur eine vollständige Diagnostik, die auch die Tubenkatheterisierung miteinschließt, erfolgen.

Die Standardtherapie bei proximalem Tubenverschluß ist die **mikrochirurgische Resektion** der pathologisch veränderten Eileiterabschnitte mit nachfolgender Anastomose. Die Schwangerschaftsrate nach diesen Operationen liegt in erfahrenen Zentren bei etwa 50% nach 1 Jahr und über 70% nach 3 Jahren. Die Erfolgschancen sind dabei maßgeblich vom Ausmaß der bestehenden Tubenpathologie abhängig. Während bei komplett resezierbaren Stenosen bei ansonsten unauffälligen Eileitern hohe Schwangerschaftsraten zu erwarten sind (Stadium I), ist die Chance auf eine spontane Konzeption bei langstreckigen Veränderungen oder der Salpingitis isthmica nodosa nur gering (Stadium II und III). In den prognostisch ungünstigen Fällen ist zudem das EUG-Risiko so hoch, daß bis zur Hälfte der postoperativ eintretenden Schwangerschaften im Eileiter lokalisiert sein können (Abb. 6.1). Dementsprechend sollte die Indikation zur In vitro Fertilisation individuell auf das Ausmaß der Tubenpathologie abgestimmt werden.

In jüngster Zeit ist auch bei proximalem Tubenverschluß durch die Einführung transzervikaler Tubenkatheter und Falloposkope in ausgewählten Fällen ein minimal invasiver Ansatz zur operativen Therapie des proximalen Tubenverschlusses entwickelt worden (vergleiche auch 5.6.4). Bei wandständiger Pathologie kann mittels Katheter eine Rekanalisierung erreicht werden. Ein genauer Vergleich mit den Ergebnissen der mikrochirurgischen Resektion steht aber derzeit noch aus (Abb. 6.2).

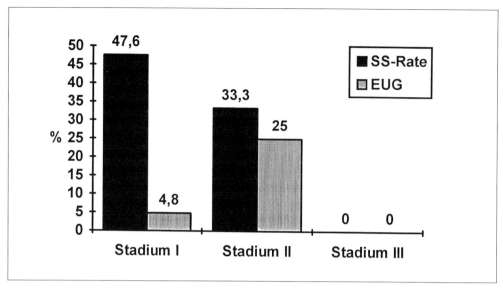

Abb. 6.1: Schwangerschaftsrate nach mikrochirurgischer Anastomose bei proximaler Tubenpathologie (n = 69) in Abhängigkeit vom Ausmaß der Tubenpathologie (Wiedemann et al. 1987).

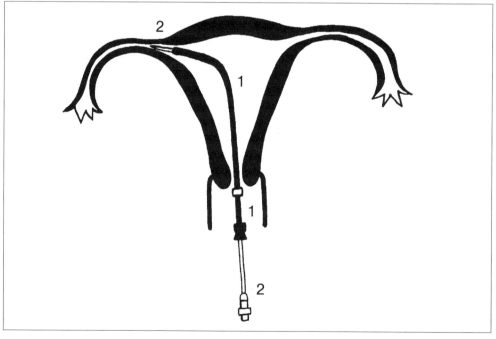

Abb. 6.2: Sondierung des Eileiters mit dem Jansen-Anderson-Katheter K-JITS 2000 (Fa. Cook). Der feine Tubenkatheter (2) wird unter taktiler Kontrolle durch den gebogenen, bis zum Ostium vorgeschobenen Uterusschaft (1) in den Isthmus vorgeschoben.

6.3.3 Zustand nach Tubensterilisation

Im Unterschied zu den postentzündlichen Eileiterveränderungen liegt im Zustand nach Tubensterilisation eine unterschiedlich ausgeprägte iatrogene Schädigung vor. Der restliche Eileiter ist in der Regel unauffällig. Daher sind die nach mikrochirurgischer Refertilisierung erzielbaren Schwangerschaftsraten mit durchschnittlich 65% hoch. Auch die Rate an Extrauteringraviditäten unterscheidet sich mit etwa 5% nicht wesentlich vom normalen Risiko.

Die Erfolgschancen sind auch hier vom präexistenten, in diesem Fall iatrogenen Tubenschaden abhängig. Wie Tabelle 6.8 verdeutlicht, kann in über 80% nach Clip-Sterilisationen bzw. einer Tubenrestlänge von über 8 cm mit einer postoperativen Schwangerschaft gerechnet werden. Dagegen sinkt die Schwangerschaftsrate nach Fimbriektomie oder bei einer Tubenrestlänge von weniger als 4 cm auf etwa 30%.

Dennoch sollte bei der Durchführung der Tubensterilisation nicht vordringlich bereits an die besten Möglichkeiten zur Refertilisierung gedacht werden. Die kontrazeptive Sicherheit steht eindeutig im Vordergrund. Entscheidend sind zu diesem Zeitpunkt die ausführliche Beratung des Paares und die differenzierte Indikationsstellung. Die Erfahrung zeigt, daß besonders nach Sterilisationen im Zusammenhang mit Geburten, Aborten und insbesondere Abruptiones, aber auch bei jungen Frauen unter 30 Jahren, der Wunsch nach Refertilisierung aufgrund neuer Partnerschaft, psychischen Problemen oder Unglücksfällen (z.B. plötzlicher Kindstod) besonders häufig auftritt.

Der Eingriff der Sterilisation selbst sollte aber nicht über das zur kontrazeptiven Sicherheit notwendige Maß hinaus die Tuben zerstören, da dies nicht nur die Refertilisierungsmöglichkeiten einschränkt, sondern auch nicht selten zu ovariellen Funktionsstörungen führen kann.

Vor einer eventuellen Refertilisierungsoperation müssen – mit Ausnahme nach Salpingektomie bzw. Fimbriektomie – durch eine diagnostische Laparoskopie der anatomische Situs und die daraus resultierenden Schwangerschaftschancen abgeklärt werden. Nur in Fällen mit ausgedehnter iatrogener Tubenschädigung wird primär die in vitro Fertilisation empfohlen. Ansonsten ist die **mikrochirurgische Refertilisierung** Methode der ersten Wahl mit ausgezeichneten Erfolgsraten (Tab. 6.8). Steht die psychische Problematik im Vordergrund, so kann – nach psychotherapeutischer Abklärung – gegebenenfalls auf

Tab. 6.8: Schwangerschaftsrate nach mikrochirurgischer Refertilisierung (n. deCherney 1990)

Schwangerschaftsrate	durchschnittlich	65 %
	EUG-Risiko	5 %
Tubenrestlänge	8 cm	85 %
	4 cm	33 %
Z.n. Fimbriektomie		27 %
Z.n. Clip-Sterilisation		88 %

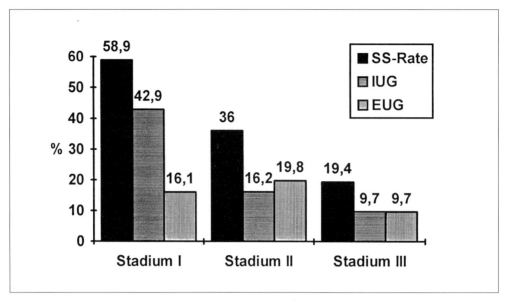

Abb. 6.3: Schwangerschaftsrate nach mikrochirurgischer Salpingostomie (n = 282) in Abhängigkeit vom Ausmaß der Tubenpathologie.

die vorherige Bauchspiegelung verzichtet werden. In diesen Fällen sollte auch nach beidseitiger Fimbriektomie eine endoskopische Neosalpingostomie mit Wiederherstellung der Tubendurchgängigkeit erwogen werden.

6.3.4 Distaler Tubenverschluß

Die häufigste Folge einer aszendierenden Infektion ist eine endständige Eileiterpathologie meist kombiniert mit peritubaren Verwachsungen. Dabei ist der ehemalige Fimbrientrichter zumeist vollkommen verschlossen, was zu einer kolbigen Auftreibung der Tube führt. Gelegentlich findet man auch subtotal verschlossene Fimbrientrichter.

Bei der operativen Korrektur des distalen Tubenverschlusses wird der Eileiter an seinem ehemaligen Ende, welches meist an einer narbigen Einziehung (sog. «Nabel») zu erkennen ist, mit der Mikroelektrode oder dem Laser eröffnet. Jede nicht vollkommen endständige Öffnung wird sich postoperativ wieder verschließen. Häufig muß daher zuerst eine **Salpingo-/Ovariolyse** durchgeführt werden, auch um eine ausreichende Beweglichkeit des Eileiters zu erreichen. Dabei ist eine möglichst atraumatische Präparationstechnik und gegebenenfalls eine Defektdeckung erforderlich, um eine erneute Adhäsionsbildung zwischen Tube und Ovar zu vermeiden.

Nach Legen von radiären Inzisionen wird der neugeschaffene Fimbrientrichter mit feinen Nähten evertiert. Hierbei ist das Erreichen eines möglichst zentralen Ostiums mit zirkulärem Schleimhautbesatz und frei beweglichem tuboovariellem Ligament – sogenannte Fimbria ovarica – wichtig. Die ungehinderte Blaudurchgängigkeit sollte spätestens bei Abschluß der Operation überprüft werden.

Wie bei der proximalen Tubenpathologie ist die Schwangerschaftsrate nach rekonstruktiver Eileiterchirurgie bei endständigem Verschluß vom Ausmaß des postentzündlichen Schadens abhängig. Hier spielt insbesondere der Zustand der Tubenwand und -mukosa eine entscheidende Rolle. Wir konnten bei unseren fast 300 Patientinnen nach mikrochirurgischer Salpingostomie eine durchschnittliche Schwangerschaftsrate von 39,9% erzielen. Bei nur gering ausgeprägter Tubenpathologie (Stadium I) stieg die Schwangerschaftsrate auf 58,9% bei akzeptablem EUG-Risiko von 16,1 % (Abb. 6.3). Je ausgeprägter aber die postentzündlichen Eileiterveränderungen waren (Stadium II bzw. III), umso geringer war die Chance auf eine Schwangerschaft bei gleichzeitig steigendem Risiko einer ektopen Implantation (Abb. 6.3).

6.3.5 Mikrochirurgie versus Endoskopie

Endoskopische Techniken werden in vielen Fachgebieten zunehmend eingesetzt und sollen den Patienten erhebliche Vorteile bezüglich der postoperativen Lebensqualität bieten. Auch die rekonstruktive Tubenchirurgie wird häufig über Laparoskopie durchgeführt. Entscheidend ist aber, ob die Erfolgsraten nach endoskopischen Operationen mit denen nach Mikrochirurgie vergleichbar sind.

Analog zur Geschichte der Mikrochirurgie zur Eileiterrekonstruktion wurden die endoskopischen Techniken nicht in prospektiv randomisierten Studien überprüft. Bei den mikrochirurgischen Operationstechniken läßt sich aber an retrospektiven Vergleichen der Erfolgsraten mit der Makrochirurgie der Vorteil des feineren Instrumentariums bzw. Nahtmaterials sowie der atraumatischen Operationstechnik nachweisen. Die Schwangerschaftsraten verbesserten sich von unter 10 % bei der Makrochirurgie auf durchschnittlich über 30 % bei der Mikrochirurgie (Watson, 1990).

Inwieweit aber auch die endoskopische Tubenchirurgie vergleichbare postoperative Ergebnisse bietet, ist noch unklar. Die einzige bislang vorliegende vergleichende Studie der endoskopischen Salpingostomie mit der Laparotomie zeigte in allen Stadien der Tubenpathologie einen Vorteil für die mikrochirurgischen Operationstechniken (Canis et al., 1991). Bei nur wenig geschädigten Eileitern (Stadium I) betrugen die Schwangerschaftsraten 66,6% im Vergleich zu 50%, bei ausgeprägter Tubenpathologie (Stadium IV) 7,7% versus 0% (Mikrochirurgie versus Laparoskopie). Auch die Reokklusionsrate scheint nach der endoskopischen Tubenchirurgie höher zu sein. Winston (1991) fand nach Laparoskopie in 37% (14 von 37) wiederverschlossene Eileiter verglichen mit 12% (22 von 181) nach Mikrochirurgie.

Entscheidend für das postoperative Ergebnis ist aber nicht der Zugangsweg – Laparoskopie oder Laparotomie – sondern die **Qualität der Chirurgie am Zielorgan**. Die sogenannte «minimal invasive Chirurgie» darf nicht wenig traumatisch nur in Bezug auf den operativen Zugang und intraabdominell «makrochirurgisch» sein. Dabei liegen die Vorteile bezüglich der operativen Möglichkeiten eindeutig auf Seiten der Mikrochirurgie (Tab. 6.9). Es muß somit das Ziel sein, die bewährten mikrochirurgischen Operationsprinzipien auch endoskopisch anzuwenden, um die gleichen Ergebnisse zu ermöglichen. Dies bedeutet atraumatische Präparation der Verwachsungen zwischen Tube und Ovar eventuell mit Defektdeckung (z.B. Interceed TC7), endständige Eröffnung und Sicherung der Eversion mit feinen Nähten. Wir konnten bei der endoskopischen Salpingostomie mit dieser, der Mikrochirurgie möglichst angeglichenen Nahttechnik signifikant bessere postoperative Ergebnisse erzielen als nach dem «flowering» mit dem CO_2-Laser.

Tab. 6.9: Mikrochirurgie versus Endoskopie

Vorteil	Nachteil
feinere Präparationstechnik	Bauchschnitt notwendig
auch schwieriger Situs operabel	
Defektdeckung leichter	
höhere Schwangerschaftsrate	

Bei optimaler Ausnutzung der endoskopischen Operationsmöglichkeiten kann der wesentliche Vorteil der Laparoskopie, gleichzeitig ein diagnostischer und therapeutischer Eingriff zu sein, ausgenutzt werden. Bei ausgeprägter Tubenpathologie ohne relevante Schwangerschaftschance kann so eine Laparotomie vermieden werden. Dennoch darf der endoskopische Zugang nicht eine Verschlechterung der postoperativen Ergebnisse verursachen. Sowohl endoskopische Tubenchirurgie als auch die Mikrochirurgie per laparotomiam sollten deshalb durch erfahrene Hand in einem reproduktionschirurgischen Zentrum durchgeführt werden. Auch im Zeitalter der minimal invasiven Chirurgie muß eine Sterilitätslaparotomie durchgeführt werden, wenn das angestrebte Ergebnis endoskopisch nicht erreicht werden kann. Die Tubenana-

Tab. 6.10: Einsatz von Laparotomie versus Laparoskopie bei der rekonstruktiven Tubenchirurgie

	Laparotomie	Laparoskopie
Adhäsiolyse	–/(+)	+
proximaler Tubenverschluß	+	–
Z.n. Tubensterilisation	+	–
distaler Tubenverschluß	+	+?

stomosen insbesondere im Zustand nach Tubensterilisation bleiben zudem weiterhin eine Indikation zur Mikrochirurgie über Bauchschnitt (Tab. 6.10).

Therapie der tubaren Sterilität in Kürze

proximaler Tubenverschluß:	Mikrochirurgie, evtl. Tubenkatheter
distaler Tubenverschluß:	endoskopische Salpingostomie
kombinierte Tubenpathologie:	IVF
Z.n. Sterilisation:	Mikrochirurgie
Adhäsionen:	Mikrochirurgie, Endoskopie

bei schlechter Prognose (dickwandige Tube, rarefizierte Mukosa, ausgeprägte Adhäsionen)

⇓

IVF

6.4 Operative Therapie intrauteriner Veränderungen

Die operative Therapie von submukösen Myomen bzw. uterinen Fehlbildungen wird heute hauptsächlich endoskopisch durchgeführt. Die **hysteroskopische Resektion** von Myomen oder intrauterinen Septen ist zum Standardverfahren geworden. Zu den Grundvoraussetzungen gehört nach einer exakten präoperativen Abklärung der bestehenden anatomischen Situation die Instillation eines Distensionsmediums, welches bei der üblichen elektrochirurgischen Operation nicht leitend sein darf. Durch diese elektrolytfreien Flüssigkeiten (Sorbit etc.) werden neben Blutungen (0,2 %) und Verletzungen der Gebärmutterwand (1,1 %) auch die meisten Komplikationen der hysteroskopischen Chirurgie verursacht. Dabei kann der sogenannte «**fluid overload**» bis hin zum tödlichen Lungenödem führen (Hulka, 1993). Die genaue Bilanzierung der instillierten Flüssigkeitsmengen, Limitierung der Operationszeit und – vor allem – die fachgerechte Durchführung der Operation in erfahrener Hand können das Komplikationsrisiko reduzieren.

Insgesamt bietet aber die endoskopische Therapie deutliche Vorteile, da die sonst notwendige komplette Eröffnung des Cavum uteri entfällt. Eine **Metroplastik** über Laparotomie ist nur noch in ausgewählten Fällen mit Uterus bicornis oder komplexen Fehlbildungen indiziert. Die postoperativen Resultate sind sowohl bezüglich der intrauterinen Schwangerschaftsrate als auch hinsichtlich dem Auftreten von Verwachsungen günstig. Dies sollte aber nicht dazu führen, die Indikationsstellung unkritisch auszuweiten.

6.5 Sterilitätstherapie bei Endometriose

Das therapeutische Konzept bei gesicherter Endometriose richtet sich ganz nach dem für die Patientin im Vordergrund stehenden Ziel, sei es die Erfüllung des **Kinderwunsches** oder die Behandlung der **Dysmenorrhoe**. Ein standardisiertes Vorgehen kann daher bei Endometriose nicht empfohlen werden.

Bei Sterilitätsproblematik kommen 3 Wege in Betracht: **medikamentöse Behandlung, operative Sanierung** und **reproduktionsmedizinische Verfahren**.

Eine alleinige medikamentöse Therapie der Endometriose hat bei im Vordergrund stehender Kinderwunschproblematik nur enttäuschende Ergebnisse erbracht. Bei Analyse von 25 teils Kohorten-, teils randomisierten Kontrollstudien zeigte sich kein Unterschied in der Schwangerschaftsrate zwischen der Behandlung mit Danazol, Medroxyprogesteronacetat (MPA) und GnRH-Agonisten im Vergleich zur Placebogabe oder zu rein exspektativem Vorgehen. Dies gilt zumindest für Endometriosestadien Grad I und II. Dagegen verbessert der operative Ansatz bei höhergradiger Endometriose mit Adhäsionsbildung und ovariellen Endometriomen die Chance auf eine Schwangerschaft. Ob auch eine operative Sanierung minimaler Endometrioseimplantate sich ebenfalls günstig auf die Schwangerschaftsrate auswirkt bzw. ob einer geringgradigen Endometriose wesentliche Bedeutung für die Infertilität zukommt, ist umstritten (Candiani et al., 1991). Letztlich bieten sich für Patientinnen mit Kinderwunsch und Endometriose Methoden der künstlichen Befruchtung an. Dabei kommt dem intratubaren Gametentransfer eine höhere Bedeutung als der extrakorporalen Befruchtung zu, da in den seltensten Fällen die Endometriose zu einer tubaren Sterilität führt.

Grundsätzlich anders muß bei Schmerzsymptomatik vorgegangen werden. Auch mit dieser Frage ist der Frauenarzt im Rahmen der Kinderwunschbehandlung häufig konfrontiert. Soweit keine Indikation zur operativen Intervention gegeben ist, wie z.B. bei ovariellen Endometriosezysten und die Endometriose laparoskopisch gesichert ist, wird eine langfristige Reduktion der Beschwerden durch medikamentöse Behandlung versucht. Dazu stehen verschiedene Medikamentengruppen zur Verfügung.

Gestagene bewirken eine deziduale Umwandlung mit anschließender endometrialer Atrophie. Bezüglich der Schmerzsymptomatik ist MPA gleich wirksam wie Danazol, ohne die Dyspareunie zu beeinflussen. Gestagene zeigen im Vergleich zu Danazol nur eine geringe Wirkung auf die Rückbildung von Endometrioseherden. Als Nebenwirkungen können Übelkeit, Flüssigkeitsretention, Brustschmerzen und Depressionen auftreten.

Danazol war das bevorzugte Medikament der letzten 15 Jahre (Barbieri et al., 1982, Dmowski, 1982). Es bindet an SHBG und an Androgenrezeptoren und unterdrückt die hypothalamo-hypophysäre Achse durch Verringerung der GnRH-Pulse. Unter Danazol kommt es je nach Bericht bei 66 bis nahezu 100% der Patientinnen zu einer subjektiven Beschwerdebesserung und in mehr als

70% zu einer Reduktion der Endometrioseimplantate. Die Nebenwirkungen sind aufgrund der androgenen und anabolen Komponente des Danazol erheblich. Es kann zu Gewichtszunahme, Akne, Hirsutismus und seltener Stimmveränderungen kommen.

Als medikamentöse Therapie der Wahl wird heute die Behandlung mit **GnRH-Analoga** betrachtet (Shaw et al., 1992, NEET, 1992). Eine kontinuierliche Gabe führt nach initialer Ausschüttung der hypophysären Gonadotropinreserven zu einer kompletten Down-Regulation der Hypophyse mit einer Blockade der Hypophysen-Ovar-Achse. Es resultiert somit eine passagere hypogonadotrope Ovarialinsuffizienz, die sich durch den Östrogenmangel günstig auf die Regression der Endometriose auswirkt.

GnRH-Analoga können in Depotform alle 4 Wochen oder als tägliche Gabe in Form von Nasensprays oder als subkutane Injektion eingesetzt werden.

Tab. 6.11: GnRH-Analoga

Substanz	Handelsname	Applikationsform	Dosierung
Buserelin	Suprecur®	Nasalspray täglich	3x2 Hub (900 µg) tgl.
Goserelin	Zoladex®	Depotimplantat s.c.	1 Implantat (3,6 mg) monatl.
Leuprorelinacetat	Enantone Gyn®	Depot i.m.	1 Injektion (3,75 mg) monatl.
Nafarelin	Synarela®	Nasalspray täglich	2x1 Hub (400 µg) tgl.
Buserelin	Suprefact®	Nasalspray täglich	5–6x2 Hub (1–1,2 µg) tgl.
Triptorelin	Decapeptyl®	Depot i.m., täglich s.c.	1 Injektion (3,75 mg) monatl. 1 Injektion (100 µg) tgl.

In mehreren Studien haben sich GnRH-Analoga als zumindest gleich wirksam wie Danazol erwiesen. Durchschnittlich findet sich bei 20 bis 40% der Patientinnen eine komplette Remission der Endometriose. Die Beschwerden sind bei 80% der Patientinnen subjektiv signifikant auch noch 6 Monate nach Behandlungsende gebessert. Die subjektiven Nebenwirkungen sind für GnRH-Analoga deutlich geringer im Vergleich zu Danazol und beruhen im wesentlichen auf den Auswirkungen des Östrogenmangels. Hitzewallungen finden sich bei fast allen Frauen. Besondere Bedeutung muß der Auswirkung auf den **Knochenstoffwechsel** beigemessen werden. Unter einer sechsmonatigen Behandlung mit z.B. 400 µg Nafarelin pro Tag sinkt der Knochenmineralgehalt signifikant, liegt aber 6 Monate nach Therapieende wieder im Normbereich. Beschränkungen auf sechsmonatige Behandlungszyklen sind daher sinnvoll.

Unabhängig von der gewählten Behandlung weisen die Patientinnen in der Langzeitnachbeobachtung eine hohe Rezidivrate auf, die nach 5 Jahren über 50% beträgt.

Behandlung der Endometriose in Kürze

Kinderwunsch
1. medikamentöse Therapie (Danazol, GnRH-Analoga, Gestagene)??
2. operative Sanierung nur bei Endometriose III-IV
3. Reproduktionsmedizin (GIFT, IVF)??

Schmerzen
1. medikamentöse Therapie GnRH-Analoga als Mittel der Wahl
2. operative Sanierung nur bei ovariellen Endometriomen, Adhäsionsbeschwerden o. ä.

6.6 Therapie bei zervikalem Faktor

Entzündliche Veränderungen der Zervix werden primär **antibiotisch** therapiert. Insbesondere die Chlamydieninfektion bedarf einer Behandlung mit Tetra- oder Doxycyclin 200 mg pro Tag über zumindest 5 Tage. Primäres Ziel ist dabei die Verhinderung einer aszendierenden Entzündung. Insbesondere bei asymptomatischen Frauen ist der Nutzen der antibiotischen Therapie bezüglich einer Verbesserung der Schwangerschaftsrate aber nicht gesichert. Bei Verdacht auf Dysmukorrhoe hat die lokale Gabe von Östrogenen keinen wesentlichen Einfluß auf die Schwangerschaftsraten (siehe auch 6.2.1). Eine hochdosierte Steroidtherapie bei nachgewiesenen Spermaantikörpern im zervikalen Mukus ist ebenso obsolet wie eine sechsmonatige Kondomtherapie. Die wirksamste Behandlung bei zervikalem Faktor nach eventueller Infektionsbehandlung stellt die **intrauterine Insemination** dar. Eine vorausgegangene Konisation ist in den allerwenigsten Fällen eine Sterilitätsursache.

6.7 Therapie der männlichen Infertilität

6.7.1 Medikamentöse Therapieverfahren

Die Wahl der medikamentösen Therapie richtet sich nach der Art der Störung. Es können kausale von empirischen Therapien unterschieden werden. **Kausale Therapien** orientieren sich an der zugrunde liegenden Pathophysiologie und sind in der Regel wirksam. Klassisches Beispiel ist die **Gonadotropin-Substitutionstherapie** von FSH und LH beim hypogonadotropen Hypogonadismus.

Sinnvoll ist diese aufwendige und teure Therapie aber nur zur Induktion der Spermatogenese bei aktuellem Kinderwunsch. Sobald sich Spermatozoen im

Tab. 6.12: Hormonelle Substitutionsbehandlung bei hypogonadotropem Hypogonadismus und Kinderwunsch

Medikament	Verabreichung	Dauer	Kosten (a)
HMG	3 x 2 Amp. i.m. /Woche	3–6 Monate	960 DM/Monat (b)
HCG 2500 IE	2 x 1 Amp. i.m. /Woche	3–6 Monate	136 DM/Monat (b)

(a) Preise nach Roter Liste 1995
(b) HMG und HCG müssen zusammen verabreicht werden
→ Gesamtkosten daher ca. 1100 DM pro Monat

Tab. 6.13: Testosteron-Substitutionstherapie bei Patienten ohne Kinderwunsch

Medikament	Verabreichung	Kosten (a)
Testosteronenantat (Testoviron-Depot-250®)	250 mg i.m. Spritze alle 3 Wochen	30 DM/Monat
Testosteronundecanoat (Andriol®)	1–1–1 Kapseln à 40 mg pro Tag	130 DM/Monat

(a) Preise nach Roter Liste 1995

Ejakulat zeigen, sollten Methoden der assistierten Reproduktion wie **IVF** oder **ICSI** eingesetzt werden (Devroey et al., 1995). Nach Eintritt einer Schwangerschaft können die teuren Gonadotropine wieder abgesetzt werden. Wichtig ist jedoch eine kontinuierliche Substitution des fehlenden Testosterons, vor allem zur Vermeidung einer Osteoporose. Am einfachsten und wirksamsten ist die Testosteron-Substitutionstherapie durch eine etwa alle drei Wochen durchgeführte intramuskuläre Injektion mit 250 mg Testoviron-Depot®.

Orale Gabe von Testosteronundecanoat (Andriol®) ist wesentlich teurer und meist nicht ausreichend zur Erlangung normaler Testosteron-Blutspiegel. Die Substitutionstherapie muß lebenslang durchgeführt werden. Zur Ermittlung des optimalen Injektionsintervalls werden vor den ersten drei Injektionen die Testosteronspiegel kontrolliert. Später wird nur noch alle sechs Monate kontrolliert, jeweils vor der nächsten Injektion.

Zuverlässig wirksam sind in der Regel auch **Antibiotikatherapien** zur Elimination von Mikroorganismen des männlichen oder weiblichen Genitaltrakts. Häufigste Erreger sind dabei Ureaplasma urealyticum, Chlamydia trachomatis oder Escherichia coli. Alle in Tab. 6.14 aufgeführten Antibiotika können eingesetzt werden. Wichtig ist, daß mit dem Mann auch die Frau behandelt wird, um sogenannte Ping-Pong-Infektionen auszuschließen. Natürlich ist die Elimination der oben genannten fakultativ pathogenen Keime nicht immer ausreichend zur Korrektur aller Fertilitätsprobleme. Allerdings lassen sich mit der Antibiotikatherapie potentielle Infertilitätsfaktoren (siehe 4.4) einfach und billig beseitigen.

Tab. 6.14: Antibiotikatherapie bei Samenwegsinfektionen

Medikament	Verabreichung (a)	Dauer	Kosten (b)
Co-trimoxazol	2 x 2 Tabl.	15 Tage	20 DM/15 Tage
Doxycyclin	2 x 100 mg	15 Tage	25 DM/15 Tage
Erythromycin	4 x 500 mg	15 Tage	75 DM/15 Tage
Roxithromycin	2 x 150 mg	15 Tage	100 DM/15 Tage
Ofloxacin	2 x 200 mg	15 Tage	140 DM/15 Tage

(a) per os, pro Tag
(b) Preise nach Roter Liste 1995

Bei einem Teil der Infertilitätspatienten liegen Störungen des Samentransportes vor, die sich in Form einer retrograden Ejakulation oder einer Aspermie äußern können. Ursache ist meist eine fehlende Sympathikusaktivität zur Steuerung der Ejakulation. Diese fehlende Steuerung kann man durch **Sympathotonika** oder **Anticholinergika** ersetzen (Koehn und Schill, 1994).

Tab. 6.15: Therapie bei Ejakulationsstörungen

Medikament	Verabreichung	Dauer	Kosten (a)
Imipramin (Tofranil®)	25–75 mg p.o.	1 Woche vor Eisprung	10 DM/Monat
Midodrin (Gutron®)	10–20 mg i.v.	bei Eisprung mit IVF	4–8 DM/Monat
Brompheniramin (Dimegan retard®)	2 x 12 mg p.o.	Monate	50 DM/Monat

(a) Preise nach Roter Liste 1995

Empirische Therapieverfahren basieren zwar meist auch auf bestimmten pathophysiologischen Konzepten, sind jedoch von umstrittener Wirksamkeit. Einige Andrologen lehnen fast alle dieser Therapien ab, da sie sich nicht in doppelblinden, plazebokontrollierten Studien als wirksam erwiesen haben, beziehungsweise noch nicht in solchen Studien untersucht worden sind. Wirksamkeit wird dabei über den Eintritt einer Schwangerschaft definiert, Verbesserungen des Spermiogramms werden meist nicht akzeptiert. Die Position der «Puristen» weist jedoch mehrere Schwachpunkte auf. So hat das Zielkriterium Schwangerschaft einen großen Unsicherheitsfaktor bei zusätzlich bestehenden gynäkologischen Störungen. Viele kontrollierte Studien haben deswegen keine signifikanten Effekte gezeigt, weil die Testsubstanz nur für einen Teil der Probanden passend war. Meist ist der Anteil einer bestimmten Störung im Untersuchungskollektiv zu gering, als daß sich ein statistisch signifikanter Effekt zeigen ließe.
Beispiel 1: Man stelle sich vor, daß eine Gruppe von 100 Menschen mit

Anämie durch Vitamin B12- oder Plazebo-Injektionen behandelt wird. In der Verum- und Plazebogruppe sind insgesamt nur wenige Menschen zu erwarten, die eine Vitamin B12-Mangelanämie haben, so daß sich der positive Vitamin B12-Substitutionseffekt nicht statistisch nachweisen läßt.

Beispiel 2: Würde man alle Männer mit Oligozoospermie durch FSH- und LH-Substitution behandeln, wären die Ergebnisse enttäuschend. Grenzt man dagegen die Untersuchungsgruppe auf die etwa 1% Oligozoospermie-Patienten mit hypogonadotropem Hypogonadismus ein, lassen sich hervorragende Ergebnisse erzielen.

In Tabelle 6.16 sind verschiedene empirische Therapieverfahren andrologischer Störungen gelistet. Da die Entwicklung eines Spermatozoons etwa zweieinhalb Monate dauert, empfiehlt sich meist eine Therapiedauer von etwa 3–6 Monaten. Die Medikamente sollten dabei ein möglichst günstiges Nebenwirkungsprofil haben und möglichst kostengünstig sein.

Tab. 6.16: Empirische Therapieverfahren in der Andrologie

Medikament	Verabreichung (a)	Dauer	Kosten (b)
Kallikrein (Padutin 100®)	3 x 2 Tabl. (2–2–2)	6 Monate	190 DM/Monat 1140 DM/6 Monate
Testosteronundecanoat (Andriol®)	2 x 40 mg (2–0–0)	6 Monate	87 DM/Monat 522 DM/6 Monate
Pentoxifyllin (Trental®)	3 x 400 mg (1–1–1)	6 Monate	58 DM/Monat 348 DM/6 Monate
Tamoxifen (Tamoxifen®)	2 x 10 mg (2–0–0)	6 Monate	90 DM/Monat 540 DM/6 Monate
Folsäure (Folsan®)	3 x 5 mg (0–0-3)	6 Monate	54 DM/Monat 324 DM/6 Monate

(a) per os, pro Tag
(b) Preise nach Roter Liste 1995

Einige der angeführten Medikamente befinden sich auf der sogenannten Negativliste, sodaß die Kostenerstattung durch die Krankenkassen nicht immer gewährleistet ist. Aufgrund häufiger Änderungen der Kostenerstattungspraxis wurde jedoch auf eine detaillierte Auflistung verzichtet. Beim **Kallikrein** (Padutin 100®) handelt es sich um ein aus Schweinepankreas isoliertes Enzym, das die Zahl der Spermatozoen erhöhen und ihre Beweglichkeit verbessern soll. Zum Wirkmechanismus gehört unter anderem eine Verbesserung der testikulären und epidydimalen Mikrozirkulation. Für eine positive Wirksamkeit des **Testosteronundecanoats** (Andriol®) in einem nicht selektierten Patientengut mit Oligo-, Astheno- oder Teratozoospermie gibt es kaum Anhaltspunkte. Hauptindikation für das Medikament ist die Testosteron-Substitution bei Männern mit zu niedrigen Testosteron-Blutspiegeln. Der Vorteil gegenüber der intramuskulären Substitution mit Testoviron-Depot® ist die Möglichkeit der oralen Gabe, da Testosteronundecanoat mit Hilfe der Chylomikronen an der Leber vorbei lymphatisch resorbiert wird und so ein First-Pass-Effekt vermieden wird. Allerdings werden mit Testosteronundecanoat nicht immer genügend hohe Testosteron-Blutspiegel erreicht, so daß dann doch die intramuskuläre Substitutionstherapie durchgeführt werden muß. Leider gibt es auch für die Wirksamkeit des gelegentlich verwendeten **Pentoxifyllins** (Trental®) nur wenig Anhaltspunkte. In vitro wirkt das Methylxanthinderivat motilitätssteigernd auf Spermatozoen. Die in einigen Fällen beobachtete Wirksamkeit des Antiöstrogens **Tamoxifen** wird darin vermutet, daß es durch Bindung des Medikaments an Steroidhormonrezeptoren im Hypothalamus zur Ausschüttung von GnRH kommt, was wiederum für erhöhte FSH- und LH-Blutspiegel sorgt. Allerdings ist dieses Konzept nicht schlüssig, da viele Männer mit Oligozoospermie sowieso sehr hohe FSH-Blutspiegel aufweisen. Jüngere Untersuchungen deuten eine mögliche Wirksamkeit der **Folsäure** (Folsan®) bei Oligozoospermie an. Das Vitamin ist besonders dann wirksam, wenn qualitative Störungen der Spermiogenese vorliegen, also bei einer erhöhten Zahl (> 5 Mio/ml) unreifer Spermiogenesezellen im Ejakulat.

Während der empirischen Therapie sollten alle drei Monate Kontrollspermiogramme angefertigt werden. Zeigt sich nach drei und sechs Monaten eine kontinuierliche Verbesserung der Spermiogrammparameter, wird die Behandlung zunächst bei dreimonatlichen Kontrollen weiter durchgeführt. Besteht kein aktueller Kinderwunsch mehr, wird die Behandlung beendet, da alle empirischen Therapien nicht dauerhaft kurativ, sondern lediglich temporär wirken.

Abschließend sollte bedacht werden, daß mit der In vitro Fertilisation und der intrazytoplasmatischen Spermieninjektion (ICSI) Therapieverfahren zur Verfügung stehen, die eine sehr hohe Aussicht auf Erfolg haben. Daher sollten Patienten nicht viel länger als ein Jahr mit den empirischen andrologischen Therapien behandelt werden.

6.7.2 Operative Therapieverfahren

Die operativen Therapieverfahren in der Andrologie haben sich in den letzten Jahren stark gewandelt. Noch Anfang der 90er Jahre standen mikrochirurgische Reanastomosierungsoperationen des Samenleiters im Vordergrund. Am erfolgreichsten war das Verfahren zur Refertilisierung vasektomierter Männer. Meist konnten dabei die Samenleiter End-zu-End anastomosiert werden und Durchgängigkeitsraten von über 90% erzielt werden. Die Schwangerschaftsraten lagen jedoch nur bei etwa 30–40%. Diese Diskrepanz erklärt sich einerseits aus zusätzlich vorliegenden gynäkologischen Faktoren, andererseits aus den Spermatozoenantikörpern, die bei etwa zwei Dritteln aller vasektomierten Männer gebildet werden (siehe 4.3). Zusätzlich ist bekannt, daß es mit der Zeit bei Vasektomierten zu einer Hyalinose der Hodentubuli kommt, was eine Diffusionsstörung notwendiger Nährstoffe nach sich zieht. Je länger eine Vasektomie also zurückliegt, desto geringer sind die Schwangerschaftsraten, auch wenn die Durchgängigkeit der Samenwege wieder komplett hergestellt werden konnte.

Schwieriger als die Verbindung zweier Samenleiterenden ist die Anastomosierung zwischen dem Nebenhodengang und dem Samenleiter, da ersterer ein wesentlich kleineres Kaliber aufweist. Hier müssen Seit-zu-End Anastomosierungen durchgeführt werden. Hauptindikation für solche Eingriffe sind postentzündliche Vernarbungen der Nebenhoden oder partielle Nebenhodenaplasien.

In der Mitte der 90er Jahre sind die oben genannten Verfahren stark in den Hintergrund getreten. Der Grund ist die Einführung der intrazytoplasmatischen Spermieninjektion (**ICSI**), auch Mikroinjektion genannt. In Zusammenhang mit dieser äußerst erfolgreichen in vitro-Methode (siehe 6.9.6) werden statt der aufwendigen mikrochirurgischen Verfahren heute zunehmend relativ einfache Punktionen des Nebenhodens zur Gewinnung von Spermatozoen durchgeführt. Bei der **mikroepididymalen Spermatozoen-Aspiration (MESA)** wird der Nebenhoden operativ freigelegt. Aus einem möglichst weit distal gelegenen Gangabschnitt werden Spermatozoen mit einer Pipette aspiriert und sofort im Mikroskop auf Morphologie und Beweglichkeit überprüft. Um die Samenzellen anschließend gleich in einer ICSI einsetzen zu können, muß die MESA genau zum Zeitpunkt des Eisprungs erfolgen. Technisch lassen sich an einem Nebenhoden mehrere MESAs durchführen, wobei man immer weiter nach proximal gelangt. Um dem Patienten jedoch weitere chirurgische Eingriffe zu ersparen, sollten nicht verwendete Spermatozoen kryokonserviert werden (siehe 6.7.4).

Bei Männern ohne Nebenhoden kann eine **testikuläre Spermatozoen-Extraktion (TESE)** versucht werden (Silber et al., 1995). Ähnlich wie bei einer Hodenbiopsie wird dabei ein kleines Stückchen Hoden entweder in Lokalanästhesie oder in Vollnarkose gewonnen. Nach mechanischer Zerkleinerung können die Spermatozoen aus dem Gewebebrei isoliert werden. Zwar sind testikuläre Spermatozoen nicht von allein befruchtungsfähig. Im Rahmen einer ICSI können sie jedoch in Eizellen gespritzt werden, die sich anschließend zu etwa 60–80% teilen und entwickeln.

6.7.3 Gynäkologische Therapieverfahren bei andrologischen Störungen

Mitentscheidend für den Therapieerfolg bei leichteren Fertilitätsstörungen ist für die Patienten die Vermittlung gynäkologischen und andrologischen Grundwissens. Im Mittelpunkt steht die genaue Kenntnis des zu erwartenden Eisprungtermins (siehe 5.1.3). Da die Eizelle durchschnittlich nur etwa 12 Stunden befruchtungsfähig ist, Spermatozoen dagegen eine Lebensdauer von wenigstens 24 bis 48 Stunden haben, kann bereits am Tag vor dem berechneten Eisprungtermin zum ersten Geschlechtsverkehr geraten werden.

Da Fertilität im Teamwork von Mann und Frau zustandekommt, können leichtere andrologische Störungen durch besonders günstige Fertilitätsparameter auf Seiten der Frau ausgeglichen werden. Früher hat man durch Gabe **ovulationsauslösender Hormone** die Chance einer Fertilisation bei Oligo- oder Asthenozoospermie erhöht, da die wenigen beweglichen Spermatozoen eine deutlich größere Chance haben, auf eine Eizelle zu treffen (siehe 6.9.1). Auch läßt sich die Wahrscheinlichkeit einer Fertilisation durch eine **intrauterine Insemination (IUI)** steigern. Der Vorteil ist dabei, daß die Spermatozoen nicht mehr durch den viskösen Zervikalschleim schwimmen müssen und so mehr Kraft für die Durchdringung der Zona pellucida behalten. Noch näher zur Eizelle werden schwach bewegliche Spermatozoen durch den **intratubaren Gametentransfer (GIFT)** gebracht.

Bei höhergradigen andrologischen Störungen kann im nächsten Schritt versucht werden, durch In vitro Fertilisation einen unmittelbaren Kontakt zwischen Spermatozoen und Eizelle herzustellen. Eine Weiterentwicklung der IVF ist die intrazytoplasmatische Spermainjektion (ICSI), mit deren Hilfe selbst unbewegliche Samenzellen eine Eizelle fertilisieren können (Palermo et al., 1993).

Tab. 6.17: Gynäkologische Methoden zur Behandlung männlicher Fertilitätsstörungen

Methode (a)	Vorteil für das Spermatozoon
Intrauterine Insemination (IUI)	Weg zur Eizelle verkürzt
Intratubarer Gametentransfer (GIFT)	Weg zur Eizelle noch kürzer
In vitro Fertilisation (IVF)	Direkter Kontakt zur Eizelle
Intrazytoplasm. Spermieninjektion (ICSI)	Passive Einbringung in die Eizelle

(a) Die Methoden werden meist mit einer hormonellen Ovulationsauslösung kombiniert.

6.7.4 Kryospermakonservierung

Die vorübergehende Lagerung von Spermatozoen durch Kryokonservierung gewinnt immer mehr an Bedeutung. Klassische Indikationen sind fertilitätsschädigende Therapien bei jungen Tumorpatienten (Sanger et al., 1992). Hierzu zählen Chemotherapien, Röntgenbestrahlungen, Orchiektomien und retroperitoneale Lymphadenektomien. Eine neu hinzugekommene Indikation zur Kryospermakonservierung ist die mikroepididymale Spermatozoen-Aspiration (MESA) und die testikuläre Spermatozoen-Extraktion (TESE). Werden nach diesen Eingriffen nicht alle Spermatozoen zur Durchführung einer In vitro Fertilisation oder intrazytoplasmatischen Spermainjektion benötigt, so können überzählige Spermatozoen durch Kryospermakonservierung bis zur nächsten IVF oder ICSI gelagert werden. Dem Mann wird dabei ein weiterer operativer Eingriff erspart.

Die Kryospermakonservierung bietet die Möglichkeit, Spermatozoen bei −196 °C in flüssigem Stickstoff unbegrenzt lange zu lagern. Durch Zugabe eines kryoprotektiven Schutzmediums sind die Spermatozoen auch nach dem Auftauen noch beweglich und können für eine Insemination, IVF oder ICSI verwendet werden.

Kryospermakonservierungen können an verschiedenen Zentren oder in Privatinstituten durchgeführt werden. In der Dermatologischen Klinik und Poliklinik der Ludwig-Maximilians-Universität München ergibt sich folgender Ablauf:

Nach formloser telefonischer Anmeldung wird der Patient andrologisch untersucht und über medizinische, rechtliche und organisatorische Aspekte der Kryospermakonservierung aufgeklärt. Um möglichst viele Spermatozoen einfrieren zu können, sollte eine mindestens viertägige sexuelle Karenz bestehen. Bei verminderter Spermatozoenzahl können mehrere Samenabgaben durchgeführt werden. Mit Aufklärung und Einverständnis des Patienten wird immer eine Untersuchung der Hepatitis- und HIV-Serologie durchgeführt.

Die Lagerungskosten für eine Kryospermakonservierung werden nicht von den Krankenkassen getragen. An der Kryospermabank der Dermatologischen Klinik der Ludwigs-Maximilians-Universität München wurden 1995 780 DM für eine Lagerzeit von zwei Jahren berechnet.

Nach Abgabe des Ejakulats wird eine genaue Analyse der Spermatozoendichte, Motilität und Morphologie durchgeführt. Wenn sich bewegliche Spermatozoen zeigen, wird die Samenflüssigkeit im Verhältnis 2:1 mit dem Kryomedium vermischt und in spezielle Kunststoffröhrchen (Pailletten) aufgezogen. Nach einer 15-minütigen Adaptationsphase im Kühlschrank und einer 30-minütigen weiteren Abkühlungsphase in Stickstoffdampf wird das Ejakulat bei −196 °C in flüssigem Stickstoff eingelagert.

Friert man Spermatozoen ohne kryoprotektives Medium ein, kommt es durch intrazelluläre Eiskristallbildung und starke Änderungen des intrazellulären osmotischen Drucks zum Zelltod. Durch Zugabe von kryoprotektiven Medien auf Glycerol- oder Eidotterbasis kann die Vitalität der Spermatozoen erhalten werden. Die Gefrierfähigkeit menschlicher Spermatozoen ist individuell sehr unterschiedlich und kann im Einzelfall nicht vorhergesagt werden. Daher wird zur prognostischen Orientierung ein Kunststoffröhrchen sofort wieder aufgetaut und die noch bestehende Spermatozoenmotilität beurteilt. Dabei zeigt sich immer ein Abfall der Motilität, der zwischen 20 % und 100 % des Ausgangswertes betragen kann. Im Mittel beträgt der Verlust motiler Spermatozoen 40 % bis 50 %. Dank der neuen ICSI-Methode ist dieser Motilitäts- und Qualitätsverlust der Spermatozoen heute nicht mehr so entscheidend wie zu Zeiten der IUI oder IVF.

Nach Durchführung einer Chemotherapie oder Bestrahlung sollte in jährlichen Abständen der Fertilitätsstatus des Mannes erhoben werden. Ist es zu einem Wiedereinsetzen der Spermiogenese gekommen, kann das Kryospermadepot aufgelöst werden. Wenn dies nicht der Fall ist und Kinderwunsch besteht, werden zum Zeitpunkt des Eisprungs der Partnerin zwei bis fünf Pailletten an den Patienten abgegeben. Beim Gynäkologen wird das Kryosperma bei 37 °C aufgetaut und die motilen Spermatozoen werden mittels Swim-up oder Percoll-Gradientenzentrifugation angereichert. Anschließend wird inseminiert oder eine IVF beziehungsweise ICSI durchgeführt.

Andrologische Therapie in Kürze

Gonadotropine:	hypogonadotroper Hypogonadismus anschließend Testosteron-Dauersubstitution
Antibiotika:	Samenwegsinfektion
Sympathotonika, Anticholinergika:	Samentransportstörungen
Kallikrein (empirisch, unsichere Wirkung):	Spermienmotilitätstörung
Pentoxifyllin (empirisch, unsichere Wirkung):	Spermienmotilitätstörung
Folsäure (empirisch, unsichere Wirkung):	Spermiogenesestörung
Operative Therapie:	Reanastomose n. Vasektomie MESA TESE
Gynäkologische Therapie:	IUI GIFT IVF ICSI ICSI in Verbindung mit MESA/TESE

6.8 Therapeutische Überlegungen bei ungeklärter Sterilität

Das Fehlen einer medizinisch erklärbaren Ursache der ungewollten Kinderlosigkeit führt oft zu einer viel gravierenderen Belastung des Paares als die Diagnose einer verständlichen Ursache, z. B. eines tubaren Schadens. Die Chance auf eine Schwangerschaft pro Zyklus nimmt nach 2 Jahren unerklärter Kinderlosigkeit auf etwa 5% ab. Folglich sind für diese Patientinnen auch besonders hohe Anforderungen an die Beratung gestellt. Ein abwartendes Vorgehen empfiehlt sich nur bei jungen Patienten unter 30 Jahren und einer Dauer des unerfüllten Kinderwunsches von 1 max. 2 Jahren, zumal bereits ab 30

Jahren eine beginnende Abnahme der Fertilität nachweisbar ist. Ziel muß es andererseits sein, die Patientinnen vor einem verfrühten Eintreten in aktive Sterilitätstherapie zu bewahren, die im Falle der ausbleibenden Schwangerschaft schnell bis zur IVF führen kann. Ist die reproduktionsmedizinische Betreuung erst angelaufen, wird jede Unterbrechung oder gar ein Wechsel wieder weg von reproduktionsmedizinischen Maßnahmen schnell als Rückschritt und Niederlage empfunden. Der Zeitpunkt, zu dem eine psychotherapeutische Begleitung eingeleitet werden sollte, ist individuell sehr unterschiedlich. Bei älteren Patientinnen in der 2. Hälfte des 4. Lebensjahrzehnts macht allein die altersabhängig rasch abnehmende Chance auf Spontankonzeption eine abwartende Strategie unmöglich. Allerdings müssen diese Patientinnen über die auch bei Einsatz reproduktionsmedizinischer Maßnahmen reduzierten Aussichten genau aufgeklärt werden.

6.9 Einsatz reproduktionsmedizinischer Maßnahmen

Die Entwicklung reproduktionsmedizinischer Maßnahmen hat das therapeutische Rüstzeug in ungeahntem Maße revolutioniert und die Ausweitung des Teilgebietes «**Sterilitätstherapie**» zur «**Reproduktionsmedizin**» wesentlich gestaltet. Trotz der guten Erfolge, die mit reproduktionsmedizinischen Techniken erzielt werden, muß ihre Anwendung aber kritisch und genau indikationsbezogen erfolgen. Nur so können sie ihren Platz im Gesamtkonzept «Therapie des unerfüllten Kinderwunsches» behaupten und gegen häufig angeführte Vorurteile und Bedenken verteidigt werden.

6.9.1 Spektrum der Maßnahmen

Seit der die moderne Reproduktionsmedizin grundlegend wandelnden und prägenden Einführung der In vitro Fertilisation in die klinische Routine mit der Geburt von Louise Brown 1978 ist eine fast unüberschaubare Fülle reproduktionsmedizinischer Techniken erprobt worden. Zur besseren Unterscheidung kann vereinfachend nach Maßnahmen der extrakorporalen Befruchtung und Maßnahmen, die eine Befruchtung im natürlichen Milieu, d.h. in der Tube, zum Ziele haben, unterschieden werden (Tab. 6.18).
    Von diesen Methoden haben heute nur einige wenige klinische Bedeutung:
- die intrauterine Insemination (IUI)
- der intratubare Gametentransfer (GIFT)
- die In vitro Fertilisation (IVF-ET)
- die intrazytoplasmatische Spermieninjektion (ICSI, auch mit MESA/TESE)
- der tubare Embryo- oder Zygotentransfer (ZIFT, TET, TV-TEST).

Tab. 6.18: Maßnahmen der künstlichen Befruchtung

extrakorporale, «in vitro» Befruchtung:	«in vivo» Befruchtung:
In vitro Fertilisation IVF intratubarer Zygotentransfer ZIFT tubarer Embryotransfer TET partielle Zonadissektion PZD subzonale Insemination SUZI intrazytoplasmatische Spermainjektion ICSI	zervikale Insemination mit Portiokappe intrauterine Insemination IUI intratubare Insemination intratubarer Gametentransfer GIFT intraperitoneale Insemination IPI direkter Oozyten- und Spermientransfer DOST

6.9.2 Ovarielle Stimulation vor reproduktionsmedizinischen Maßnahmen

Über 90% der Eizellentnahmen für IVF oder GIFT werden nach vorangegangener hormoneller Stimulationsbehandlung durchgeführt. Hauptziel der Stimulationsbehandlung ist die Gewinnung von mehreren Oozyten, um z.B. beim Gametentransfer bis zu 3 Oozyten und bei der IVF ein Maximum von 3 Embryonen übertragen zu können. Die Chance auf Schwangerschaft ist direkt von der Zahl der transferierten Oozyten bzw. Embryonen abhängig, wobei eine Beschränkung auf die Zahl 3, wie im Embryonenschutzgesetz verankert, das Mehrlingsrisiko in vertretbarem Umfang begrenzt. Ohne die kontrollierte Eizellentnahme birgt der Einsatz dieser im Folgenden vorgestellten Stimulationsprotokolle ein hohes Risiko für die Entstehung höhergradiger Mehrlingsschwangerschaften!

Alle derzeit eingesetzten Protokolle basieren auf einer follikulären Stimulation mit **Gonadotropinen**. Grundsätzlich muß zwischen Protokollen mit **ovarieller Down-Regulation** mit GnRH-Analoga und Protokollen ohne GnRH-Analoga unterschieden werden. Sinn der GnRH-Analoga ist die Vermeidung eines vorzeitigen LH-Anstiegs während der Stimulationsbehandlung durch eine frühzeitige Entleerung der hypophysären Gonadotropinspeicher und eine Desensitivierung der Hypophyse für GnRH. Auf diese Weise ist der positive Feed back zwischen Ovar und Hypophyse entkoppelt. Zusätzlich sollen die bekannten negativen Einflüsse des endogenen LH auf die Follikelreifung minimiert werden.

Gonadotropinstimulation ohne GnRH-Analoga

Das klassische Schema von McBain (1984) mit Clomifen und HMG hat an Bedeutung verloren und findet lt. deutscher Statistik nur noch in 6% der Stimulationsschemata Anwendung.

Zur Stimulation der Follikelreifung stehen 2 unterschiedliche Gonadotropinpräparationen zur Verfügung:

HMG = humanes Menopausengonadotropin
(Pergonal®, Humegon®, Menogon®)
FSH = follikelstimulierendes Hormon (Fertinorm HP®, Gonal-F®, Puregon®)

Während FSH-Präparate fast ausschließlich FSH in hochgereinigter Form enthalten, ist HMG eine Mischung aus je 75 IE LH und FSH mit einem hohen Anteil urinärer Fremdproteine (siehe auch 6.2.3). Allen Protokollen gemeinsam ist die Behandlung nach standardisiertem Schema bis zum einschließlich 7. Zyklustag. Ab dem 8. Zyklustag wird der Stimulationsverlauf mit täglicher Vaginosonographie und Bestimmung von 17ß-Östradiol, LH und Progesteron individuell überwacht und die adäquate tägliche Dosierung festgelegt. Die gängigsten Schemata sind in Tab. 6.19 zusammengefaßt.

Tab. 6.19: Gonadotropinstimulation ohne simultane Downregulation für IVF/GIFT etc.

Präparat	Dosierung
HMG/FSH	2 Amp. tgl. i.m./s.c. ab Tag 3 individuelle Steigerung je n. Sono und E2 ab Tag 5 = aufsteigendes Protokoll
HMG/FSH	3–4 Amp. tgl. i.m./s.c. an Tag 3 und 4 anschließend 2 Amp. tgl. bis zur Ovulationsinduktion = absteigendes Protokoll

Gonadotropinstimulation mit GnRH-Analoga

Die HMG/FSH-Stimulation wird im Zyklus mit GnRH-Analoga ergänzt. Die Dosierung der Gonadotropine ähnelt den oben angeführten Schemata. Ergänzend findet auch ein Schema mit durchgehend gleichbleibender Dosierung der Gonadotropine Anwendung.

Grundsätzlich können die GnRH-Analoga auf 2 völlig verschiedene Weisen eingesetzt werden, als sog. long protocol oder als short protocol (Hughes et al., 1992, Tan et al., 1994).

Kurzprotokolle nützen die initiale durch GnRH-Analoga bedingte hypophysäre Ausschüttung der körpereigenen gonadotropen Hormone zur Follikelstimulation mit. Der Stimulationsverlauf ist daher im Vergleich zu langen Protokollen kürzer bei einem geringeren Verbrauch von Gonadotropinen. In

Tab. 6.20: GnRH-Analoga für die GIFT-/IVF-Stimulation o.ä.

Buserelin:	Nasalsprays, Suprefact tgl. 5x2 Hub, Suprecur tgl. 3x1 Hub
Triptorelin:	s.c. Injektion, Decapeptyl tgl. 0,1 mg, auch als Depotpräparat zur i.m. Injektion im Handel
Leuprorelin:	Enantone, derzeit nur als Depotpräparat im Handel
Nafarelin:	Nasalspray Synarela tgl. 2x1 Hub
Goserelin:	Zoladex, derzeit nur als Depotpräparat im Handel

Tab. 6.21: Gonadotropinstimulation mit simultaner Downregulation

long protocol	GnRH-Analoga ab 23. Tag des Vorzyklus durchgehend bis zur Eizellgewinnung, am 3. Zyklustag Beginn der Gonadotropingabe
oder	GnRH-Analoga ab dem 1. Zyklustag durchgehend bis zur Eizellgewinnung, Beginn der Gonadotropingabe erst ab Bestätigung der Downregulation ab dem ca. 12. Tag
short protocol	GnRH-Analoga ab dem 1. Zyklustag durchgehend bis zur Eizellgewinnung, am 3. Zyklustag Beginn der Gonadotropingabe

der Literatur wird den langen Protokollen eine höhere Schwangerschaftsrate zugeschrieben, die am ehesten auf eine weitgehende Ausschaltung der negativen Einflüsse des endogenen LH auf die Follikulogenese zurückzuführen ist.

Im Unterschied zur Überwachung in Stimulationszyklen ohne GnRH-Analoga erlaubt der Einsatz von GnRH-Analoga zudem eine bessere Stimulationskontrolle. Aufgrund der Entkoppelung zwischen Hypophyse und Ovar kann zur Zyklusüberwachung in der Routine auf die Bestimmung von LH und Progesteron verzichtet werden. Die Wahl des Zeitpunktes der Ovulationsinduktion stützt sich dann ausschließlich auf den sonographischen Befund und den Anstieg des 17ß-Östradiol. Die Ovulation wird nach adäquatem Östradiolanstieg und einem Leitfollikel von 16–17 mm Durchmesser mit 10.000 IE HCG i.m. 36 Stunden vor der geplanten Eizellgewinnung ausgelöst.

Tab. 6.22: HCG-Präparate

Substanz	Handelsname
HCG	Pregnesin® (i.m./s.c.)
	Predalon® (i.m.)
	Choragon® (i.m.)
	Primogonyl® (i.m.)

Risiken und Nebenwirkungen

Die Gonadotropinstimulation ist im wesentlichen mit dem Risiko der Entwicklung eines ovariellen Überstimulationssyndroms (**OHSS**) und mit einem allerdings durch die gezielte Eizellgewinnung kalkulierbaren **Mehrlingsrisiko** behaftet. Als Risikofaktoren für die Entwicklung eines OHSS werden die Zahl der Follikel sowie der Östradiolspiegel zum Zeitpunkt der Ovulationsinduktion betrachtet. Grenzwerte sind dabei aber nicht definierbar.

Bei erhöhtem OHSS-Risiko können prophylaktische Maßnahmen zum Einsatz kommen, z.B. Gabe von Humanalbumin bzw. HAES während der Follikelpunktion i.v. und Supplementation der Lutealphase mit Progesteron anstelle von HCG (Asch et al., 1993, Shoham et al., 1994). Hier hat sich insbesondere die orale Applikation von bis zu 600 mg natürlichem Progesteron (z.B. Utrogestan) über 14 Tage bewährt.

Tab. 6.23: Stadieneinteilung des OHSS

leichte Überstimulation
Grad 1: gespanntes Abdomen
Grad 2: Symptom von Grad 1 plus Übelkeit, Erbrechen, Diarrhoe, vergrößerte Ovarien 5–12 cm

mäßige Überstimulation
Grad 3: Symptome der leichten Überstimulation plus Aszites im Ultraschall

schwere Überstimulation
Grad 4: Symptom der mäßigen Überstimulation plus klinisch Aszites und/oder Hydrothorax oder Dyspnoe
Grad 5: zusätzlich zu Grad 4
Hämokonzentration, Gerinnungsstörungen, eingeschränkte Nierenfunktion

(n. Golan 1989)

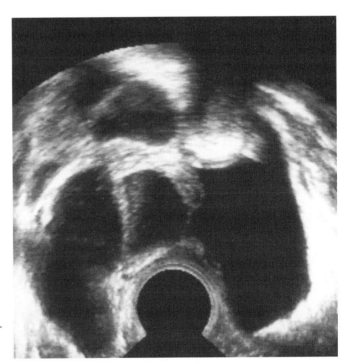

Abb. 6.4: Ovarielles Überstimulationssyndrom, vaginosonographisches Bild.

Ein OHSS I–III kann praktisch immer infolge der hormonellen Stimulation auftreten. Die Therapie setzt erst bei höherem Schweregrad ein und ist ausschließlich symptomatisch. Ab Grad IV muß die stationäre Überwachung mit Elektrolyt- und Wasserbilanzierung und low dose Heparinisierung erwogen werden.

Das Vollbild des OHSS Grad V macht in Einzelfällen Intensivtherapie mit

Eiweiß-, Elektrolyt- und Wasserbilanzierung, Heparinisierung und Gabe von Plasmaexpandern erforderlich. Die Gabe von Diuretika ist nur indiziert, falls im Rahmen eines sich abzeichnenden Nierenversagens angezeigt. Wichtigste Komplikationen sind Thromboembolien, Niereninsuffizienz, ARDS, Ovarialzystenruptur und Stieldrehung.

Tab. 6.24: Therapie des OHSS

Prophylaxe?:	1000 ml Humanalbumin 5% bzw. HAES intraoperativ i.v.?
Flüssigkeitssubstitution:	2000–3000 ml/Tag Elektrolytlösung i.v.
Eiweißsubstitution:	Humanalbumin 20% 3x50 ml/Tag
Thromboseprophylaxe:	2x5000 IE Heparin/Tag
Lutealsubstitution:	Progesteron (Utrogestan) 600 mg/Tag oral, kein HCG

Karzinominduktion

Ausgelöst durch die Publikation von Alice Whittemore (1992) ist über ein möglicherweise erhöhtes Risiko für Ovarialkarzinome durch ovarielle Stimulationstherapie seit 1992 intensiv diskutiert worden.

Die Bewertung dieser Daten ist nicht eindeutig. Es wurde nicht untersucht, ob die Behandlung an sich, die der Infertilität zugrunde liegende Störung oder diagnostische bias die Ergebnisse erklären. Ein Kausalzusammenhang ist nicht gezeigt worden. Aussagen zur Art der Behandlung und zur Indikation konnten in dieser Analyse nicht gemacht werden.

Das Risiko, an einem Ovarialkarzinom bis zum 85. Lebensjahr zu erkranken, wird in dieser Arbeit mit 1,5% angegeben und war bei Frauen mit anamnestisch erfaßter ovarieller Stimulation auf 4,5% erhöht. Die Autoren geben zudem an, daß der risikoreduzierende Effekt einer Schwangerschaft den negativen Einfluß der Therapie mehr als aufhebt. Letztlich lassen sich derzeit keine sicheren Belege für ein erhöhtes Karzinomrisiko nachweisen. Größere Studien, z.B. mittels des israelischen zentralen Krebsregisters, versprechen weitere Information. Die zweite bedeutende Publikation zur Karzinominduktion nach hormoneller Therapie betrifft die Stimulation mit Clomifen und wird unter 6.2.1 besprochen.

Gonadotropinstimulation in Kürze

Indikation:	ovarielle Hyperstimulation für Maßnahmen der künstlichen Befruchtung mit gezielter Eizellentnahme
Protokolle:	HMG/FSH ohne GnRH-Analoga
	HMG/FSH mit GnRH-Analoga (long und short protocol)
Überwachung:	Sonographie und E2 ab Zyklustag 8 tgl., fakultativ LH und Progesteron
	Ovulationsinduktion mit 10.000 HCG ab Leitfollikelgröße >16–17 mm und adäquatem E2-Anstieg
Risiken:	OHSS, Mehrlingsschwangerschaft

6.9.3 Intrauterine Insemination

Die intrauterine Insemination (**IUI**) stellt aufgrund ihrer einfachen und wenig belastenden Durchführbarkeit nach wie vor das am häufigsten geübte Verfahren reproduktionsmedizinischer Techniken dar. Ihre Hauptindikation ist die andrologisch bedingte Subfertilität. Außerdem wird die IUI bei einem großen Spektrum sonstiger Indikationen eingesetzt (Tab. 6.25).

Tab. 6.25: Indikationen der IUI

männliche Subfertilität
gestörte Sperma-Zervikalmukus-Interaktion
immunologische Sterilität (umstritten)
Impotentia coeundi
retrograde Ejakulation

Bei Kombination mit ovarieller Stimulationsbehandlung muß das bei Heranreifen von mehr als 3 Follikeln schwer kalkulierbare Mehrlingsrisiko beachtet und gegen das Ausmaß des andrologischen Faktors bewertet werden. Die früher verbreitet angewendete Insemination mit Hilfe einer Portiokappe oder die intrazervikale Insemination haben im Vergleich zur intrauterinen Insemination weitgehend an Bedeutung verloren.

Bei der IUI werden mit Hilfe eines intrauterinen Inseminationskatheters ca. 300 µl Samen nach Aufbereitung in das Cavum uteri zum Ovulationszeitpunkt eingebracht. Eine Wiederholung der intrauterinen Insemination nach 24 Stunden trägt nicht zu einer signifikanten Verbesserung der Schwangerschaftsraten bei.

Eine **Aufbereitung des Samens** ist vor der intrauterinen Applikation aus mehreren Gründen notwendig. Zum einen wird eine Kapazitation erreicht, zum anderen werden die motilen Spermien isoliert und das seminale Plasma mit Leukozyten, Prostaglandinen und Bakterien eliminiert. Leukozytäre Beimen-

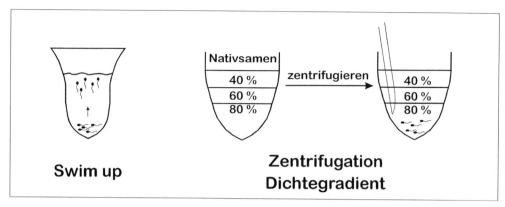

Abb. 6.5: Samenaufbereitung, Schema swim up – Dichtegradientenzentrifugation.

gungen führen zu vermehrter Freisetzung von Sauerstoffradikalen (engl. ROS = reactive oxygen species, Aitken und Clarkson, 1988, Barratt et al., 1990), die das Fertilisierungsvermögen der normalen Spermienpopulation im Ejakulat beeinträchtigen. Seminalplasma selbst enthält Faktoren, die ihrerseits das Fertilisierungsvermögen der Spermien herabsetzen. Prostaglandine können uterine Krämpfe, Übelkeit und Hypotension verursachen.

Insbesondere bei zu erwartend eingeschränktem Spermiogramm kann eine erste Auftrennung als sogenanntes split Ejakulat sinnvoll sein. Dazu ejakuliert der Mann nach Masturbation in 2 verschiedene Gefäße. Die erste Portion des Ejakulats enthält den Großteil der Spermien, während im restlichen Ejakulat Bestandteile des seminalen Plasmas überwiegen.

Zur Selektion progressiv motiler Spermien sind in der Routine vor allem **swim up**-Techniken und die Zentrifugation mit Dichtegradienten (z.B. **Percoll**®, Pharmacia) von Bedeutung.

Swim up-Methode

Bei der swim up-Methode erfolgt eine Selektionierung der motilen Spermien durch Aufschwimmen der motilen Spermien in das überschichtete Medium. Diese Technik ist ein einfaches Verfahren zur Selektion der motilen Spermien (Berger et al., 1985).

Nachteile sind

- die Schädigung der normalen Spermienpopulation durch während der Zentrifugation der Samenprobe freigesetzte freie Radikale aus der pathologischen Spermienfraktion
- die geringe Ausbeute bei schlechter Eigenmotilität oder niedrigem Ejakulatvolumen – und die Freisetzung von Sauerstoffradikalen bei Leukozytenkontamination

Tab. 6.26: Technik der swim up-Aufbereitung

0,5–1,5 ml Sperma mit ca. 3 ml Medium in einem sterilen Falconröhrchen
mit Verschlußkappe gut mischen
10 Minuten zentrifugieren (1200 U/min)
Überstand abgießen
erneut ca. 3 ml Medium hinzufügen
10 Minuten zentrifugieren (1200 U/min)
dekantieren
ca. 0,3 bis 0,4 ml Medium vorsichtig überschichten
45 Minuten im Inkubator inkubieren
Überstand abpipettieren und auszählen

Percoll-Dichtezentrifugation
Bei der Percoll-Dichtezentrifugation erfolgt die Selektion motiler Spermien durch passive Auftrennung über einen Dichtegradienten. Dadurch werden Verunreinigungen, immotile Spermien und Fehlformen an den verschiedenen Gradienteninterphasen zurückgehalten. Die Fraktion der motilen Spermien sammelt sich im Bodensatz und kann durch das Percoll hindurch leicht mit einer Pipette aufgenommen werden.

Tab. 6.27: Technik der Percoll-Aufbereitung

2 ml Sperma auf den Gradienten überschichten ohne zu mischen
20 Minuten zentrifugieren (1200 U/min)
durch den Gradienten hindurch Pellet vorsichtig abpipettieren
Pellet mit 1 ml bzw. für IUI mit 300 µl Ham's F10 mischen
Spermienzahl bestimmen

Vorteile sind

- die hohe Ausbeute auch bei geringer Eigenmotilität
- der geringe tägliche Zeitaufwand
- die Vermeidung der Freisetzung freier Radikale durch Präparation der motilen Fraktion aus seminalplasmahaltigem Sperma

Nachteil ist

- die Notwendigkeit einer wöchentlichen Vorbereitung frischer Percollstammlösung

Bei andrologischem Faktor sollten vor invasiven sterilitätstherapeutischen Maßnahmen 3 bis 6 Inseminationszyklen durchgeführt werden. Die Erfolgschancen dürfen jedoch nicht zu optimistisch eingestuft werden. In der europäischen Sammelstatistik von Sunde und Kahn (1988) wird über 7,4% Schwangerschaften nach IUI bei andrologischem Faktor berichtet. Allen et al.(1985)

fanden in einer Metaanalyse aus 18 Publikationen Schwangerschaftsraten zwischen 0 und 62% bei einer mittleren Angabe von 28%.

Der Nutzen der IUI ohne simultane Superovulation bei mäßiggradigem andrologischem Faktor ist schwer zu bewerten (Glezerman, 1986). Kerin und Quinn (1987) fanden keinen Unterschied zu einer Kontrollgruppe mit alleinigem Zyklusmonitoring. Es wird daher die intrauterine Insemination häufig mit einer hormonellen Stimulation zur Erzielung eines multifollikulären Wachstums kombiniert. Vor allem bei idiopathischer Sterilität (in den deutschen Richtlinien nicht vorgesehen!) kann die Kombination von IUI und Superovulation durch Gonadotropine zu Schwangerschaftsraten bis 30% führen, allerdings belastet durch ein schwer zu kontrollierendes Mehrlingsrisiko (Serhal et al., 1988).

6.9.4 GIFT

Der intratubare Gametentransfer ist die am weitest entwickelte reproduktionsmedizinische Technik, die die Fertilisation im natürlichen Umfeld des Eileiters zum Ziel hat. Die Methode setzt daher eine **intakte Tubenfunktion** voraus. Der Gametentransfer wurde erstmals von Tesarik et al. (1983) beschrieben, die den intratubaren Gametentransfer per laparotomiam im Rahmen einer mikrochirurgischen Salpingostomie durchführten. Verbreitung und ihre endgültige Namensgebung «GIFT» fand die Methode durch Ricardo Asch (1984). Beim Gametentransfer werden bis zu 3 Oozyten mit je 100.000 motilen Samenzellen unmittelbar an den Ort der natürlichen Befruchtung, d.h. in den ampullären Teil des Eileiters, auf laparoskopischem Wege eingebracht. Befruchtung und Transport des Embryos zum Cavum uteri entsprechen somit dem natürlichen Geschehen. Damit wird im Unterschied zur IVF auf eine Befruchtung außerhalb des Körpers verzichtet.

Transvaginale, intratubare Techniken, die den laparoskopischen Zugang vermeiden könnten, haben aufgrund ihrer schlechteren Erfolgsraten den laparoskopischen Ansatz noch nicht verdrängen können (Strowitzki et al., 1993).

Technischer Ablauf
Nach hormoneller Superovulation mit Gonadotropinen und 36 Stunden nach Ovulationsinduktion mit HCG werden die Follikel unter laparoskopischer Kontrolle punktiert. Dazu wird nach Einführen des Laparoskops über eine subumbilikale Inzision in der medialen Schamhaargrenze über Zweiteinstich

Tab. 6.28: Indikationen für GIFT

einige Formen männlicher Subfertilität
idiopathische Sterilität (mindestens 3 Jahre nach Ausschöpfen aller konservativen Therapiemaßnahmen)
einige Formen von Genitalpathologie (z.B. Endometriose)

Einsatz reproduktionsmedizinischer Maßnahmen

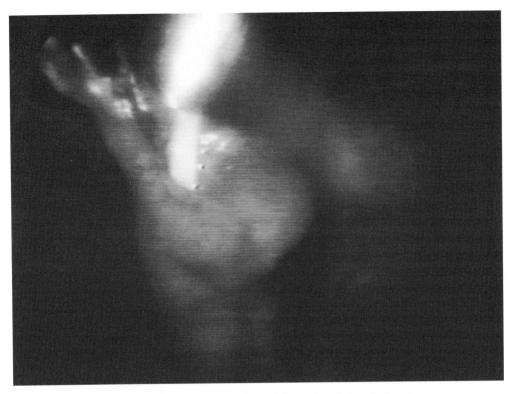

Abb. 6.6: GIFT. Katheter in die Tube eingeführt, laparoskopischer Befund.

eine atraumatische Faßzange zur Fixierung von Ovar und Tube eingebracht. Ein Dritteinstich im rechten Unterbauch wird für die Punktionsnadel und anschließend für den Transferkatheter genutzt. Nach Punktion aller Follikel werden bis zu 3 Oozyten ausgewählt, mit dem Samen in den Transferkatheter aufgezogen und in gleicher Narkose möglichst tief ampullär in eine der beiden Tuben bei einem maximalen Gesamtvolumen von 150 µl transferiert. Die Gesamtdauer des Eingriffs beträgt 20 Minuten, die Patientinnen können wie bei anderen tageschirurgischen ambulanten Eingriffen am Abend des gleichen Tages entlassen werden.

Ergebnisse
Der intratubare Gametentransfer stellt bei gegebener Indikation die derzeit erfolgreichste Technik aller Maßnahmen der künstlichen Befruchtung dar, wobei die Schwangerschaftsraten in führenden Zentren konstant über 30% pro Punktion liegen. Nach Angaben des bundesdeutschen Registers wurden in der Bundesrepublik 1994 allerdings nur 829 Eingriffe im Vergleich zu mehr als 16.000 In vitro Fertilisationen durchgeführt. Obwohl GIFT und IVF für unterschiedliche Patientengruppen in Frage kommen und nicht als kompetitive, sondern vielmehr additive Methoden einzustufen sind, findet sich im deutschen

Kassenrecht ein weitgehend identisches Indikationsspektrum (siehe auch 6.7 und 10.2). Bei gegebener Tubenpassage geben wir dem intratubaren Gametentransfer als Form der in vivo Befruchtung trotz der erforderlichen Laparoskopie eindeutig den Vorzug.

Tab. 6.29: GIFT-Ergebnisse

	deutsche Statistik 1994	Großhadern 1993
Zahl der Zentren	23	–
Zahl der Punktionen	829	119
Schwangerschaftsrate	31%	32,7%
Aborte	15,7%	25,6%
EUG	5,5%	10,2%
Mehrlinge	37,6%	7,6%

Intratubarer Gametentransfer (GIFT) in Kürze

Definition:	Einbringen von Samen und Eizellen in die Tube
Indikationen:	idiopathische Sterilität, androl. Subfertilität, Genitalpathologie
Technik:	laparoskopische Follikelpunktion nach hormoneller Stimulation
	Transfer von 3 Oozyten und je 100.000 motilen Spermien in die Ampulle der Tube
Ergebnisse:	Schwangerschaftsrate von ca. 30% pro Punktion

6.9.5 IVF

Seit der Geburt des ersten Babys nach extrakorporaler Befruchtung in England 1978 hat die In vitro Fertilisation rasante Verbreitung gefunden (Steptoe und Edwards, 1978). Weltweit betrug die Zahl der durchgeführten Punktionen 1993 bereits mehr als 87.000, in Deutschland stieg die Zahl von 742 im Jahre 1982 über 7.343 im Jahre 1990 auf 16.175 im Jahre 1994.

Unter In vitro Fertilisation versteht man grundsätzlich die Befruchtung einer Eizelle mit dem Samen des Mannes außerhalb des Körpers. Der so entstandene Embryo wird anschließend in den Uterus der Mutter retransferiert.

Tab. 6.30: Indikationen für IVF

tubarer Faktor
androl. Subfertilität
idiopathische Sterilität?

Die klassische Indikation zur In vitro Fertilisation stellt demnach die Umgehung der Eileiterpassage dar und war ursprünglich streng auf den mikrochirurgisch nicht korrigierbaren Tubenschaden beschränkt. Diese enge Indikationsstellung wird heute nicht mehr aufrechterhalten. Der Indikationskatalog lt. deutschen Richtlinien (siehe auch 10.2) hat sich zunehmend erweitert und weist heute weitreichende Überlappung mit den Indikationen für GIFT auf.

Die tubare Indikation beträgt nach bundesdeutscher Statistik nur noch 55,9% der IVF-Punktionen. Insbesondere die zunehmend großzügige Anwendung der IVF bei idiopathischer Sterilität und die Ausweitung auf die andrologische Subfertilität auch in Kombination mit Maßnahmen der erleichterten Fertilisation haben die Zahl der IVF-Punktionen sprunghaft steigen lassen. In diesen Fällen sollte die IVF allerdings als die am weitesten in die menschliche Fortpflanzung eingreifende Methode ausschließlich als ultima ratio angesehen werden (siehe auch 6.7).

Technischer Ablauf
Bis Ende 1985 wurde die Follikelpunktion überwiegend auf laparoskopischem Wege vorgenommen. Heute werden die Eizellen praktisch ausschließlich **transvaginal** unter sonographischer Kontrolle gewonnen. Die Follikelpunktion findet analog dem GIFT 34 bis 36 Stunden nach der HCG-Gabe statt. Die Punktion kann ambulant unter Analgosedierung durchgeführt werden und dauert durchschnittlich 10 Minuten.

Die Inkubation der Eizellen erfolgt nach lichtmikroskopischer Beurteilung in entsprechendem Kulturmedium (z.B. Ham's F10, EBSS, Menezo's B2, Medi-

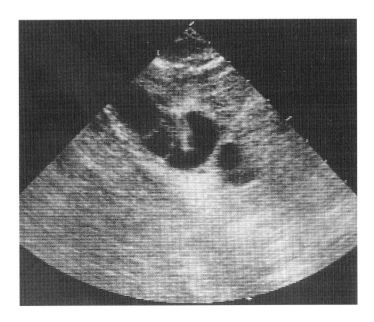

Abb. 6.7: IVF. Vaginosonographisch überwachte Follikelpunktion.

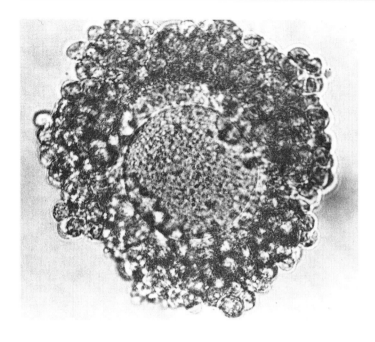

Abb. 6.8: Eizelle mit umgebender Granulosa.

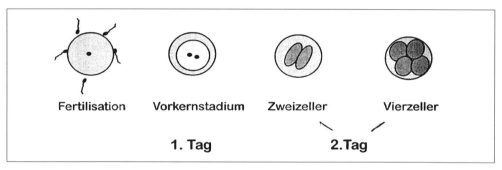

Abb. 6.9: Entwicklungsstadien des menschlichen Embryos.

cult). Nach bis zu 4 Stunden Vorinkubation werden die Oozyten mit je 50.000 bis 100.000 motilen Spermatozoen inseminiert.

18 Stunden nach der Insemination werden die Zellen auf das Vorhandensein von 2 Vorkernen als Zeichen der regelrechten Fertilisation überprüft. Triploide Stadien können somit sicher identifiziert werden. 2 Tage nach der Insemination der Oozyten wird das embryonale Teilungsstadium begutachtet. Nach Embryonenschutzgesetz ist die Zahl der zu befruchtenden Eizellen und somit der entstehenden Embryonen auf 3 begrenzt.

Der uterine Transfer der Embryonen erfolgt typischerweise im Vierzellstadium etwa 48 Stunden nach der IVF atraumatisch mit Hilfe eines flexiblen Katheters. Der Transfer wird ambulant in Steinschnittlage vorgenommen, ohne daß eine Analgesie notwendig ist. Auf die die Patientin vor allem psychisch belastende Knie-Ellenbogen-Lage für den Transfer kann verzichtet werden.

Wie bei GIFT, so entscheidet auch nach IVF der Grad der ovariellen Stimulation die Supplementation der Lutealphase. Dazu werden entweder HCG-Injektionen in verschiedenen Zeitabständen und Dosierungen oder natürliches Progesteron oral oder intravaginal bis zu 600 mg pro Tag eingesetzt.

Ergebnisse
Weltweit sind bis 1993 etwa 112.000 Kinder nach IVF geboren worden, allein in der Bundesrepublik mehr als 9.000. Die Schwangerschaftsraten nach IVF haben sich in den letzten Jahren weltweit nicht wesentlich verändert, liegen bei etwa 20 bis 25% pro Embryotransfer und sind sehr vom jeweils zugrundeliegenden Indikationsspektrum abhängig. Während mit Ausnahme von Fällen der extremen andrologischen Subfertilität die Befruchtungs- und Transferraten mit etwa 75% zufriedenstellende Ergebnisse aufweisen, ist die Verbesserung der Schwangerschaftsraten pro Embryotransfer ein nach wie vor nicht gelöstes Problem. Versuche mit Fibrinklebung (Feichtinger et al., 1992) oder «assisted hatching» (Cohen, 1990), d.h. das Eröffnen der den Embryo umgebenden Zona pellucida bereits in vitro, haben nicht den erhofften Durchbruch erbracht.

Tab. 6.31: IVF-Ergebnisse

	deutsche Statistik 1994
Zahl der Zentren	75
Zahl der Punktionen	16.175
Transferrate	74%
Schwangerschaftsrate/Punktion	18,5%
Schwangerschaftsrate/ET	25%
Aborte	19,5%
EUG	4,1%
Mehrlinge	20,2%

Um dem ratsuchenden Paar ein möglichst wirklichkeitsnahes Bild von den Chancen zu vermitteln, mit Hilfe der In vitro Fertilisation ein Kind zu bekommen, haben sich die Berechnung der Geburtenrate pro Punktion, die sogenannte «baby take home rate» und die kumulative Geburtenrate nach z.B. 4 IVF-Versuchen in Anlehnung an das deutsche Kassenrecht als sinnvoll erwiesen. Die Geburtenrate pro Punktion liegt weltweit bei etwa 11%, d.h. für jede 10. Frau, die einen Behandlungszyklus einschließlich der Eizellentnahme hinter sich bringt, erfüllt sich mit diesem Versuch der Wunsch nach einem Kind.

Die Abortinzidenz beträgt durchschnittlich 25% und ist damit identisch der Abortrate, wie sie von der hormonellen Stimulation oder anderen reproduktionsmedizinischen Techniken bekannt ist. Nach Gonadotropinstimulation mit oder ohne begleitender intrauteriner Insemination sind Abortraten von 24% bis

26% beschrieben worden. Besondere Beachtung muß die Möglichkeit ektoper Graviditäten selbst nach Embryotransfer direkt in das Cavum uteri finden. Die Rate wird mit etwa 5% angegeben und kann bei ausgeprägtem tubaren Schaden über 10% liegen. Mit Ausnahme der Entstehung homozygoter Mehrlinge hat die Beschränkung auf den Transfer von 3 Embryonen das Risiko einer höhergradigen Mehrlingsgravidität eliminiert. Die Rate von Drillingsschwangerschaften nach GIFT oder IVF ist gut kalkulierbar und beträgt in der deutschen Statistik 1994 nach GIFT 8,6% und nach IVF 3,41%. Nach neueren Untersuchungen wird bei jungen Frauen ohne begleitende Fertilitätseinschränkung des Mannes eine Beschränkung auf den Transfer von 2 Embryonen empfohlen. Die mögliche Kryokonservierung von Embryonen ist in Deutschland nach Embryonenschutzgesetz unzulässig. Einzig die Kryokonservierung überzähliger Vorkernstadien kann durchgeführt werden.

In Vitro Fertilisation/Embryotransfer (IVF/ET) in Kürze

Definition: extrakorporale Befruchtung unter Umgehung der Eileiterpassage

Indikation: tubare Sterilität, andrologischer Faktor, idiopathische Sterilität

Technik: transvaginale, ultraschallgesteuerte Follikelpunktion nach hormoneller Stimulation, Insemination der Oozyten in vitro, Beurteilung des Vorkernstadiums nach 16–18 h, Transfer von 3 Embryonen meist im Vierzellstadium nach 48 h

Ergebnisse: 16.000 IVF-Punktionen in Deutschland pro Jahr, Schwangerschaftsrate pro Punktion 17%, Schwangerschaftsrate pro Transfer 20–25%

6.9.6 ICSI

Bei Patienten mit extrem eingeschränktem Samenbefund läßt sich häufig auch mit IVF keine Fertilisation erzielen. Deshalb sind verschiedene Techniken der erleichterten Fertilisation entwickelt worden.

PZD = partial zona dissection
Bei der PZD wird eine Öffnung in die die Eizelle umgebende Zona pellucida geschaffen, um den Spermatozoen das Durchdringen der Zona zu erleichtern.

SUZI = subzonal insemination
Bei der SUZI werden einige Spermien mit einer Injektionskanüle unmittelbar durch die Zona pellucida in den perivitellinen Raum transferiert.

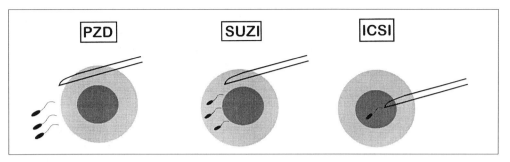

Abb. 6.10: Schema PZD – SUZI – ICSI.

ICSI = intracytoplasmic sperm injection
Bei der ICSI wird eine einzige Samenzelle mit einer Mikropipette direkt in die Eizelle injiziert (Van Steirteghem et al., 1993).

Indikation
Bisher gelten die extreme andrologische Infertilität ohne definierte Untergrenze mit Ausnahme der Azoospermie und die ausbleibende Fertilisation ungeklärter Ursache in der konventionellen IVF als erste Indikationen.

Technik
Nach der der IVF analogen Eizellgewinnung werden die Eizellen mit Hyaluronidase von den umgebenden Cumuluszellen befreit. Anschließend wird jeweils eine Oozyte in einen Mikrotropfen Kulturmedium unter Öl gebracht. Die Injektion einer einzelnen Samenzelle erfolgt mit einer Injektionspipette von 7 µm Außen- und 5 µm Innendurchmesser mit Hilfe eines Mikromanipulators. Während des Injektionsvorganges wird die Oozyte mit einer Haltepipette von 60 µm Außen- und 20 µm Innendurchmesser angesaugt und fixiert. Vorkerndiagnostik, Zellteilung und Transfer unterscheiden sich nicht von der konventionellen IVF.

Während PZD und SUZI nur unbefriedigende Resultate zeigen, sind mit ICSI hohe Schwangerschaftsraten erzielt worden. In den ersten 300 Zyklen der Brüsseler Arbeitsgruppe betrug die Fertilisationsrate pro Eizelle nach ICSI 51% im Vergleich zu 14,3% nach SUZI. Die Schwangerschaftsrate pro Embryotransfer betrug 30,4% und dies vor dem Hintergrund der extremen andrologischen Befunde.

Eine erhöhte Fehlbildungsrate ist mit ICSI bislang nicht berichtet. In einer vergleichenden Nachbeobachtung zwischen 130 Kindern nach ICSI- und 130 Kindern nach IVF-Schwangerschaften fanden sich 5 Fälle gravierender Fehlbildungen nach ICSI und 6 Fälle nach IVF (Bonduelle et al., 1994). In der pädiatrischen Nachbeobachtung konnten keine signifikanten Unterschiede festgestellt werden. Dennoch sollte allen Paaren vor ICSI sowohl eine genetische Beratung als auch eine Chromosomenanalyse mittels Chorionzottenbiopsie oder Amniocentese in einer Schwangerschaft empfohlen werden.

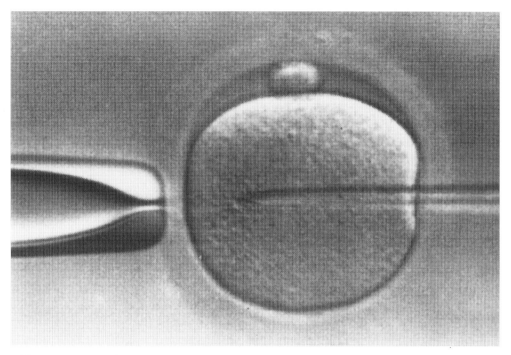

Abb. 6.11: ICSI. Injektion eines einzelnen Spermatozoons in die Eizelle, Polkörperchen bei 12 Uhr.

Bei Fällen mit Azoospermie wird heute versucht, Samenzellen aus dem Nebenhoden bzw. direkt aus dem Hodenparenchym zu isolieren. Allerdings müssen insbesondere Männer mit Aplasie der ableitenden Samenwege genetisch auf die Möglichkeit, Überträger für cystische Fibrose (Mukoviszidose) zu sein, untersucht werden. Speziell für Patienten mit hochgradiger Oligozoospermie oder mit Azoospermie ergibt sich auch heute noch in vielen Fällen trotz aller Maßnahmen der erleichterten Fertilisation eine Indikation für eine **heterologe Insemination**, d.h. für eine Samenspende. Als Gründe werden Kosten, physische Belastung durch den operativen Doppeleingriff, genetische Faktoren und nicht zuletzt frustrane ICSI-Versuche angeführt.

MESA = microsurgical epididymal sperm aspiration
Durch mikrochirurgische Freilegung eines Nebenhodenkanälchens werden einige wenige Samenzellen gewonnen und der ICSI zugeführt.

TESE = testicular sperm extraction
Bei dieser Technik wird eine Biopsie des Hodengewebes entnommen. Das Gewebe wird anschließend enzymatisch und mechanisch zerlegt und einzelne Spermien gewonnen.

6.10 Flußdiagramm des rationellen therapeutischen Vorgehens

6.10.1 Therapiestrategie idiopathische Sterilität

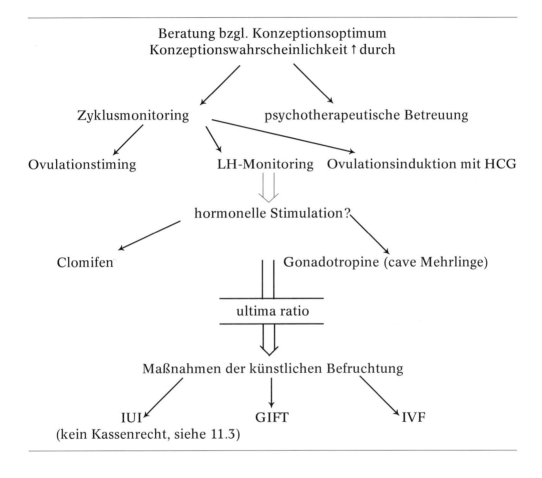

6.10.2 Therapiestrategie Ovulationsstörung

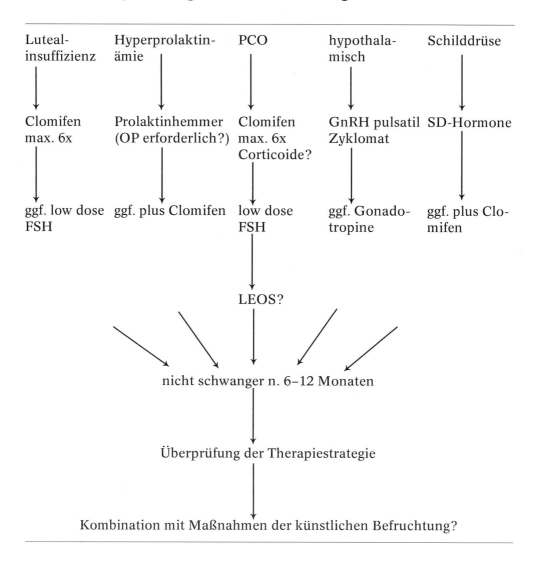

6.10.3 Therapiestrategie tubarer Faktor

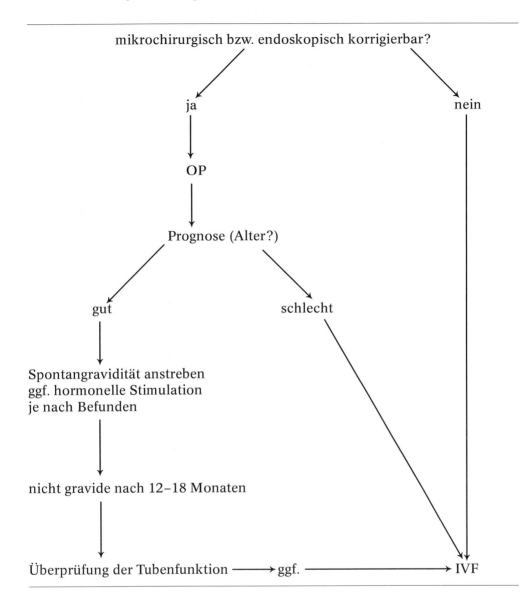

6.10.4 Therapiestrategie andrologischer Faktor

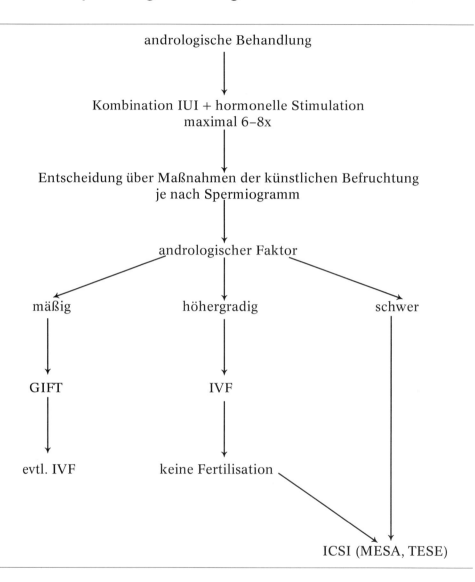

6.10.5 Therapiestrategie bei Endometriose

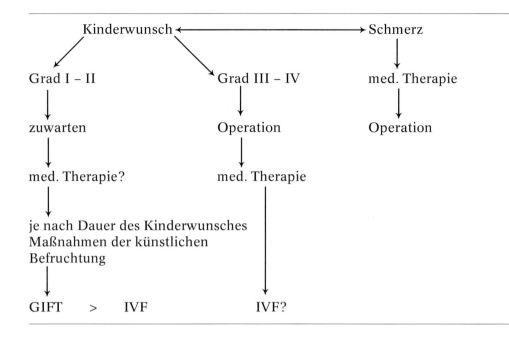

Zitate und weiterführende Literatur

Aitken RJ, Clarkson JS. Significance of reactive oxygen species and antioxidants in defining the efficacy of sperm preparation techniques. J Androl (1988) 9, 367–376

Allen NC, Herbert CM III, Maxson WS, Rogers BJ, Diamond MP, Wentz AC. Intrauterine insemination: a critical review. Fertil Steril (1985) 44, 569–580

Asch RH, Elsworth LR, Balmaceda JP, Wong PC. Pregnancy after translaparoscopic gamete intra-fallopian transfer. Lancet (1984) II, 1034–1035

Asch RH, Ivery G, Goldsman M, Frederick JL, Stone SC, Balmaceda JP. The use of intravenous albumin in patients at high risk for severe ovarian hyperstimulation syndrome. Hum Reprod (1993) 8, 1015–1020

Aeyers JWT, Peterson EP, Knight L, Grady E. Clomiphene and poor cervical mucus – ovulatory dysfunction, not «antioestrogen». 45th Annual Meeting, AFS (1989)

Barbieri RL, Evans S, Kistner RW. Danazol in the treatment of endometriosis: analysis of 100 cases with a 4-year follow-up. Fertil Steril (1982) 37, 737–746

Barratt CLR, Bolton AE, Cooke'ID. Functional significance of white blood cells in the male and female reproductive tract. Hum Reprod (1990) 5, 639–648

Berger T, Marrs RP, Moyer DL. Comparison of techniques for selection of motile spermatozoa. Fertil Steril (1985) 43, 268–273

Bonduelle M, Legein J, Buysse A, Devroey P, Van Steirteghem AC, Liebaers I. Comparative follow-up study of 130 children born after ICSI and 130 children born after IVF. Hum Reprod (1994) 9, suppl. 4, 38

Candiani GB, Vercellini P, Fedele L, Colombo A, Candiani M. Mild endometriosis and infertility: a critical review of epidemiologic data, diagnostic pitfalls, and classification limits. Obstet Gynecol Surv (1991) 46, 374–382

Canis M, Mage G, Pouly JL, Manhes H, Wattiez A, Bruhat MA. Laparoscopic distal tuboplasty: report of 87 cases and a 4-year experience. Fertil Steril (1991) 56, 616–621

Cohen J. Assisted hatching of human embryos. J In Vitro Fert Embryo Transf (1991) 8, 179–1990

Devroey P, Liu J, Nagy Z, Goossens A, Tournaye H, Camus M, van Steirteghem AC, Silber S. Pregnancies after testicular sperm extraction and intracytoplasmic sperm injection in non-obstructive azoospermia. Hum Reprod (1995) 10, 1457–1460

Dmowski WP. Danazol in the treatment of endometriosis and infertility. Prog Clin Biol Res (1982) 112, 167–186

Drawz B, Drawz G. Erfahrungen bei der Anwendung eines kombinierten Prozedere bei der Behandlung organisch bedingter Ejakulationsstörungen. Fertilität (1992) 10, 114–114

Feichtinger W, Strohmer H, Rodner KM, Goldin M. The use of fibrin sealant for embryo transfer: development and clinical studies. Hum Reprod (1992) 7, 890–893

Garcia J, Jones GS, Wentz AC. The use of clomiphene citrate. Fertil Steril (1977) 28, 707–717

Garten J. Clomifen, ein langbewährtes Stimulans für die Follikelreifung. Merrell Dow Pharma, Adam Pharma Verlag Essen (1987) 71–196

Glezerman M. Erfolg und Mißerfolg der intrauterinen Inseminationen. in: Schirren C (ed.). Fortschritte der Fertilitätsforschung. 13. Kongreßbericht, Celle, Grosse Verlag, Berlin (1986) 219

Hamilton-Fairley D, Watson H, Sagle M, Franks S. Low-dose gonadotrophin therapy of ovulation in 100 women with polycystic ovary syndrome. Hum Reprod (1991) 6, 1095–1089

Hucke J, De Bruyne F, Wangsatimur BR, Campo RL. Operative Hysteroskopie. Gynäkologe 26 (1993) 338–345

Hughes EG, Fedorkow DM, Daya S, Sagle MA, Van de Koppel P, Collins JA. The routine use of gonadotropin-releasing hormone agonists prior to in vitro fertilization and gamete intrafallopian transfer: a meta-analysis of randomized controlled trials. Fertil Steril (1992) 58, 888–896

Hulka JF, Peterson HB, Phillips JM, Surrey MW. Operative hysteroscopy – AAGL 1991 Membership Survey. J Reprod Med (1993) 38, 569–571

Kerin J, Quinn P. Washed intrauterine insemination in the treatment of oligospermic infertility. Semin Reprod Endocr (1987) 5, 35

Koehn FM, Schill WB. The alpha-sympathomimetic midodrin as a tool for diagnosis and treatment of sperm transport disturbances. Andrologia (1994) 26, 283–287

Leyendecker G, Wildt L. Die pulsatile GnRH-Therapie der hypothalamischen Amenorrhoe. in: Lehmann F, Breckwoldt M (eds.) Gonadotropine, Enke Verlag Stuttgart (1991), 21–26

McBain JC, Gronow MJ, Bayle CM, Martin MJ. Controlled ovarian stimulation with clomiphene and HMG for in-vitro fertilization. in: Feichtinger W, Kemeter P (eds.). Recent Progress in in-vitro Fertilization. Palermo, Cofese (1984) 25

Nafarelin European Endometriosis Trial Group (NEET). Nafarelin for endometriosis: a large-scale, danazol-controlled trial of efficacy and safety, with 1-year-follow-up. Fertil Steril (1992) 57, 514–522

Nieschlag E. Care for the infertile male. Clin Endocrinol (1993) 38, 123–133

Palermo G, Joris H, Derde M-P, Camus M, Devroey P, Van Steirteghem A. Sperm characteristics and outcome of human assisted fertilization by subzonal and intracytoplasmic sperm injection. Fertil Steril (1993) 59, 826–835

Rossing MA, Daling JR, Weiss NS, Moore DE, Self SG. Ovarian tumors in a cohort of infertile women. N Engl J Med (1994) 331, 771–776

Sanger WG, Olson GH, Sherman JK. Semen cryobanking for men with cancer – criteria change. Fertil Steril (1992) 58, 1024–1027

Scheidel P, Hepp H, DeCherney AH. Operative Techniken der Reproduktionsmedizin. Urban und Schwarzenberg München 1990

Schill WB. Faktoren von Seiten des Mannes. In: Käser O, Friedberg V, Ober KG, Thomsen K, Zander J (Hrsg) Gynäkologie und Geburtshilfe, Georg Thieme Verlag, Stuttgart – New York (1992) 8.30–8.99

Schneider HPG, Hanker JP, Frantzen Ch. Behandlung der funktionellen und organischen Unfruchtbarkeit – Sterilität/Infertilität. Schneider HPG, Lauritzen C, Nieschlag E. (eds.). Grundlagen und Klinik der menschlichen Fortpflanzung. Walter de Gruyter Verlag, Berlin (1988), 619–746

Schütte B. Die medikamentöse Behandlung männlicher Fertilitätsstörungen. Med Welt (1989) 40, 1252–1257

Semm K. Operationslehre für die endoskopische Abdominal-Chirurgie. Schattauer Stuttgart 1984

Serhal PF, Katz M, Little V, Woronowski H. Unexplained infertility – the value of Pergonal superovulation combined with intrauterine insemination. Fertil Steril (1988) 49, 602–606

Shaw RW, Zoladex Endometriosis Study Team. An open randomized comparative study of the effect of goserelin depot and danazol in the treatment of endometriosis. Fertil Steril (1992) 58, 265–272

Shoham Z, Borenstein R, Lunenfeld B, Pariente C. Hormonal profiles following clomiphene citrate therapy in conception and nonconception cycles. Clin Endocrinol (Oxf) (1990) 33, 271–278

Shoham Z, Patel A, Jacobs HS. Polycystic ovarian syndrome: safety and effectiveness of stepwise and low dose administration of purified follicle-stimulating hormone. Fertil Steril (1991) 55, 1051–1056

Shoham Z, Weissmann A, Barash A, Borenstein R, Schachter M, Insler V. Intravenous albumin for the prevention of severe ovarian hyperstimulation syndrome in an in vitro fertilization program: a prospective, randomized, placebo-controlled study. Fertil Steril (1994) 62, 137–142

Silber S, van Steirteghem AC, Liu J, Nagy Z, Tournaye H, Devroey P. High fertilization and pregnancy rate after intracytoplasmic sperm injection with spermatozoa obtained from testicle biopsy. Hum Reprod (1995) 10, 148–152

Steptoe PC, Edwards RG. Birth after reimplantation of a human embryo. Lancet (1978) II, 366

Strowitzki T, Korell M, Seehaus D, Hepp H. «Blind» transvaginal gamete intra-Fallopian transfer in distal tubal and peritubal pathology: an evaluation in respect to the laparoscopic approach. Hum Reprod (1993) 8, 1703–1707

Strowitzki T, Seehaus D, Korell M, Hepp H. Treatment of patients with polycystic ovary syndrome using low doses of follicle stimulating hormone. J Reprod Med (1994) 39, 499–503

Sunde A, Kahn JA, Molne K. Intrauterine insemination. A European collaborative report. Hum Reprod (1988) 3, suppl. 2, 69–73

Tan SL, Maconochie N, Doyle P, Campbell S, Balen A, Bekir J, Brinsden P, Edwards RG, Jacobs HS. Cumulative conception and live-birth rates after in vitro fertilization with and without the use of long, short, and ultrashort regimens of the gonadotropin-releasing hormone agonist buserelin. Am J Obstet Gynecol (1994) 171, 513–520

Tesarik J, Pilka L, Tvorak M, Travnik P. Oocyte recovery, in vitro insemination and transfer into oviduct after its microsurgical repair at a single laparotomy. Fertil Steril (1983) 39, 472–475

Van Steirteghem AC, Liu J, Joris H, Nagy Z, Janssenswillen C, Tournaye H, Derde MP, Van Assche E, Devroey P. Higher success rate by intracytoplasmic sperm injection than by subzonal insemination. Report of a second series of 300 consecutive treatment cycles. Hum Reprod (1993) 8, 1055–1060

Watson AJ, Gupta JK, O'Donovan P, Dalton ME, Lilford RJ. The results of tubal surgery in the treatment of infertility in two non-specialist hospitals. Br J Obstet Gynaecol (1990) 97, 561–568

Whittemore AS, Harris R, Intyre J and The Collaborative Ovarian Cancer Group. Characteristics relating to ovarian cancer risk: Collaborative analysis of 12 US case-control studies. II. Invasive epithelial ovarian cancers in white women. Am J Epidemiol (1992) 136, 1184–1203

Winston RM, Margara RA. Microsurgical salpingostomy is not an obsolet procedure. Br J Obstet Gynaecol (1991) 98, 637–642

Wolff H, Meurer M. Therapiemöglichkeiten in der Andrologie. Dermatol Monatsschr (1992) 178, 334–339

Wu CH, Winkel CA. The effect of therapy initiation day on clomiphene citrate therapy. Fertil Steril (1980) 52, 564–568

7 Zusammenarbeit zwischen Hausarzt – Facharzt – Sterilitätstherapeut

Die zunehmende Gewichtung und Umstrukturierung der Sterilitätstherapie wirft zwangsläufig bei allen mit der Behandlung des unerfüllten Kinderwunsches befaßten Ärzten Fragen nach den eigenen therapeutischen Optionen und dem eigenen Standort auf.

Sowohl Hausarzt als auch niedergelassener Frauenarzt sind erste Ansprechpartner. Ihnen obliegt die wichtige Aufgabe, die Patienten zu einem geeigneten Facharzt weiterzuleiten. Gut fundiertes Basiswissen über den Ablauf der Kinderwunschbehandlung, die eingesetzten Medikamente und die Komplikationen der Therapie sind nützlich, da die Patientin z.B. während der hormonellen Stimulation für die erforderlichen Injektionen häufig nicht das IVF-Zentrum selbst aufsuchen wird. Auch mit Komplikationen der Behandlung ist oft der Niedergelassene als Erster konfrontiert. Kenntnisse über das als noch normal einzustufende Ausmaß einer ovariellen Überstimulation sind deshalb wichtig.

7.1 Möglichkeiten in der Frauenarztpraxis

Der Großteil der Diagnostik und Behandlung bei ungewollter Kinderlosigkeit kann von der gynäkologischen Praxis übernommen werden. Zudem bedeutet eine Überweisung in ein Zentrum nicht, die Patientin aus den Augen zu verlieren.

In der Praxis können Diagnostik und Behandlung folgende Bereiche umfassen:

- endokrine Diagnostik
- androl. Basisdiagnostik
- Tubendiagnostik
- Beratung
- Zyklusmonitoring

- Therapie der Ovulationsstörung (ovarielle Stimulation, endokrine Behandlung)
- homologe, intrauterine Insemination
- Vorbereitung der Pat. für z.B. Maßnahmen der künstlichen Befruchtung
- Mitbetreuung der Patienten im IVF-/GIFT-Zyklus in der Stimulations- und in der Lutealphase

Grundsätzlich stehen dem niedergelassenen Frauenarzt auch ohne gesonderte Berechtigung nach § 121a Sozialgesetzbuch alle Formen der ovariellen Stimulationbehandlung offen. Erst die Verbindung mit Maßnahmen der künstlichen Befruchtung, wie z.B. der intrauterinen Insemination, bedarf bei Stimulationen, bei denen 3 und mehr Embryonen entstehen könnten, einer gesonderten Zulassung. Nichtsdestotrotz sollte die ovarielle Stimulation stets auf die Vermeidung einer höhergradigen Mehrlingsschwangerschaft hin ausgerichtet sein. Ovarielle Stimulation mit Gonadotropinen in konventioneller Dosierung ohne gezielte Eizellentnahme stellt ein besonderes Risiko dar und bedarf einer besonders exakten Überwachung.

Für die Praxis sind daher eher Stimulationen geeignet, bei denen das Risiko für ovarielle Überstimulation und Mehrlingsschwangerschaft wesentlich geringer ist, in erster Linie die Behandlung mit **Clomifen** und die **low dose FSH**-Stimulation.

7.2 Kooperation am Beispiel reproduktionsmedizinischer Maßnahmen

Letztlich kommt nur ein Teil der Paare für eine Überweisung in ein sterilitätstherapeutisches Zentrum in Frage. Gerade diese Situation zeigt die Bedeutung einer engen Abstimmung zwischen niedergelassenem Frauenarzt und Zentrum.

Gründe, die zur Überweisung führen, lassen sich klar abgrenzen:
- geplante GIFT-/IVF-/ICSI-Behandlung o.ä. bei gegebener Indikation laut Katalog zur Durchführung von Maßnahmen der künstlichen Befruchtung nach hinreichender Ausschöpfung aller eventuell möglichen konservativen Therapieversuche
- Mitberatung und Mitbehandlung des Paares
- speziell gewünschte Untersuchung, wie z.B. die Hysterosalpingographie oder Hysterosalpingokontrastsonographie, Laparoskopie, endokrine Funktionstests etc.

Bereits eindeutige Indikationen für die Durchführung einer IVF, die sich schon während der Diagnostik ergeben, wie z.B. der kombinierte Tubenverschluß, sollten selbstverständlich frühzeitig Anlaß zur Überweisung geben.

Während der Stimulation ist der Frauenarzt Partner des IVF-Zentrums.

7.2.1 Kooperation vor der Therapie

Zur Vorbereitung auf IVF oder GIFT hilft die Beachtung weniger Punkte, Mißverständnisse seitens der Patienten und Zeitverluste zu vermeiden (siehe auch 10.2). Das Paar sollte darüber informiert sein, daß ausschließlich im homologen System reproduktionsmedizinische Maßnahmen bei verheirateten Paaren durchgeführt werden. Desweiteren sollte der Nachweis eines Rötelnschutzes, eines negativen HIV-Testes von Mann und Frau sowie eine formlose Bescheinigung über die erfolgte psychosoziale Beratung zur Erstvorstellung vorliegen.

Aufgabe des Zentrums ist es dann, anhand der Unterlagen, des Gespräches mit dem Paar, eventueller Rückfragen mit dem behandelnden Frauenarzt sowie eventuell eigener ergänzender Untersuchungen ein patientenorientiertes Behandlungskonzept zu entwickeln. Dazu zählt eine möglichst umfassende Information über prognostische Aussichten, eine Besprechung der in Frage kommenden Methoden mit Vor- und Nachteilen, die Aufklärung über mögliche therapeutische Alternativen und ein Ausblick auf eventuell weitere später in Frage kommende Maßnahmen.

7.2.2 Kooperation während der Therapie

Von besonderer Bedeutung ist die enge Zusammenarbeit zwischen Praxis und Zentrum in der Phase der Stimulationsbehandlung.

Der Frauenarzt ist in alle Phasen der Behandlung eingebunden. Eine sonographische Untersuchung zum Ausschluß von Ovarzysten und Nachweis eines niedrigen Endometriums zu Zyklusbeginn entscheidet ggf. nach Rücksprache über den Therapiebeginn. Zumindest bis zum 8. Zyklustag obliegt ihm die Durchführung der Stimulationsbehandlung nach Protokoll, evtl. auch der weiteren Zyklusüberwachung bis zum Zeitpunkt der Ovulationsinduktion, um der Patientin lange Anfahrtswege zu ersparen.

7.2.3 Betreuung in Lutealphase und Frühschwangerschaft

Auch in der Zeit nach Punktion und Transfer ist der Frauenarzt in der Praxis häufig erster Ansprechpartner. Er führt nach Protokoll die luteale Substitution mit HCG oder Progesteron durch und beurteilt das Risiko eines eventuellen OHSS (siehe 6.8.2). Oft führt er auch den ersten Schwangerschaftsnachweis und die transvaginale Sonographie durch. Der früheste Nachweis der intrauterinen Fruchthöhle gelingt verläßlich etwa 18 bis 20 Tage nach Embryotransfer und HCG-Spiegeln von zumindest 1000–1500 mIU/ml. Über engmaschige sonographische und HCG-Kontrollen in Abstimmung mit dem Sterilitätstherapeuten muß die Frühschwangerschaft überwacht werden, um einer möglichen Eileiterschwangerschaft frühzeitig begegnen zu können. Aber auch das Auf-

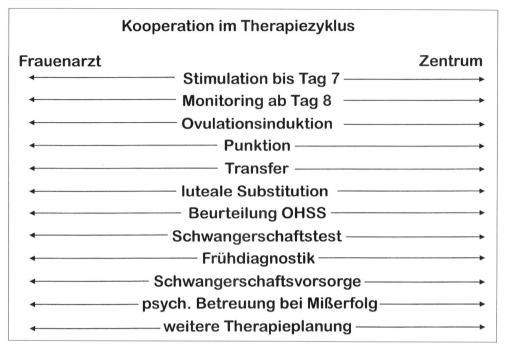

Abb. 7.1: Kooperation Frauenarzt – IVF-Zentrum während des Behandlungszyklus.

fangen der enttäuschten Patientin beim Eintreten der Periodenblutung trifft in aller Regel den niedergelassenen Arzt.

Ein Großteil der Sterilitätstherapie liegt somit in der Hand des niedergelassenen Facharztes und seine Patientenbetreuung endet nicht mit der Überweisung. Eine sinnvolle Durchführung von Maßnahmen der Reproduktionsmedizin hängt von einem eng verzahnten Miteinander ab. Nur so ist letztlich eine optimale Betreuung gewährleistet.

7.2.4 Genetische Beratung

Für Schwangerschaften nach Maßnahmen der künstlichen Befruchtung orientiert sich die genetische Beratung im wesentlichen an den Richtlinien der **normalen Schwangerenvorsorge**. Die Tatsache, daß eine Schwangerschaft nach IVF eingetreten ist, stellt keine Indikation für eine pränatale genetische Diagnostik über Chorionzottenbiopsie oder Amniocentese dar.

Davon unterscheidet sich die genetische Beratung vor der intrazytoplasmatischen Spermainjektion bei schwerster andrologischer Subfertilität. Für diese Patienten ist eine Chromosomenanalyse und eine molekulargenetische Analyse des **Azoospermiefaktors** (AZF) auf dem Y-Chromosom anzuraten sowie bei

Aplasie der ableitenden Samenwege auch eine Untersuchung des Mannes auf **cystische Fibrose** (Empfehlungen zur Durchführung der intracytoplasmatischen Spermainjektion, siehe auch 6.8.6).

8 Unfruchtbarkeit und Sterilitätstherapie – Psychisches Erleben und ärztlicher Beistand

8.1 Unfruchtbarkeit im eigenen und im sozialen Erleben

Kinder zu bekommen galt früher als selbstverständlicher Bestandteil einer als Lebensgemeinschaft angelegten Liebesbeziehung. Auch wenn die Selbstverständlichkeit dieser Assoziation heute unter dem Einfluß gesellschaftlicher Veränderungen etwas relativiert wurde, stellen gemeinsame Kinder oder zumindest ein gemeinsames Kind einen festen Bestandteil der Lebensplanung der meisten Paare dar. Während früher das erste Kind häufig schon im ersten Ehejahr zur Welt kam, wird dies heute oft um Jahre hinausgeschoben. Ein Grund hierfür ergibt sich aus der zunehmenden Qualifikation und dem entsprechenden beruflichen Engagement von Frauen, wodurch die Aufgabenteilung zwischen Produktion und Reproduktion in vielen Partnerschaften aufgekündigt wurde. Biologische Voraussetzung für das geplante Hinausschieben der ersten Schwangerschaft war aber die Perfektionierung **kontrazeptiver Verfahren**, woraus sich erstmals die Abspaltung der Libido von der Fruchtbarkeit ergab. Nach Jahren der geplanten und gewollten Kinderlosigkeit ergibt sich jetzt oftmals das Problem der ungewollten Unfruchtbarkeit, denn die schließlich angestrebte Schwangerschaft läßt sich keineswegs so perfekt planen, wie sie sich zunächst verhindern ließ. In unserer Gesellschaft, die zunehmend von Planbarkeit und Berechenbarkeit ausgeht, wird die Schwangerschaft, die sich nicht einstellt, «wo doch jetzt alles so gut passen würde» – das Kinderzimmer bereitsteht, der Anspruch auf Mutterschutz gegeben ist, der Kindergarten in der Nähe ist etc. – mit einer Mischung aus Gekränktheit, Verunsicherung und Wut erlebt. Die fraglose Verfügbarkeit eigener Fruchtbarkeit, von der zunächst selbstverständlich ausgegangen wurde, scheint plötzlich gefährdet, die langfristige Lebensplanung bedroht. Hierzu kommt in unserer deutlich leistungsorientierten Gesellschaft der leidvolle Aspekt des persönlichen Versagens. Während Eltern und Schwiegereltern schon auf die Enkelkinder, die Geschwister auf Nichten und Neffen warten, wird die eigene Unfruchtbarkeit besonders schmerzhaft erlebt, wo doch sonst «jede Kuh sofort schwanger wird». Das Ausbleiben der Schwangerschaft wird meist schon bald als **Fehlfunktion des eigenen Körpers** erlebt.

Populärwissenschaftliche Kenntnisse über die biologischen Mechanismen von Fertilisation und Schwangerschaft haben einen hohen Bekanntheitsgrad erreicht und führen meist schon bald zum Arzt um sich «die Eileiter durchblasen» oder die «Spermien zählen» zu lassen. Auch wenn die körperlichen Befunde keine Erklärung für die Unfruchtbarkeit ergeben, beginnen betroffene Paare oftmals ihre sexuellen Aktivitäten auf die fruchtbaren Tage zu konzentrieren. Nicht spontane Lust, sondern kalendarische Überlegungen werden zum Ausgangspunkt des ehelichen Verkehrs. Nicht selten ergibt sich aus der Planung sexueller Aktivitäten in Abhängigkeit von der Basaltemperaturkurve eine deutliche Beeinträchtigung des libidinösen Aspekts der Sexualität. Dies wird zur Erhöhung der Chance einer Schwangerschaft in Kauf genommen. Es kommt also letztlich erneut zu einer Abspaltung von Libido und Fruchtbarkeit, nur diesmal gleichsam unter anderem Vorzeichen als bei der Verwendung kontrazeptiver Methoden.

8.2 Unfruchtbarkeit im Spiegel der somatischen Medizin

Unerwünschte Kinderlosigkeit, also die momentane Unfähigkeit Nachkommen zu zeugen, wird in unserer Gesellschaft mit der Diagnose «Sterilität» umschrieben. Das kinderlose Paar wurde damit in die **«sterile Ehe»** umbenannt und damit von einer menschlichen in eine medizinische Dimension überführt. Tatsächlich ist der erheblich zugenommene Umfang reproduktionsbiologischer Kenntnisse geeignet, aus dem Phänomen unerwünschter Kinderlosigkeit ein ausschließlich körperliches Funktionsdefizit zu machen. Das «sterile Paar» gibt sich dieser Sichtweise oft uneingeschränkt hin, versprechen doch die Reproduktionsmediziner mit Hilfe eines weitreichenden diagnostischen Instrumentariums die Ursache der Unfruchtbarkeit zu identifizieren und diese mit Hilfe komplexer reproduktionstechnologischer Strategien zu behandeln. Die eheliche Fruchtbarkeit wird dazu in einzelne Teilaspekte zerlegt, die jeweils beschreibbar und quantifizierbar sind. Die Anzahl, die Form und die Geschwindigkeit der Samenzellen werden dokumentiert, Zahl und Größe von Follikeln werden bewertet, es wird kontrolliert, ob die Konzentrationen unterschiedlicher Hormone adäquat sind, ob die Eileiter durchgängig und funktionsfähig sind. Bei den betroffenen Paaren verstärkt die so ausgerichtete Diagnostik und Therapieüberwachung oftmals das Gefühl Leistungen erbringen zu müssen.

Nicht selten entstehen Gespräche im Wartezimmer, in denen ein Vergleich stattfindet über die Zahl herangereifter Follikel oder über Spermienzahl oder -geschwindigkeit beim Partner. Problematisch ist hierbei vor allem, daß in Anbetracht objektiver Befunde die Verantwortung für die zunächst gemeinsam erfahrene Unfruchtbarkeit einem der beiden Partner zugeschoben werden kann. Mitunter kann diese eindeutige Identifikation einer Verantwortung die Dimension einer **Schuldzuweisung** annehmen. Dies umsomehr, als pathologische Befunde bisweilen als Projektionsareale für partnerschaftliche Vorbehalte oder Konflikte Verwendung finden. Die verlangsamten, fehlgeformten Spermien können so als Ausdruck fehlender Männlichkeit in anderen Lebensbereichen gewertet werden, die verklebten Eileiter als Konsequenz der ausschweifenden vorehelichen Lebensgestaltung der Partnerin. Die Ich-Nähe der erhobenen Organbefunde macht es für die betroffenen Patienten häufig sehr schwer, Trost im Familien- und Freundeskreis zu finden. Besonders bei Männern ist stete und uneingeschränkte Zeugungsfähigkeit gleichsam Synonym für Potenz im beruflichen und sozialen Bereich und auch bei vielen Frauen ist die jederzeit verfügbare Fruchtbarkeit wichtiger Bestandteil des sozialen Selbstbewußtseins. Anders als bei vielen anderen Erkrankungen, die oftmals in Einzelheiten im sozialen Umfeld geteilt werden können, wird der Ablauf der medizinischen Behandlung bei Fruchtbarkeitsstörungen häufig vor Freunden und Kollegen geheimgehalten. Die angestrebte Schwangerschaft soll später «ganz normal» erscheinen. Dazu wird zunächst aber das Anliegen des Kinderwunsches aus dem Intimbereich partnerschaftlicher Zweisamkeit an die Expertise der Fruchtbarkeitsexperten delegiert.

Hierdurch findet oft eine **Zersplitterung des Zeugungsaktes** in einzelne technische Schritte statt: etwa die Punktion der Follikel bei der Frau unter aseptischen Kautelen, die Gewinnung des Ejakulates durch den Mann in einem Abstellraum oder einer Toilette, die Fertilisation im Brutschrank, der Embryotransfer, während der Mann oftmals schon wieder bei der Arbeit ist. Unter rein somatisch orientierten, reproduktionsphysiologischen Gesichtspunkten ist die gemeinsame Anwesenheit von Mann und Frau bei der Zeugung eines Kindes nicht mehr erforderlich. Es liegt nahe, daß sich der in hohem Maße emotionale gemeinsame Akt der Zeugung eines Kindes nicht auf einen rein technischen Eingriff reduzieren läßt, ohne ein **emotionales Vakuum** zu hinterlassen. Die Kompensationsmechanismen für diesen Problembereich hängen vordergründig sicherlich entscheidend vom Erfolg des Eingriffs ab. Tritt die ersehnte Schwangerschaft ein, so treten die genauen technischen Rahmenbedingungen ihrer Erzeugung zunächst in den Hintergrund. Im Falle des Mißerfolges besteht allerdings eine erhebliche Gefahr, daß die resultierende Enttäuschung eine vorbestehende emotionale Labilität weiter verstärkt. In Hinblick auf die Bewältigung der besonderen Umstände, die sich aus den verschiedenen reproduktionsmedizinischen Verfahren ergeben, ist ein **empathischer, sachkundiger Beistand** für die betroffenen Paare in jedem Fall von großer Bedeutung. Hierbei kommt gerade dem niedergelassenen Frauenarzt eine wichtige Rolle zu, denn in vielen Fällen wird er umgehend konsultiert, nachdem die Periode wieder einsetzt.

8.3 Unfruchtbarkeit im Spiegel der psychosomatischen Medizin

Ein gemeinsames Kind ist Bestandteil und Ausdruck des Seins und Miteinanderseins eines Paares. Unfruchtbarkeit kann daher tiefgehende Auswirkungen auf den Einzelnen und die Beziehung zu seinem Partner haben. Umgekehrt kann Unfruchtbarkeit einen Ausdruck des eigenen Seins und der Beziehungsform zum Partner darstellen. Die psychosomatische Medizin ist um die Erhellung dieser Wechselbeziehungen bemüht.

Ein verbreiteter Ansatz, mit dem versucht wurde die innerpsychische Komponente der Unfruchtbarkeit zu ergründen, ist die **testpsychologische Erfassung** spezifischer Persönlichkeitsmerkmale bei betroffenen Personen. Mehr oder weniger definierte Gruppen und Untergruppen «steriler Personen» wurden mit mehr oder weniger standardisierten Testverfahren untersucht und miteinander bzw. mit fertilen Personen verglichen. Dabei ergab sich für «sterile Paare» ein großes Spektrum möglicher psychischer und psychosomatischer Besonderheiten. Unterschiede gegenüber fertilen Paaren fanden sich besonders in Hinblick auf eine «erhöhte Depressivität», es fanden sich «erhöhte Neurotizismuswerte», gehäuft «funktionelle Sexualstörungen», «eingeschränkte Selbstwertgefühle» sowie erhöhte Werte in der Stress- bzw. der «Distress-Skala» (Zitate nach Strauß, 1991). Bezüglich der Signifikanz einzelner Befunde herrscht allerdings weitgehende Uneinigkeit. Nach Strauß (1991) bestätigen kontrollierte Arbeiten «partiell die Annahme einer minimalen Häufung allgemeiner psychischer und sexueller Probleme» bei unfruchtbaren Paaren, wobei er hervorhebt, daß «eine ganze Reihe von Untersuchungen keine wesentlichen Unterschiede» zwischen den untersuchten Gruppen feststellen konnte.

Hinzuzufügen ist, daß eine Reihe von psychischen und psychosomatischen Besonderheiten «steriler Paare», etwa eingeschränktes Selbstwertgefühl oder sexuelle Schwierigkeiten, als Resultat der Unfruchtbarkeit und der oft langjährigen Sterilitätsbehandlung gesehen werden müssen. Während der testpsychologische Ansatz im Hinblick auf die Psychosomatik der Unfruchtbarkeit einem Bedürfnis nach Erkenntnisgewinn, Objektivität und Quantifizierbarkeit entgegenkommen mag, ist er im Umgang und in der Betreuung unfruchtbarer Paare kaum hilfreich. Vielmehr besteht die Gefahr, daß das **soziale Stigma** «Sterilität» zunehmend auch noch mit einem **psychischen Stigma**, etwa «depressiv», «neurotisch» oder «selbstunsicher», assoziiert wird. Konkrete Bedeutung bei der Betreuung unfruchtbarer Paare hat dagegen das Schärfen einer Sensibilität gegenüber möglichen psychodynamischen Aspekten der Kinderlosigkeit. In tiefenpsychologischem Verständnis kann der Kinderwunsch durchaus unbewußt ambivalent besetzt sein. Auch bei vordergründig intensiv betriebener Sterilitätstherapie kann eine latente Angst bestehen, die eigene Selbstbestimmung, die Freiheit und Unabhängigkeit einem Kind opfern zu müssen. Diese Gefühle sind oft uneingestanden, um sich nicht selbst und innerhalb des sozialen Umfeldes egoistisch und selbstbezogen erleben zu müssen. Oft sind diese unbewußten Einwände gegen ein Kind das Ergebnis einer «bereits gelebten Mütterlichkeit», wie etwa bei ältesten Geschwistern, die schon während ihrer Kindheit intensiv Verantwortung für die jüngeren Geschwister übernehmen mußten. Der sensible Arzt mag eine entsprechende Dynamik manchmal herausspüren – etwa wenn ein Paar so intensiv beruflich engagiert ist, daß für ein Kind bereits jetzt kaum Zeit übrigzubleiben scheint. Manchmal wird im Gespräch deutlich, daß trotz intensiver Bemühungen schwanger zu werden eigentlich kein Raum für ein Kind da ist – im übertragenen und vielleicht sogar im wörtlichen Sinn. Wenn es in diesen Fällen gelingt, die **Außenmotivation** des Kinderwunsches klar zu identifizieren und abzugrenzen, kann dies bei betroffenen Paaren zu einer erheblichen Entspannung führen. Wenn der Kinderwunsch dann nicht mehr von den Eltern, den Geschwistern und den Kollegen ausgeht, sondern im eigenen Sein und Miteinandersein eines Paares wiederentdeckt wird, kann auf eine längerfristige ungeklärte Infertilität auch eine spontane Schwangerschaft folgen. Dies kann und soll aber nicht prinzipiell vorgegebenes Ziel der psychosomatischen Begleitung unfruchtbarer Paare sein. Vielmehr sollen die Patienten motiviert werden, ihr ureigenes Wollen selbst herauszufinden. Es mag in diesem Sinne durchaus ein positiver Schritt sein, wenn es schließlich gelingt, die eigenen inneren Einwände gegen den Kinderwunsch bewußt wahrzunehmen und hieraus eine bewußte Entscheidung gegen das Kinderkriegen zu treffen.

Eine wichtige Aufgabe fällt der psychosomatisch aufgeschlossenen Medizin besonders auch bei der **Begleitung der reproduktionmedizinischen Diagnostik und Therapie** zu. Wenn es hier gelingt, den einzelnen diagnostischen Schritten das Peinliche und Beschämende, den verschiedenen therapeutischen Eingriffen das Fremde und das Gefühl der Passivität zu nehmen, werden die negativen psychischen Nebenwirkungen der modernen Reproduktionstechnologie am ehesten aufgefangen werden können. Hier ist von allen Beteiligten ein hohes Maß an Sensibilität gefordert, von großer Bedeutung sind aber auch räumliche und organisatorische Details im Rahmen der Sterilitätsambulanz. Ziel sollte es sein, dem Paar bei dem Prozeß, der zur Etablierung einer gemeinsamen Schwangerschaft erforderlich ist, möglichst viel an Gemeinsamkeit zu geben bzw. zu lassen. Es sollte eine Selbstverständlichkeit sein, daß Paare während des Embryotransfers beisammen sein und einander halten können. So kann das emotionale Vakuum, das sich aus der weitgehenden Technisierung des Zeugungsaktes ergeben kann, in Grenzen gehalten und wieder aufgefüllt werden. Von ganz besonders großer Bedeutung ist dieser emotionale Aspekt für den Fall, daß die Reproduktionstechnologie schließlich erfolglos bleibt. Dann haben die Partner auf Dauer vor allem einander und ihr intaktes Miteinander ist von unschätzbarem Wert zur Vermeidung der Gefühle von Leere, Kälte und Sinnlosigkeit.

8.4 Das Ende der Sterilitätstherapie

Die unfruchtbare Frau und mit ihr der Partner erlebt in regelmäßigen vierwöchigen Abständen die **Enttäuschung der Menstruation**. Der Rhythmus aufkeimender Hoffnung um den Ovulationstermin, gebannter Selbstbeobachtung in den Tagen danach und schließlich des erneuten Absturzes durch das Einsetzen der Menstruationsblutung bringt ein Auf und Ab an Hoffnung und Enttäuschung mit sich, das die emotionale Befindlichkeit zunehmend gefangen nimmt. Der Kinderwunsch wird in zunehmendem Maße zum ausschießlichen Lebenssinn, aus den Lebensjahren werden Wartejahre, die in Wartemonate zerfallen. Zum Leben aber bleibt keine Zeit. Häufig kommt es zum **sozialen Rückzug**, Paare mit Kindern werden gemieden, schon beim Anblick eines Kinderwagens oder einer schwangeren Frau kann eine unfruchtbare Frau in Tränen ausbrechen. Mit der regelmäßigen Kontrastierung schwächer werdender Hoffnung durch zunehmende Enttäuschung nimmt über Monate und Jahre hinweg das Empfinden von Trauer, Verzweiflung und eigenem Unwert kontinuierlich zu und kann in einen unentrinnbaren depressiven Sog einmünden. Angesichts dieser Dynamik kann es hilfreich sein, die reproduktionsmedizinischen Bemühungen von vorneherein explizit auf einen **klaren Zeitraum** zu beschränken.

Tatsächlich ist der bewußte Umgang mit der Möglichkeit eines erfolglosen Ausgangs notwendiger Bestandteil der Sterilitätstherapie. Von betroffenen Paaren wird diese Möglichkeit zunächst bedrohlich erlebt werden – «vielleicht gibt es ja auch dann noch irgend eine Chance» – «vielleicht muß man sich sonst später Vorwürfe machen». Für die betreuenden Ärzte stellt es zweifelsohne eine mehr oder weniger unausgesprochene Kränkung dar, wenn eine Sterilitätstherapie ohne Erfolg abgebrochen werden muß. Es ist wichtig, sich diese Psychodynamik und das sich hieraus ergebende unbewußte Zusammenspiel von Arzt und Patientin zu vergegenwärtigen. Es kann dazu führen, «... doch noch einen weiteren, einen letzten Versuch zu unternehmen». Den geringer werdenden Chancen der Reproduktionstechnologie muß aber stets das zunehmende Gefühl von Unwert und Hoffnungslosigkeit betroffener Paare gegenübergestellt werden. Die Gewißheit, daß trotz eines zusätzlichen Versuches keine Schwangerschaft erreicht werden konnte, kann auf Dauer unerträglicher sein, als die Sicherheit einer bewußten Entscheidung gegen einen weiteren technischen Eingriff. Das Ende reproduktionsmedizinischer Bemühungen sollte auf jeden Fall mit beiden Partnern gemeinsam im Rahmen eines empathisch geführten Gespräches thematisiert werden. Hierbei sollte der Tatsache Raum gegeben werden, daß die Erfolglosigkeit einer Sterilitätstherapie keineswegs einen Einzelfall darstellt. Das Gefühl, daß es vielen Paaren trotz der Möglichkeiten der hochtechnisierten Medizin ähnlich geht, kann einen ersten Schritt der Entlastung vorbereiten. Für betroffene Paare ist meist eine weitgehende **Neuorientierung** bezüglich zukünftiger Ziele, Lebensform und beruflichem Engagement erforderlich. Natürlich kann dies nicht im Rahmen eines einzelnen Gesprächs bewältigt werden. Es kann aber durchaus hilfreich sein, zunächst ganz allgemein auf die neue Lebenssituation einzugehen, die zusätzlich zu all der vordergründigen Trauer und Enttäuschung auch neue Chancen und die Möglichkeit neuer Aktivitäten in sich birgt. Es bleibt dem Gespür und der Erfahrung des betreuenden Kollegen überlassen, herauszufinden, ob ein Paar für die Bewältigung der neuen Situation einer längerfristigen Unterstützung bedarf. Wichtig ist auf jeden Fall der Hinweis, wer auch in Zukunft in Hinblick auf emotionale Aspekte der Kinderlosigkeit ansprechbar sein wird. Hiermit kann das häufige Gefühl betroffener Paare, nach dem Fehlschlagen reproduktionsmedizinischer Behandlungsversuche alleingelassen zu sein, vermindert werden. Bei der **Nachbetreuung** betroffener Patientinnen kommt vor allem dem niedergelassenen Frauenarzt eine besondere Bedeutung zu. Einerseits ist er Vertrauter aus der zurückliegenden Zeit reproduktionsmedizinischer Bemühungen, mit ihm wurde häufig so manche Hoffnung besprochen, so manche Enttäuschung bewältigt. Er weiß über die verschiedenen Etappen der reproduktionsmedizinischen Therapie seiner Patientin Bescheid, einem Bereich, den Frauen keineswegs regelmäßig mit Hausarzt oder anderen Ärzten teilen. Er betreut seine Patientin weiter, nachdem die Behandlung der Sterilitätstherapeuten beendet wurde. Diese Rolle erfordert vom Frauenarzt ein hohes Maß an Erfahrung bezüglich der psychischen und psychosomatischen Langzeitfolgen erfolgloser Sterilitätstherapie. Im Vordergrund stehen hier mehr oder weniger **larvierte Symptome der Depression**: sozialer Rückzug, verminderte Interessen und Aktivitäten, Schlafstörungen, Konzentrations- und Entscheidungsschwierigkeiten sowie deutliche Schwankungen im Körpergewicht. Auch ist bei Neuauftreten neuer, schwer einordenbarer Organsymptome besondere Aufmerksamkeit geboten. Mitunter können diese Organsymptome Ausdruck sein von negativen Gefühlen unfruchtbarer Patientinnen gegen den eigenen Körper, der «nicht geben wollte, was von ihm verlangt wurde». Wenn vermutet wird, daß es hier zu einer Manifestation von psychischen Probleme der unerfüllten Kinderlosigkeit gekommen ist, ist ein psychotherapeutisches Konsil und ggf. auch eine längerfristige Therapie durch einen kompetenten Psychotherapeuten für die Langzeitprognose von entscheidender Bedeutung. Allzuleicht kann es sonst zu einer Chronifizierung und zu einer zunehmenden Somatisierung der psychischen Probleme kommen. Diese Entwicklung sollte aber eine absolute Ausnahme darstellen im Angesicht einer modernen Reproduktionsmedizin, die um die besondere psychische Bedeutung ihres Wirkungsfeldes weiß und ihr gerecht wird.

8.5 Position des Arztes in der Reproduktionsmedizin

Der reproduktionsmedizinisch tätige Arzt zieht sich im Umgang mit seinen Patienten nur zu oft auf das technisch Machbare mit Diskussion von Erfolgsraten und Schwangerschaftszahlen bei IVF, Mikrochirurgie und ähnlichen Methoden zurück. Dieses Defizit wurde von psychosomatisch orientierten Arbeitsgruppen bereits frühzeitig angemahnt und mit einem Plädoyer für eine Umorientierung verbunden. Dementsprechend wurden von Bitzer (1995) die verschiedenen Blickwinkel beschrieben, aus denen die Sterilitätstherapie entweder «biomedizinisch» oder «psychosozial» betrieben wird.

Wie in Tabelle 8.1 ersichtlich, sieht der «organisch» orientierte Arzt die menschliche Fortpflanzung eher als einen **«biologischen Mechanismus»**. Beim Vorliegen von Sterilität weist dieser einen Defekt nach, der durch Medikamente und/oder operative Maßnahmen behoben werden muß.

Im Gegensatz dazu wird vom «psychosozial» orientierten Therapeuten in der menschlichen Fortpflanzung ein komplexes Zusammenspiel von Gefühlen, Wünschen und Bedürfnissen – auch zwischen den Partnern – gesehen. Die therapeutischen Maßnahmen zielen hier auf die Selbstfindung und Selbstbestimmung der die Fortpflanzung betreffenden Wünsche mit Erkennung und Verarbeitung von Ängsten und Konflikten ab.

Das aus den verschiedenen Konzepten der Sterilitätstherapie resultierende Arzt/Patienten-Verhältnis ist bei der «organischen» Ausrichtung eher von einer Autorität des «Experten» mit Abhängigkeit des «Laien» geprägt. Die **angestrebte «Patientenautonomie und Selbstverantwortung»** in der psychosomatischen Sterilitätstherapie entspricht der Zielvorstellung eines optimalen Arzt/

Tab. 8.1: Unterschiedliche Ansätze in der Sterilitätstherapie (modifiziert nach Bitzer 1995)

	«biomedizinisch»	«psychosozial»
Menschliche Fortpflanzung	biologischer Mechanismus	komplexe Interaktion zwischen Gefühlen, Wünschen etc. – auch zwischen den Partnern
Ziel	Funktionswiederherstellung	Hilfe zur Selbstfindung und Selbstbestimmung der Wünsche bzgl. der Fortpflanzung
Diagnostik	Erkennung des biologischen Defektes	Bestimmung der Fortpflanzung und Sexualität betreffenden Wünsche, Ängste, Konflikte, Beschwerden etc.
Therapie	Medikamente Operation	Gespräche zur Konflikterkennung und -verarbeitung
Arzt/Patient-Verhältnis	Experte/Laie Autorität/Abhängigkeit	Kooperation, Respekt Patientenautonomie, Selbstverantwortung

Patienten-Verhältnisses. In der Realität werden aber auch hier Abhängigkeiten nicht vollkommen vermeidbar sein.

Bei Betrachtung dieser unterschiedlichen Ansätze in der Sterilitätstherapie wird aber schnell deutlich, daß beide Ansätze für sich allein genommen nicht ausreichend sind, nicht «funktionieren». Eine psychosomatisch ausgerichtete Betreuung bei postentzündlich verschlossenen Tuben wird bezüglich des Kinderwunsches genauso erfolglos bleiben, wie eine organische Therapie an den Eileitern bei gleichzeitig bestehender schwerwiegender Sexualstörung in der Partnerschaft. Entscheidend ist, daß beide Ansätze soweit möglich miteinander kombiniert werden. Es sollte angestrebt werden, die der Sterilität zugrunde liegende organische Störung zu erkennen und therapeutisch zu beeinflussen, ohne die menschliche und partnerschaftliche Dimension außer Acht zu lassen. Hier ist auf Seiten des Arztes eine besondere Einfühlsamkeit erforderlich, um die Situation nicht nur vom rein ärztlichen Standpunkt aus zu sehen. Ein gutes Beispiel für ganz verschiedene Beurteilungen der gleichen Problematik von Arzt und Patientin ist die Eileiterschwangerschaft. Der Arzt ist «stolz», daß er nicht nur die Patientin vor einer drohenden, lebensgefährlichen Tubarruptur gerettet hat, sondern dies auch noch «minimal invasiv» durchführen konnte. Dagegen muß die Frau – ähnlich wie bei der Fehlgeburt – mit den psychischen Folgen einer gescheiterten, eventuell mit vielen Hoffnungen und Wünschen verbundenen Schwangerschaft fertig werden. Aufgrund des «nur» endoskopischen Eingriffes «darf» sie bereits am nächsten Tag nach Hause und hat wenig Gelegenheit sich über ihre Probleme auszutauschen bzw. diese zu verarbeiten.

Dies soll nur beispielhaft verdeutlichen, welche verschiedene Aspekte in der Sterilitätstherapie berücksichtigt werden müssen. In einem derart sensiblen Bereich ist auf Seiten der betreuenden Ärzte und des Pflegepersonals sowohl fachliche wie menschliche Kompetenz erforderlich. Allein schon die Sensibilisierung für diese Problematik verbessert sicherlich die **«ganzheitliche»** Betreuung der Paare mit unerfülltem Kinderwunsch.

8.6 Einschätzung der Sterilitätstherapie aus Sicht der Patienten

Neue Methoden der Reproduktionsmedizin haben in vielen Paaren Hoffnungen auf eine erfolgreiche Behandlung des bisher unerfüllten Kinderwunsches geweckt. Die physischen und psychischen Belastungen z. B. einer Stimulationsbehandlung für die In vitro Fertilisation (IVF) sind aber erheblich. Dabei werden besonders die Wartezeiten während der Therapie bzw. auf den erfolgreichen oder nicht gelungenen Ausgang der Behandlung als psychischer Stress empfunden. Die Verarbeitung dieser Belastungen zeigt deutliche geschlechtsspezifische Unterschiede. Frauen scheinen gefühlsmäßig mehr darunter zu leiden als Männer, selbst wenn eine andrologische Ursache der Sterilität besteht (Stauber, 1979, Bernt, 1992).

Trotz der massiven Belastungen gerade bei der IVF-Behandlung ist die persönliche Beurteilung der Maßnahmen insgesamt günstig. Immerhin 85 % der Frauen sehen die therapeutischen Maßnahmen in einem positiven Licht, während sogar 88 % anderen Paaren die Behandlung weiterempfehlen würden (Kentenich, 1992).

8.7 Kindliche Entwicklung nach Sterilitätstherapie

Was die weitere Entwicklung der Kinder betrifft, die durch die In vitro Fertilisation mit Embryotransfer entstanden sind, besteht ein großes Forschungdefizit. Die bisherigen Studien beschränkten sich auf die Untersuchung des Schwangerschafts- und Geburtsverlaufes und Beschreibung der organischen Gesundheit der Neugeborenen.

Die wenigen Daten, die zur späteren kindlichen Situation vorliegen, zeigen eine normale psychische und somatische Entwicklung (Kentenich und Stauber, 1992). Dabei wurden bislang die Kinder nur einmal nachuntersucht, sodaß die Langzeitergebnisse noch abgewartet werden müssen. In einer Studie wurden Kinder nach Insemination mit einer Kontrollgruppe nach Spontankonzeption verglichen. Dabei zeigten die Kinder nach Sterilitätstherapie höhere Werte im intellektuellen und psychomotorischen Bereich, was auf die spezielle Situation der «besonders gewünschten» Schwangerschaft und den sozialen Status der Eltern zurückgeführt wird (Morin et al., 1989).

Insbesondere die Möglichkeit von Mehrlingsschwangerschaften nach Sterilitätstherapie und die damit verbundenen Risiken von Frühgeburtlichkeit und neonataler Morbidität müssen hinsichtlich der kindlichen Entwicklung besonders intensiv mit dem Paar im Vorfeld besprochen werden.

Zitate und weiterführende Literatur

ACOG technical bulletin number 182. Depression in women. Int J Gynaecol Obstet (1993) 43, 203–11

Auhagen-Stephanos U. Wenn die Seele nein sagt – vom Mythos der Unfruchtbarkeit. Rowohlt, Hamburg (1992)

Bernt H, Bernt WD, Tacke S. Sterility – a woman's concern? Coping behavior and partnership structure of sterile couples of various diagnostic groups. Psychother Psychosom Med Psychol (1992) 42, 236–241

Bitzer J, Schwendtke A, Hösli I, Koller A. Fertility consultation between birth control and wish for a child. In: Bitzer J. und Stauber M. (Hrsg.): Psychosomatic Obstetrics and Gynecology. Proc. of 11th. Int. Congress of Psychosomatic Obstetrics and Gynecology, Basel Mai 1995, Monduzzi Bologna (1995)

Kentenich H, Stauber M. Pregnancy, labor and partnership in a family with a «retort baby». Follow-up of «IVF couples» and their children. Psychother Psychosom Med Psychol (1992) 42, 228–235

Morin NC, Wirth FH, Johnson DH, Frank LM, Presburg HJ, Van de Water VL, Chee EM, Mills JL. Congenital malformations and psychosocial development in children conceived by in vitro fertilization. J Pediatr (1989) 115, 222–227

Stauber M. Psychosomatik der sterilen Ehe. Grosse Verlag, Berlin 2. Auflage (1988)

Strauß B. Psychosomatik der Sterilität und der Sterilitätsbehandlung. Enke, Stuttgart (1991)

Willi J. Was hält Paare zusammen? – Der Prozeß des Zusammenlebens in psychoökologischer Sicht. Rowohlt, Hamburg (1994)

9 Rezidivierende Spontanaborte (RSA)

9.1 Definition und Epidemiologie

Fehlgeburt ist definiert als vollständiger oder teilweiser Abgang von abgestorbenem Schwangerschaftsmaterial mit einem fetalen Geburtsgewicht von unter 500g. Der spontane Schwangerschaftsverlust bis zur 20. SSW, von der WHO als «Gruppe 1» definiert, ist ein relativ häufiges Ereignis – es betrifft etwa jede siebente Schwangere. Die **Abortrate** fällt im Verlauf des ersten Trimenons kontinuierlich ab – von etwa 15% in der 7. SSW auf knapp 5% in der 14. SSW. Umgekehrt steigt die Wahrscheinlichkeit eines spontanen Schwangerschaftsverlustes mit zunehmendem Alter der Schwangeren kontinuierlich an. Ein besonderer Risikofaktor für Spontanaborte ergibt sich anamnestisch aus dem Z.n. Spontanabort. Nach einer Fehlgeburt steigt das Rezidivrisiko zunächst diskret, nach mehreren konsekutiven spontanen Fehlgeburten deutlich an (Tab. 9.1). In diesem Zusammenhang ist die Tatsache bemerkenswert, daß eine ausgetragene Schwangerschaft im Z.n. ein oder zwei Fehlgeburten das Risiko für einen erneuten Schwangerschaftsverlust fast wieder auf das Ausgangsrisiko von etwa 15% reduziert. Die WHO definiert den Zustand nach 3 oder mehr aufeinanderfolgenden Spontanaborten vor der 20. SSW als **habituelle Spontanaborte** – hier liegt das Risiko für einen weiteren Schwangerschaftsverlust bei über 50%.

Offenbar kommt es aber auch gehäuft zu Problemen beim Erreichen einer Schwangerschaft: Eine neuere britische Studie an 500 Paaren mit 3 oder mehr

Tab. 9.1: Risiko für Spontanaborte

Anamnese	Abortrisiko
kein Abort	15%
ein Abort	21%
zwei Aborte	35%
drei Aborte	50%

Fehlgeburten ergab, daß bei 32% ein Zeitraum von über einem Jahr erforderlich war, um schwanger zu werden. Aber auch in geburtshilflicher Hinsicht stellen betroffene Patientinnen ein Hochrisikokollektiv dar. Bei Paaren mit rezidivierenden Spontanaborten (RSA) liegen für Schwangerschaften, die über eine längere Gestationsperiode gehalten werden können, die Risiken von Wachstumsretardierungen, Frühgeburtlichkeit und neonataler Mortalität signifikant über den Vergleichszahlen normaler Paare.

Beginnt die Serie von Fehlgeburten bereits mit der ersten Schwangerschaft, spricht man von **primären**, sonst von **sekundären** habituellen Spontanaborten. Je nach untersuchtem Kollektiv sind etwa 1–5% aller Paare mit Kinderwunsch betroffen. Aus dem wiederholten, unmittelbaren Aufeinandertreffen von großer Hoffnung und tiefer Enttäuschung und Trauer resultiert oft ein Leidensdruck, der für die betroffenen Paare unerträgliche Ausmaße annehmen kann. Ergänzend zur kompetenten **organmedizinischen Diagnostik und Therapie** spielt für betroffene Paare ein **adäquater Beistand bei der Bewältigung von Leid und Trauer** eine außerordentlich große Rolle. Ebenso wichtig ist dann der Beistand während nachfolgender Schwangerschaften, die oft durch große Angst und Verunsicherung geprägt sind. Dem niedergelassenen Frauenarzt fällt bei Patientinnen mit habituellen Spontanaborten in mehrerer Hinsicht eine entscheidende Rolle zu.

Im Folgenden werden zunächst wesentliche diagnostische und therapeutische Aspekte bei Paaren mit habituellen Spontanaborten beleuchtet. Hierbei wird teilweise auch auf grundlagenwissenschaftliche Aspekte eingegangen, um den Leser näher an die sich auf diesem Gebiet rapide vollziehenden Entwicklungen heranzuführen. Tatsächlich stehen für einen größeren Prozentsatz von RSA-Paaren derzeit lediglich mehr oder weniger experimentelle Therapieansätze zur Verfügung. Ein wichtiges Ziel dieses Kapitels ist es deshalb, dem niedergelassenen Kollegen die Grundlagen anzubieten, um seine Patientinnen bei der Wahl der einen oder anderen diagnostischen und therapeutischen Option richtig zu führen und zu beraten.

9.2   Genetische Aspekte

In etwa 50% der sporadisch auftretenden Spontanaborte finden sich chromosomale Veränderungen. Es handelt sich hier fast ausschließlich um **numerische Aberrationen**, die aus spontanen Neumutationen bei der Keimzellreifung resultieren. In über 25% der sporadischen Spontanaborte finden sich Trisomien von Chromosomen, die unter den Lebendgeburten nicht oder nur außerordentlich selten auftreten (Tab. 9.2). Am häufigsten ist die **Trisomie 16**, die praktisch immer als Neumutation auftritt. Interessanterweise finden sich bei Spontanaborten praktisch keine autosomalen Monosomien, während die **gonosomale Monosomie 45,XO** hier die zweithäufigste numerische Aberration darstellt. Bei

Tab. 9.2: Chromosomale Anomalien bei sporadischen Spontanaborten

Trisomien	26.8%
45, X0	8.6%
Triploidien	7.3%
Tetraploidien	2.5%
Strukturanomalien	2.5%
sonstige	0.7%
normales Karyogramm	52.0%
n=7182	

nach Jacobs und Hassold (1987)

45,XO Schwangerschaften finden sich häufig ausgeprägte pathologische Veränderungen im Bereich der Chorionzotten. Entsprechend ist die Überlebenswahrscheinlichkeit betroffener Feten mit 2% außerordentlich gering. Ein Wiederholungsrisiko für Lebendgeborene in Hinblick auf ein Turner-Syndrom besteht nicht.

Triploidien und **Tetraploidien** finden sich insgesamt relativ selten in spontan abortierten Schwangerschaftsprodukten – mit höherem mütterlichem und väterlichem Alter nehmen sie diskret zu.

Strukturelle Chromosomenaberrationen sind innerhalb sporadischer Spontanaborte sehr selten, allerdings sind diese in etwa 40% Folge eines elterlichen Rearrangements, aus dem sich ein signifikantes Wiederholungsrisiko ergibt. Während rein statistisch bei 0.8% aller Paare im reproduktionsfähigen Alter chromosomale Veränderungen zu erwarten sind, findet sich diese Rate bei Paaren mit zwei oder mehr spontanen Aborten wesentlich erhöht: Im Rahmen größerer systematischer Studien ergaben sich hier zwischen 7.5 und etwa 16%. Besonders häufig sind strukturelle Anomalien bei Paaren, die neben Spontanaborten auch Totgeburten oder Kinder mit multiplen kongenitalen Anomalien in der Anamnese haben. Meistens handelt es sich bei den elterlichen Rearrangements um Translokationen oder Inversionen im autosomalen und auch im gonosomalen Bereich.

Der Träger ist stets phänotypisch unauffällig, weil durch die chromosomale Umlagerung keine genetische Information verloren geht. Störungsmöglichkeiten ergeben sich dann aber bei der meiotischen Teilung im Rahmen der Keimzellreifung. Je nach vorliegender Störung können Gameten entstehen, die im Falle der Befruchtung zu mehr oder weniger schweren Partialmonosomien und/oder Partialtrisomien führen können. Je nach Ausprägung führen stärkere Partialmonosomien meist zum Abort, Partialtrisomien können mit dem Leben vereinbar sein. Diese Situation erfordert eine umfassende genetische Beratung einschließlich der Empfehlung einer Pränataldiagnostik im Rahmen weiterer Schwangerschaften. Eine Sonderstellung nehmen balanzierte Translokationen zwischen zwei homolgen Chromosomen der D- oder G-Gruppe ein: Bei diesen sogenannten **Robertsonschen Translokationen** kommt es ausschließlich zu

Aborten oder schweren Fehlbildungen. Für die betroffenen Paare ist die Prognose infaust in Hinblick auf die Geburt eines gesunden Kindes.

Aus den dargestellten Gründen ist für Paare mit zwei oder mehr spontanen Fehlgeburten, besonders wenn auch Totgeburten oder fehlgebildete Kinder vorkommen, vor einer weiteren Schwangerschaft eine **Chromosomenanalyse** zu veranlassen.

Die zytogenetische Untersuchung von Abortmaterial hat dagegen nur relative Bedeutung, zumal sie aus technischen Gründen immer noch oft fehlschlägt. Es scheint, daß rezidivierende, chromosomal unauffällige Aborte gehäuft von weiteren, chromosomal unauffälligen Aborten gefolgt werden und insgesamt prognostisch ungünstiger einzuschätzen sind als Aborte mit numerischen Chromosomenanomalien, die eher sporadisch auftreten. Das Rezidivrisiko für Aborte mit numerischen Chromosomenaberrationen ist also im Hinblick auf weitere Aborte bzw. Lebendgeburten mit Chromosomenaberrationen nicht signifikant erhöht. Eine Ausnahme stellen aber offenbar Trisomie-bedingte Aborte dar, denn hier ist das Risiko einer weiteren Trisomie für die nächste Schwangerschaft deutlich erhöht (Hassolt et al., 1980). Dieser Aspekt ist von erheblicher klinischer Relevanz, da die Trisomien verschiedener Chromosomenpaare nicht miteinander korrelieren. Einer letalen Trisomie 16 könnte also eine Trisomie 21 folgen, die mit dem Leben vereinbar ist. Das Wiederholungsrisiko betrifft also nicht nur folgende Aborte, sondern alle folgenden Schwangerschaften. Bei nachgewiesener Trisomie im Abortmaterial ist ein Paar also unbedingt über das erhöhte Rezidivrisiko auch in Hinblick auf Lebendgeburten aufzuklären und es sollte für weitere Schwangerschaften eine pränatale Diagnostik erwogen werden. Allerdings ist das zusätzliche Abortrisiko, das sich aus einer invasiven Diagnostik ergibt, für betroffene Paare besonders schwer zu tragen. Ein Kompromiß könnte hier die Durchführung der Triple-Diagnostik darstellen, von dem dann eine weitere invasive Diagnostik abhängig gemacht werden kann.

Das empfohlene diagnostische Vorgehen im Z.n. Spontanaborten bzw. für nachfolgende Schwangerschaften wird in Tabelle 9.3 genau dargestellt.

Tab. 9.3: Diagnostik bei rezidivierenden Spontanaborten

Aborte	Histologie Abortmaterial	Zytogenetik Abortmaterial	Pränataldiagnostik Eltern	bei nächster Grav	Triple Test
1	+	−	−	−	−
2	+	−	+	−	+
3	+	+	+	?	+

9.3 Infektiologische Aspekte

Während mikrobielle und virale Infektionen häufig Ursache sporadischer Schwangerschaftsverluste sind, stellen sie praktisch nie die Ursache rezidivierender Spontanaborte dar. Varizellen, Cytomegalie, Herpes II, Parvo B19, Toxoplasma gondii, Mykoplasmen, Listerien, Plasmodien und Chlamydien wurden mit Spontanaborten in Verbindung gebracht. Meist sind diese Erkrankungen aber selbst-limitierend, hinterlassen eine spezifische Immunität oder zeigen ein typisches klinisches Erscheinungsbild, so daß sie nicht zu rezidivierenden Aborten führen. Eine fragliche Ausnahme stellt die Infektion mit **Toxoplasma gondii** dar: in Einzelfällen wurden Toxoplasmosezysten im Endometrium beschrieben, die im Falle einer erneuten Schwangerschaft vom Trophoblasten geöffnet werden können, so daß hierdurch eine direkte Infektion der fetoplazentaren Einheit möglich wäre, bevor der mütterliche Organismus mit einer Antikörperproduktion reagieren kann. Bei konkreten Verdachtsfällen empfiehlt sich zusätzlich zur serologischen Diagnostik die immunfluoreszenzmikroskopische Untersuchung des Menstrualblutes. Im Anschluß an einen toxoplasmosebedingten Abort ist eine 4-wöchige Therapie mit Sulfadiazin (8x500mg/d) und mit Pyrimethamin (25mg/d) erforderlich.

Persistierende Infektionen des weiblichen Genitaltraktes mit **Chlamydia trachomatis** wurden gelegentlich mit habituellen Aborten assoziiert. Allerdings wurden die Aborte nicht diesem Erreger selbst, sondern einer Chlamydia-induzierten humoralen Immunreaktion gegen das Chlamydia-Heat-Shock-Protein angelastet. Diese Immunreaktionen sind aber offenbar nicht spezifisch für das Chlamydia-Heat-Shock-Protein, sondern als Ausdruck einer bei RSA-Patientinnen gehäuft zu findenden gesteigerten polyklonalen Antikörperproduktion zu werten (vgl. 9.5.1, 9.7.1.3, 9.7.2). Ein direkter Zusammenhang von Chlamydia trachomatis mit RSA konnte bisher nicht gezeigt werden.

Aszendierende Infektionen des weiblichen Genitaltraktes mit Mykoplasmen, Ureaplasmen und anderen anaeroben Keimen wurden mit Spontanaborten assoziiert. Grundsätzlich kann jeder Keim in der Zervix durch transzervikale Infektion zur Fehlgeburt – überwiegend im II. Trimenon – führen. Als möglicher Pathomechanismus scheint der circulus vitiosus von bakterieller Aszension und Infektion, Freisetzung von Entzündungsmediatoren und Prostaglandinen, erhöhter Wehenbereitschaft und isthmozervikaler Insuffizienz eine Rolle zu spielen. Allerdings erfordern die sich hieraus ableitenden therapeutischen Ansatzpunkte zunächst eine klare Diagnostik. Die Sanierung der Vaginalflora scheint zumindest im II. und III. Trimenon einen gesicherten Effekt im Hinblick auf die Prophylaxe amnialer Infektionen und Frühgeburtlichkeit zu zeigen. Sofern den habituellen Aborten gesichert aszendierende Infektionen auf dem Boden einer isthmozervikalen Insuffizienz zugrundeliegen, muß auch der prophylaktische, totale Muttermundsverschluß nach Saling (1984) erwogen werden. Die Indikation hierfür muß streng gestellt werden, da das im Zervixbereich eingebrachte Nahtmaterial selbst wehenauslösend wirken kann.

9.4 Anatomische Aspekte

Rezidivierende Spontanaborte werden mit vier Kategorien uteriner Anomalien assoziiert:

1. angeborene Fehlbildungen
2. Myome
3. intrauterine Synechien und
4. isthmozervikale Insuffizienz.

9.4.1 Angeborene uterine Fehlbildungen

Angeborene uterine Anomalien gehen ontogenetisch auf eine mehr oder weniger inkomplette Fusion der Müllerschen Gänge zurück. Assoziiert finden sich häufig angeborene Anomalien des harnableitenden Systems. Verschiedene uterine Anomalien stellen offenbar kein entscheidendes Problem beim Austragen von Schwangerschaften dar. So liegen die Abortraten bei Uterus didelphys oder unicornis allenfalls geringfügig über dem durchschnittlichen Risiko und die Diagnosen ergeben sich gelegentlich als Zufallsbefunde bei Routineuntersuchungen. Eine Ausnahme in Hinblick auf die Prognose von Schwangerschaften ist der **Uterus septus**, der mit etwa 50% aller Müllerschen Fusionsdefekte die häufigste angeborene Uterusanomalie darstellt. Bei einer Implantation im Bereich des fibrösen Septums kommt es zu trophischen Störungen, die typischerweise zu Spontanaborten am Ende des ersten oder zu Beginn des zweiten Trimenons führen. Die Abortraten liegen zwischen 25 und 67%, wobei das Risiko stark von der individuellen Ausprägung der Anomalie abhängt.

Im Rahmen der Diagnostik kann die Abgrenzung zum Uterus bicornis Probleme bereiten. Vaginosonographisch und hysterosalpingographisch (HSG) ist die Abgrenzung zwischen dem myometranen Septum beim Uterus bicornis und dem fibrösen Septum beim Uterus septus kaum möglich. Selbst hysteroskopisch kann die exakte Einordnung gelegentlich Probleme bereiten. Die Differentialdiagnose ist jedoch von klinischer Bedeutung im Hinblick auf die vergleichsweise gute Prognose des Uterus bicornis, die eine operative Therapie nur in Ausnahmefällen erfordert. Es empfiehlt sich daher, in Zweifelsfällen eine **Kernspintomographie** des Uterus zu veranlassen, die beim Uterus septus eine klare Identifikation des fibrösen Septums zuläßt (Forstner und Hricak, 1994). Bei RSA-Patientinnen mit Uterus septus sollte eine operative Metroplastik nach Strassmann bzw. nach Jones erwogen werden. Hierdurch sind in etwa 75% ausgetragene Schwangerschaften zu erwarten. Ähnlich gute Ergebnisse werden bei hysteroskopischer Resektion des fibrösen Septums berichtet.

Eine Sonderform angeborener uteriner Anomalien stellt der T-förmige, hypoplastische Uterus im Z.n. intrauteriner Diethylstilbestrol-Exposition dar. Die Diagnose ergibt sich aus der Anamnese und aus dem typischen hysterosalpingographischen Bild. Die betroffenen Frauen haben gehäuft Aborte im zweiten Trimenon und vorzeitige Wehen. Hier gibt es keine gesicherte Therapie.

9.4.2 Myome

Myome können mit der Schwangerschaft auf vielfältige Art interferieren. Komplikationen ergeben sich überwiegend im zweiten und dritten Trimenon sowie im Rahmen der Geburt. Entscheidend für die ätiologische Zuordung spezifischer Probleme zu der Diagnose eines Uterus myomatosus ist neben der Größe vor allem die Lokalisation der Myome. Problematisch für den Schwangerschaftsverlauf können vor allem **trans- und intramural** gelegene Myome sein, insbesondere, wenn sie die Konfiguration des Uteruscavum beeinträchtigen. Für eine exakte Lokalisation stehen neben **Vaginosonographie** und **HSG** auch die **Kernspintomographie** sowie die **Hysteroskopie/Laparoskopie** zur Verfügung. Die Kernspintomographie verspricht zusätzliche Rückschlüsse auf die veränderte Gewebetextur bei intramuralen Myomen. Dies scheint von Bedeutung zu sein in Hinblick auf Untersuchungen von Jones (1992), der erhöhte Abortraten bei Myomen auch dann fand, wenn keine unmittelbare räumliche Beziehung zum Cavum vorlag. Inwieweit eine operative Myomenukleation die Prognose für weitere Schwangerschaften verbessert, muß im Einzelfall nach sorgfältiger Abklärung und Wertung aller Befunde entschieden werden. Die publizierten Raten ausgetragener Schwangerschaften nach Myomenukleation liegen zwischen 75% und 80%, wobei der Großteil der so ausgewerteten Patientinnen lediglich ein oder zwei Fehlgeburten durchlitten hatte.

9.4.3 Intrauterine Synechien

Während man die Häufigkeit intrauteriner Synechien bei nicht voroperierten Frauen in der Größenordnung von etwa 1.5% annimmt, werden Synechien bei 12% von Patientinnen mit habituellen Aborten beschrieben. Hysteroskopische Untersuchungen an Patientinnen im Z.n. mehreren Abrasiones zeigen allerdings, daß diese auch ohne Abortproblematik gehäuft intrauterine Synechien aufweisen. Man muß das gehäufte Auftreten von Synechien bei RSA-Patientinnen daher eher als das Ergebnis denn als Ursache der wiederholten Aborte werten. Ob eine hysteroskopische Resektion intrauteriner Synechien in der Lage ist, die Schwangerschaftsprognose signifikant zu verbessern, ist nicht entschieden. Die publizierten Erfolgsraten liegen zwischen 63 und 85%.

9.4.4 Isthmozervikale Insuffizienz

Die Klinik bei isthmozervikaler Insuffizienz ist recht typisch: stille oder weitgehend schmerzfreie Muttermunderöffnung im zweiten oder dritten Trimenon, gehäuft assoziiert mit der Problematik des Amnioninfektionssyndroms. Die

Vorstellung, daß auch Fehlgeburten im ersten Trimenon mit einer isthmozervikalen Insuffizienz assoziiert sein können, wurde weitgehend verlassen. Die aus den 70er- und z.T. auch noch den 80er Jahren stammende Strategie, im Z.n. rezidivierenden Spontanaborten eine «prophylaktische Cerclage» durchzuführen, leitete sich von überwiegend mechanistischen Überlegungen ab und konnte sich nicht durchsetzen. Vielmehr scheint das eingebrachte Nahtmaterial selbst einen Risikofaktor für aufsteigende Infektionen und für vorzeitige Wehen darzustellen. In ausgewählten Fällen rezidivierender Fehlgeburten auf dem Boden aszendierender amnialer Infektionen kann dagegen ein primärer Muttermundsverschluß nach Saling erwogen werden. Nach sorgfältiger Indikationsstellung konnte Saling (1984) hierdurch bei 71% seiner Patientinnen erfolgreich ausgetragene Schwangerschaften erreichen.

9.5 Endokrine Störungen

9.5.1 Hypo/Hyperthyreose

Endokrine Dysfunktionszustände der Schilddrüse werden traditionell als Ursache für RSA angegeben, ohne daß diese Zusammenhänge systematisch nachgewiesen werden konnten. Symptomatische Hypo- und Hyperthyreosen können zwar Ursache für geringere Konzeptionsraten sein, ein Zusammenhang mit erhöhten Abortraten konnte aber nicht gezeigt werden. Auch subklinische Hyper- oder Hypothyreosen finden sich unter RSA-Patientinnen nicht häufiger als bei Normalpaaren. Für die Abklärung der RSA-Problematik scheint die Durchführung von Schilddrüsenfunktionstests keine neuen Gesichtspunkte zu liefern. Allerdings zeigen mehrere aktuelle Studien, daß bei RSA-Patientinnen **gehäuft Auto-Antikörper gegen Thyreoglobulin** und andere schilddrüsenspezifische Strukturen nachweisbar sind. Bei den betroffenen Patientinnen fanden sich keine Hinweise auf eine Schilddrüsendysfunktion. Auto-Antikörper gegen Schilddrüsengewebe werden vielmehr als Indikator einer generalisierten polyklonalen Aktivierung humoraler Auto-Immunreaktionen gewertet. Derartige Reaktionen ließen sich durch eine generalisierte Dysfunktion der anti-idiotypischen Regulation interpretieren (vgl. 9.7.1.3, 9.7.2). Die Prognose für betroffene Patientinnen ist offenbar schlecht – man muß mit einer etwa doppelt so hohen Abortrate rechnen als bei Vergleichspatientinnen. Ein Therapieansatz besteht derzeit nicht.

9.5.2 Diabetes mellitus

Ein insulinpflichtiger Diabetes mellitus stellt bekanntlich ein erhebliches Risikopotential für Schwangerschaften dar. Allerdings beziehen sich die Komplikationsmöglichkeiten überwiegend auf das zweite und dritte Trimenon. Ein gut eingestellter Diabetes mellitus stellt innerhalb der ersten 20 SSW kein höheres Abortrisiko dar. Bei anhaltend schlechter metabolischer Kontrolle ist der Diabetes mellitus aber auch eine Gefahr für die Frühschwangerschaft. Patientinnen, die als Resultat einer anhaltend schlechten metabolischen Kontrolle einen erhöhten Anteil von glykosiliertem Hämoglobin (**HbA1c**) aufweisen, haben ein signifikant erhöhtes Risiko für Spontanaborte. Millis et al. (1988) beziffern das zusätzliche Abortrisiko bei Diabetikern pro g% erhöhtem HbA1c mit durchschnittlich 3,1%. Bezüglich der RSA-Problematik ergeben sich hieraus zwei wichtige Gesichtspunkte:

Als Basisdiagnostik für Patientinnen mit ungeklärten RSA genügt die Bestimmung von HbA1c, um eine dekompensierte diabetische Stoffwechsellage auszuschließen. Ein Glukosetoleranztest ist nicht erforderlich. Für RSA-Patientinnen mit insulinpflichtigem Diabetes mellitus ist dagegen eine exakte metabolische Kontrolle in der Schwangerschaft von großer Bedeutung. Ist sie gewährleistet, stellt ein insulinpflichtiger Diabetes mellitus kein erhöhtes Abortrisiko dar.

9.5.3 Hyperprolaktinämie

Die Hyperprolaktinämie stört die Pulsatilität der Gonadotropinsekretion und führt damit zu ovariellen Funktionsstörungen unterschiedlicher Schweregrade. In vitro und in vivo sind erhöhte und verminderte Prolaktinspiegel mit einer verminderten Progesteronproduktion assoziiert. Entsprechend findet sich bei hyperprolaktinämischen Schwangeren häufig eine verminderte Progesteronsynthese. Klinische Untersuchungen ergaben keinen Zusammenhang zwischen erhöhten maternalen Prolaktinspiegeln und Fehlgeburten. Nach Jouppila und Ylikorkala (1984) hat eine Hyperprolaktinämie, sofern sie nicht zu Ovulationsstörungen führt, keinen Einfluß auf den Verlauf von Frühschwangerschaften. Entsprechend wird die Bestimmung des basalen und stimulierten Prolaktinspiegels im Rahmen der RSA-Diagnostik nicht empfohlen.

9.5.4 Lutealphasendefekt (LPD)

Eine große Zahl von Untersuchungen beschäftigte sich mit dem möglichen Zusammenhang zwischen inadäquater Corpus luteum-Funktion und Frühaborten. Man ging davon aus, daß eine verminderte Progesteronsynthese durch den Gelbkörper zu einer mangelhaften Transformation des Endometriums und damit zu inadäquaten Implantationsvorgängen führen müßte. Entsprechend wurden zwischen 3 und 60% von RSA mit Lutealphasendefekten (LPD) assoziiert. Aus dem hypothetischen Pathomechanismus von RSA auf dem Boden defekter Lutealphasen wurde versucht, betroffene Patientinnen im Rahmen der Frühschwangerschaft mit exogenen Gestagenderivaten zu substituieren. Dieses Therapieprinzip erfreute sich zeitweise großer Beliebtheit, obwohl eine Wirkung niemals nachgewiesen werden konnte. Die wenigen kontrollierten Studien zu diesem Konzept ergaben keinen Vorteil gegenüber der Behandlung mit Plazebo (Goldzieher, 1964; Klopper und MacNaughton, 1965). Ein alternativer Therapieansatz bezieht sich direkt auf die Lutealphase des Menstruationszyklus, die im Sinne einer Optimierung der Implantationsbedingungen mit exogenem Progesteron substituiert wird. Es gibt eine einzige Studie, die einen signifikanten Therapieeffekt durch Substitution mit Progesteron-Suppositorien zeigen konnte. Balash et al. (1986) untersuchten insgesamt 19 RSA-Patientinnen mit LPD. 14 Patientinnen erhielten Progesteron-Suppositorien und alle konnten ihre Schwangerschaften austragen. Dagegen erlitten 2 von 5 unbehandelten RSA-Patientinnen erneut eine Fehlgeburt. Diese Studie war weder randomisiert noch plazebokontrolliert. Bis zum heutigen Tag konnten diese Ergebnisse nicht mehr reproduziert werden.

Die Untersuchungen zum LPD werden durch einige methodische Probleme erschwert. Weder Basaltemperaturkuven noch serielle Hormonbestimmungen im peripheren Blut scheinen eine ausreichende Sensitivität und Spezifität zur Identifikation von Lutealphasendefekten zu ergeben. Den Goldstandard für die LPD-Diagnostik stellt daher die Endometriumsbiopsie dar, wobei hierfür die exakte Zuordnung zum Ovulationszeitpunkt von entscheidender Bedeutung ist. Entsprechend hängt die gefundene Prävalenz des LPD bei RSA-Paaren erheblich davon ab, wie der Ovulationszeitpunkt ermittelt wird. So zeigte eine Studie von Lloyd und Coulam (1988) erhebliche Differenzen je nach der Wahl der Methode, anhand derer der Ovulationszeitpunkt festgelegt wurde. Sie fanden in 32% der RSA-Paare defekte Lutealphasen, sofern die zeitliche Zuordnung auf die folgende Menstruationsblutung bezogen wurde. Diese Prävalenz sank auf 9%, wenn die zeitliche Zuordnung nach dem LH-Gipfel im Urin erfolgte. Die Prävalenz für das Vorliegen eines LPD sank schließlich auf 1%, wenn die zeitliche Zuordnung auf den vaginalsonographisch erfaßten Ovulationszeitpunkt bezogen wurde. Diese Daten stellen die Bedeutung des LPD für die Ätiologie von RSA, ja seine Existenz in Frage. Entsprechend scheint aus heutiger Sicht die invasive Diagnostik zur Erfassung möglicher Lutealphasendefekte bei RSA-Patientinnen nicht gerechtfertigt.

9.5.5 LH-Hypersekretion

Schon seit längerer Zeit ist bekannt, daß Patientinnen mit polyzystischen Ovarien (PCO) ein deutlich höheres Abortrisiko haben. Nach Segal et al. (1988) liegt **das Abortrisiko für PCO-Patientinnen** nach Ovulationsauslösung bei **30%**. Aber auch bei spontan ovulierenden RSA-Patientinnen finden sich die sonographischen Charakteristika polyzystischer Ovarien deutlich häufiger als bei Frauen mit normalen Schwangerschaftsverläufen. Über lange Zeit ging man davon aus, daß die gehäuften Fehlgeburten von PCO-Patientinnen das Resultat ungünstiger endokriner Einflüsse auf das Endometrium seien. Diese einleuchtende Erklärung war allerdings nie mit Daten untermauert worden. Ein wichtiger Schritt zum Verständnis der erhöhten Abortraten bei PCO-Patientinnen gelang Lesley Regan et al. (1990), die den Einfluß des mittfollikulären LH-Spiegels auf den weiteren Schwangerschaftsverlauf untersuchten. Unter 193 Frauen mit ovulatorischen Zyklen konnten 46 mit deutlich erhöhten mittfollikulären LH-Spiegeln identifiziert werden. Unter diesen Frauen kam es bei nachfolgenden Schwangerschaften in 65% zu Spontanaborten. Im Vergleich dazu erlitten nur 12% der Frauen mit normalen LH-Spiegeln Fehlgeburten. Hieraus leiteten sie die Hypothese ab, daß die **LH-Hypersekretion** und nicht die polyzystischen Ovarien selbst die Ursache für gestörte Frühschwangerschaften seien. Tatsächlich zeigen die Erfahrungen mit IVF, daß zu früh erhöhte LH-Konzentrationen über eine verfrühte Luteinisierung zu verminderten Schwangerschaftsraten führen. Eine verfrüht hohe LH-Konzentration scheint zur Ovulation einer verfrüht gealterten, dysmaturen Oozyte zu führen. Dieses Problem ist mit Infertilität und rezidivierenden Spontanaborten assoziiert. Klinisch läßt sich diese Störung vor allem durch die sonomorphologischen Charakteristika polyzystischer Ovarien identifizieren. Die Erfassung einer erhöhten, mittfollikulären Serum-LH-Konzentration (>10.0 IU/ml) scheint wegen der pulsatilen LH-Freisetzung weniger sensitiv zu sein. Ein praktikabler Ansatz ist die LH-Bestimmung im Morgenurin, woraus sich das Integral der nächtlichen LH-Freisetzung ergibt. Aus dem hier angedeuteten Pathomechanismus, der die gesteigerte LH-Sekretion mit rezidivierenden Spontanaborten assoziiert, lassen sich aussichtsreiche therapeutische Konzepte ableiten.

Die endogene LH-Freisetzung könnte durch **GnRH-Analoga** blockiert und die Follikelreifung mit gereinigtem FSH stimuliert werden. Diesen Überlegungen entsprechen auch Erfahrungen mit PCO-Patientinnen, bei denen eine Follikelstimulation mit reinem FSH auch ohne GnRH-Analoga zu einer Abnahme der LH-Spiegel und zu einer niedrigeren Abortrate führt. So haben wir bislang nach **low dose FSH**-Stimulation bei PCO-Patientinnen einen einzigen Abort im Gegensatz zu derzeit 20 intakt verlaufenden Schwangerschaften beobachtet. Die endgültige Bewertung von Diagnostik und Therapie von RSA-Patientinnen mit LH-Hypersekretion muß jedoch derzeit noch prospektiven Studien vorbehalten bleiben.

9.6 Ökologische Aspekte – Schadstoffbelastungen

Theoretisch können Schadstoffe bereits vor der Nidation sowie im Zusammenhang mit Plazentation und embryonaler Frühentwicklung pathologische Effekte induzieren, die sich dann als Spontanaborte äußern können. Drei wesentliche Studienansätze wurden bisher zur Aufklärung der Möglichkeit schadstoffinduzierter Spontanaborte beschritten:

1. Studien an Tiermodellen
2. Epidemiologische Studien an besonders schadstoffbelasteten Kollektiven
3. Retrospektive Studien an Patientinnen mit Fertilitätsstörungen.

Während die Analogie von Tiermodellen stets einer kritischen Prüfung bedarf, bestehen für die bisherigen klinischen und epidemiologischen Untersuchungen Unsicherheiten in Hinblick auf die Auswahl der Kollektive und der Vergleichsgruppen.

Einigkeit aus tierexperimenteller und klinisch/epidemiologischer Sicht scheint bezüglich eines gesteigerten Abortrisikos durch **Schwermetallbelastungen**, insbesondere durch **Quecksilber** und **Blei** zu bestehen. In höheren Konzentrationen wirken Quecksilber und Blei embryotoxisch und können Spontanaborte auslösen. Arbeiterinnen, die in Metallschmelzen beschäftigt sind oder die im Rahmen der Elektronikindustrie höheren Belastungen durch Lötdämpfe ausgesetzt sind, haben deutlich gesteigerte Abortraten. Ein Verdacht auf erhöhte Schwermetallbelastungen bei RSA-Patientinnen ergab sich auch aus einer Studie an 419 Probandinnen der Universitätsfrauenklinik Heidelberg. Innerhalb dieser heterogenen Gruppe fand sich bei Patientinnen mit habituellen Aborten besonders die Belastung mit dem Schwermetall **Cadmium** erhöht. RSA-Patientinnen zeigten auch statistisch höhere Blutkonzentrationen für die **Pestizide** DDD, DDT und DDE. Zusätzlich scheinen auch erhöhte Belastungen mit organischen Lösungsmitteln zu gehäuften Spontanaborten zu führen. In drei unabhängigen Studien fanden sich bei Frauen, die im Rahmen ihres Arbeitsplatzes hohen Belastungen mit dem Lösungsmittel **Äthylenglykolester** ausgesetzt waren, signifikant gehäufte Fehlgeburten. Bei der Interpretation dieser Daten ist allerdings zunächst noch Vorsicht geboten, denn die betroffenen Frauen wiesen zahlreiche weitere Gemeinsamkeiten auf, die im einzelnen nicht erfaßt wurden und die daher nicht bewertet werden konnten. Insgesamt sollten diese Ergebnisse aber Anlaß sein, die Sensitivität gegenüber ungewöhnlich erscheinenden Schadstoffbelastungen von RSA-Patientinnen zu schärfen. Im Einzelfall könnten hier toxikologische oder arbeitsmedizinische Spezialuntersuchungen veranlaßt werden. Ein generelles Screening von RSA-Patientinnen auf spezifische Schadstoffkonzentrationen scheint zum gegenwärtigen Zeitpunkt jedoch nicht gerechtfertigt, zumal bei einer großen Zahl von Schadstoffen noch keine Referenzwerte vorliegen, innerhalb derer Effekte auf die Fortpflanzungsfunktionen ausgeschlossen werden können. Naheliegendes Ergebnis eines derartigen Screenings wäre eine massive Verunsicherung der betroffenen Paare, bei denen die Diagnose einer «Umweltvergiftung» nur zu leicht irrationale Ängste verstärken könnte. Bei eindeutig identifiziertem oder überwiegend wahrscheinlichem Zusammenhang von RSA mit erhöhten Schadstoffbelastungen steht eine Reihe von Therapieansätzen zur Verfügung. Diese schließen neben der Elimination der Expositionsquelle im Bedarfsfall Maßnahmen zur forcierten Exkretion eingelagerter Substanzen, z. B. durch Applikation von Chelatbildnern, ein.

9.7 Immunologische Diagnostik

9.7.1 Alloimmunologische Diagnostik

9.7.1.1 Theoretischer Hintergrund

Die Toleranz des haplodifferenten Feten über die Gestationsdauer von 40 Wochen hat Transplantationsimmunologen seit Jahrzehnten fasziniert. Sir Peter Medawar, der später für seine Arbeiten zu Alloimmunreaktionen gegenüber Fremdgeweben den Medizin-Nobelpreis erhielt, stellte bereits in den 50er Jahren Überlegungen zu möglichen Regulationsmechanismen an. Eine seiner Hypothesen bezog sich auf die Möglichkeit, der Fetus sei antigenetisch gegenüber dem Immunsystem der Mutter getarnt. Tatsächlich kommt es während der normalen Schwangerschaft zu keinen direkten Kontakten zwischen mütterlichem und embryonalem Gewebe. Eine Verbindung wird lediglich im biochemischen Sinne aufgenommen. Sie wird hergestellt und vermittelt über ein spezialisiertes extraembryonales Gewebe, den **Trophoblasten**. Es werden vier spezifische Subpopulationen von Trophoblasten unterschieden, die sich bezüglich Lokalisation, Funktion und Antigenexpression voneinander unterscheiden. Sie alle enthalten aber, genau wie der Embryo, einen haploiden paternalen Chromosomensatz. Der Trophoblast spielt daher für das Verständnis der immunologisch privilegierten Position der fetoplazentaren Einheit eine besondere Rolle. Es soll daher hier kurz auf die vier Subpopulationen des Trophoblasten eingegangen werden (Abb. 9.1).

1. Die Austauschfläche zwischen mütterlichem Blut und fetoplazentarer Einheit wird durch den multinukleären **Synzytiotrophoblasten** gebildet (Abb. 9.1A). Dieser überzieht das gesamte System feinverzweigter Chorionzotten, die in den chorialen Stammgefäßen mit fetalem Blut perfundiert werden. Die apikale Membran des Synzytiotrophoblasten wird durch eine Vielzahl von Mikrovilli noch weiter vergrößert, wobei Abschnürungen dieser Mikrovilli in den venösen Schenkel der maternalen Zirkulation und schließlich in das Kapillarsystem der Lungen gelangen können. Für die Mutter ist die Exposition mit Synzytiotrophoblastmembranen also nicht auf den Uterus

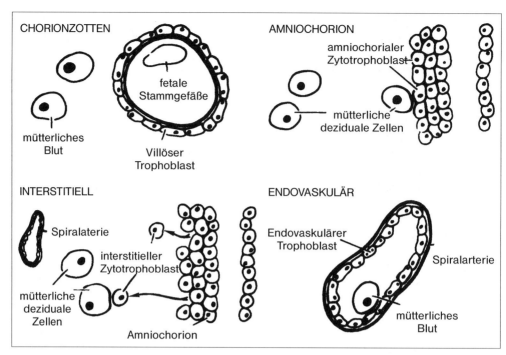

Abb. 9.1: Bei der hämochorialen Plazenta des Menschen unterscheidet man vier Trophoblast-Subpopulationen, die alle, wie der Fetus, von einem haploiden Chromosomensatz kodiert werden. (A) Der multinukleäre Synzytiotrophoblast überzieht das verästelte System von Chorionzotten und wird während der gesamten Schwangerschaft von mütterlichem Blut umspült. (B) Die interstitiellen Zytrotrophoblasten wachsen tief in die Dezidua ein und finden sich dort in unmittelbarem Kontakt zu mütterlichem Gewebe. (C) Der endovaskuläre Trophoblast dringt in die uterinen Spiralarterien ein und ersetzt dort das mütterliche Endothel. (D) Außerhalb der Implantationsfläche wird die gesamte uterine Innenfläche von Amniochorion ausgekleidet. Diese Membran entsteht in der frühen Schwangerschaft aus der Fusion von Amnion und chorialem Zytotrophoblasten (nach Thaler, in Stolz, Wallwiener, Bastert 1992).

beschränkt, es findet vielmehr eine systemische Konfrontation mit Trophoblastantigenen statt.

2. In Gegensatz zum Synzytiotrophoblasten, der in direktem Kontakt mit mütterlichem Blut steht, breitet sich eine andere Subpopulation des Trophoblasten direkt in mütterliches Gewebe aus. Die **interstitiellen Trophoblastzellen** verlassen an den Verankerungsstellen mit der Basalplatte die Säulen von Zytotrophoblasten. Interstitieller Trophoblast infiltriert die Dezidua und kann tief in das Myometrium einwandern (Abb. 9.1.B). Daraus resultiert ein direkter, unmittelbarer Kontakt zwischen genetisch haplodifferenten Zellen.

3. Eine dritte Subpopulation von Zytotrophoblasten wandert zu den uterinen Spiralarterien und dringt in diese ein. Dort verdrängen Zytotrophoblasten in

zunehmendem Maße das mütterliche Endothel und ersetzen dieses (Abb. 9.1.C). Diese Invasion von **endovaskulärem Trophoblasten** beginnt in ihrer frühen ersten Welle unmittelbar nach der Implantation. Auf seinem Weg in die Plazenta kommt mütterliches Blut somit zunächst in Kontakt mit endovaskulärem Trophoblasten. Der endovaskuläre Trophoblast stellt also die erste Kontaktstelle zwischen mütterlichem Blut und extraembryonalen Antigenen dar.

4. Zusätzlich zur Implantationsstelle der Plazenta ist die gesamte innere Oberfläche des Uteruscavum von der **amniochorialen Membran** ausgekleidet. Diese Membran entsteht in der frühen Schwangerschaft aus der Fusion von Amnion und chorialem Zytotrophoblasten. Die Schicht zwischen Zytotrophoblasten des Amniochorions und der Dezidua stellt also eine weitere ausgedehnte Kontaktfläche zwischen Trophoblast und mütterlichem Gewebe dar.

Zusammenfassend ergibt sich aus der Unmittelbarkeit der Kontakte zwischen der Mutter und den verschiedenen Trophoblast-Subpopulationen eine Vielzahl von Möglichkeiten für afferente und efferente immunologische Reaktionen. Für das Verständnis der Immunbiologie der menschlichen Schwangerschaft nimmt die Frage nach der Antigen-Expression des Trophoblasten eine besondere Stelle ein. Man glaubte bereits Anfang der 80er Jahre, eine wichtige Antwort gefunden zu haben, als deutlich wurde, daß Synzytiotrophoblast keine Major Histocompatibility Complex (**MHC**) kodierten Antigene, also vor allem keine Human Leucocyte Antigens (**HLA**) exprimiert. Allerdings fiel bald danach auf, daß interstitielle Zytotrophoblasten, die innerhalb der Dezidua unmittelbar in mütterliches Gewebe einwachsen, mit verschiedenen monoklonalen Antikörpern gegen monomorphe HLA-Epitope reagieren. Diese Beobachtungen konnten erst vor wenigen Jahren vollständig erklärt werden: Kovats et al. (1990) konnten zeigen, daß es sich hier um ein neuartiges HL-Antigen, ohne die bekannten polymorphen Variationen in der Alpha1- und Alpha2-Domäne handelte. Das nicht-polymorphe HLA des interstitiellen Zytotrophoblasten wird HLA-G genannt und man vermutet, daß es eine Rolle bei der Vermeidung von Reaktionen seitens nichtadaptiver Reaktionen des Immunsystems – besonders Natürliche Killer-Zell-Aktivitäten – spielt.

Es gab also zunächst deutliche Hinweise auf die Richtigkeit der von Sir Peter Medawar vorgegebenen Hypothese einer antigenetischen Neutralität der fetoplazentaren Einheit. Diese Hypothese scheint aber nur für MHC-kodierte Antigene zu gelten. Untersuchungen an Patientinnen mit rezidivierenden Spontanaborten hatten ergeben, daß eine Gruppe dieser Frauen **zytotoxische Antikörper** gegen die Lymphozyten ihrer Partner hatten. Bei näherer Analyse der Spezifität dieser Antikörper zeigte sich, daß sie nicht gegen HLA gerichtet waren. Vielmehr waren diese Antikörper gegen Antigene gerichtet, die von Lymphozyten und vom Trophoblasten exprimiert werden. Diese Ergebnisse führten zu der Definition eines **Trophoblast-Lymphozyten-kreuzreagierenden (TLX) Antigensystems** mit mindestens drei polymorphen Varianten. Die

Beschreibung des TLX-Antigensystems trug wesentlich zum Verständnis maternaler Immunreaktionen gegen den Trophoblasten bei, da bei entsprechenden Kombinationen mit einer Sensibilisierung der Mutter durch paternale TLX-Allotypen gerechnet werden mußte. Da eine derartige Sensibilisierung im Regelfall keine nachteiligen Folgen für die Schwangerschaft hat, scheinen spezifische Mechanismen der Regulation anti-paternaler Immunreaktionen zu existieren. Dafür sprachen zahlreiche Hinweise, nach denen eine adäquate Immunregulation zunächst eine allogene Erkennung der Schwangerschaft vorauszusetzen schien. Entsprechend erlangten Untersuchungen zur Antigenkompatibilität von RSA-Paaren zunehmende Bedeutung bei diagnostischen und therapeutischen Ansätzen.

9.7.1.2 HLA-Typisierung – EAI-Test

Hinweise, wonach allogen induzierte Reaktionen eine wichtige Rolle für Etablierung und Erhalt der menschlichen Schwangerschaft spielen könnten, führten in den 80er Jahren zu Therapiekonzepten, wonach RSA-Patientinnen allogen mit **paternalen oder «third party» Lymphozyten** sensibilisiert wurden, um hierdurch hypothetische «protektive Reaktionen» auszulösen. Da weder die Natur dieser protektiven Reaktionen noch ihr Fehlen exakt beschreibbar sind, mangelte es diesen Therapieansätzen von Anfang an an einer exakten Indikationsstellung. Man behalf sich hier längere Zeit mit der HLA-Typisierung der RSA-Paare, da man glaubte, eine erhöhte HLA-Kompatibiliät reflektiere eine inadäquate Induktionsmöglichkeit für allogene Reaktionen durch die Schwangerschaft. Mittlerweile zeigte sich aber, daß die technisch aufwendige und kostenintensive HLA-Typisierung bei RSA-Paaren im Einzellfall keine diagnostische Bedeutung besitzt. Diese fehlende Bedeutung der elterlichen HLA-Kompatibiliät ist gut mit Untersuchungen vereinbar, wonach Trophoblasten keine polymorphen MHC-Antigene exprimieren (vgl. 9.7.1.1).

Alternativ zur HLA-Typisierung wurde von einigen Gruppen seit Ende der 70er Jahre der Erythrocyte Agglutination Inhibition (**EAI**)-Test propagiert. Im EAI-Test werden IgG-sensibilisierte Schaferythrozyten mit paternalen B-Zellen inkubiert, wobei Erythrozyten-Agglutinate gebildet werden. Durch Zugabe maternaler Seren kann eine Hemmung dieser Agglutinationen erreicht werden und diese Hemmung wird mit «schwangerschaftsprotektiven Reaktionen» erklärt. Die Bedeutung dieser schwangerschaftsprotektiven Faktoren wurde aber bald durch Daten in Zweifel gezogen, wonach viele Frauen trotz negativer EAI-Tests gesunde Kinder bekommen. Auch wird der EAI-Test offenbar durch eine große Reihe zytotoxischer und nicht-zytotoxischer Antikörper beeinflußt und bis zum heutigen Tag ist nicht vollständig geklärt, was mit dem Phänomen der Hemmung von Erythrozyten-Agglutinaten genau gemessen wird.

Das Konzept der allogenen Sensibilisierung wurde kürzlich im Rahmen einer weltweiten Metaanalyse von insgesamt 7 placebokontrollierten Doppelblindstudien bewertet (The Recurrent Miscarriage Trialist Group, 1994): hier konnte ein therapiebedingter Anstieg der Rate lebendgeborener Kinder von lediglich 51,7 auf 61,7% gefunden werden. Zudem ließ sich kein diagnostisches Verfahren finden, das in der Lage war, jene RSA-Paare prospektiv zu identifizieren, die von diesem Verfahren am ehesten profitieren. Der mit 10% relativ geringe therapeutische Effekt der Sensibilisierung mit allogenen Lymphozyten muß sehr kritisch den potentiellen Nebenwirkungen dieser Therapie gegenüber gestellt werden – vor allem den **transfusionsbedingten Infektionen** und besonders **der Induktion unerwünschter allo- bzw. autoimmuner Reaktionen**. Die sogenannte aktive Immuntherapie habitueller Aborte wird also vermutlich bis auf weiteres umstritten bleiben und sollte derzeit allenfalls unter strengen, systematisch kontrollierten Studienbedingungen Anwendung finden.

9.7.1.3 Inadäquate anti-paternale Immunreaktionen

Von dem oben beschriebenen RSA-Kollektiv, bei dem man von einer fehlenden Induktion allogener Reaktionen ausging, wurde schon bald eine andere Gruppe von RSA-Patientinnen abgegrenzt, die durch inadäquate anti-paternale Immunreaktionen identifiziert werden konnte. Bei diesen Paaren zeigten die Frauen im Serum hochtitrige zytotoxische Antikörper gegen paternale Lymphozyten, die nicht HLA-spezifisch waren (vgl. 9.7.1.1). Mittlerweile deutet sich an, daß die serologisch definierten TLX-Antigene eine nahe Verwandtschaft zu dem Membran Cofactor Protein (**MCP**) besitzen. MCP spielt eine zentrale Rolle beim Schutz vor einer Membranzerstörung durch die Komplementkaskade. Aus dieser wichtigen Funktion von MCP wird verständlich, warum inadäquate immunologische Reaktionen gegen diese Antigene mit pathologischen Schwangerschaftsverläufen bzw. mit rezidivierenden Spontanaborten assoziiert sind. Daraus ergibt sich für die normale Schwangerschaft die Notwendigkeit einer spezifischen Regulation der Immunantwort gegen TLX-Antigene. Ein wichtiger Bestandteil dieser Regulation scheint sich aus dem **Prinzip des anti-idiotypischen Netzwerks** zu ergeben. Man geht hierbei davon aus, daß der primäre anti-paternale Antikörper zunächst ein neuartiges Produkt für den mütterlichen Organismus darstellt. Die Neuartigkeit des Antikörpers ergibt sich durch entsprechende Rearrangements der variablen Gene, die für die Kodierung des Idiotops, d.h. der Antigenbindungsstelle, verantwortlich sind. Diese Arrangements erfolgen in der B-Zelle mit dem Ziel, die Antigenbindungsstelle der Kopplungsstelle des Antigens , d.h. dem Epitop, möglichst optimal anzugleichen. Damit repräsentiert dieser eigene Antikörper mit seinem neuartigen Idiotop seinerseits einen immunogenen Stimulus, der zu einer Immunantwort führt. Das Resultat dieser zweiten Immunantwort ist der anti-idiotypische Antikörper, d.h. ein eigener Antikörper gegen den eigenen primären Antikörper. Für das Konzept der anti-idiotypischen Regulation werden primäre Antikörper häufig Ab1 und anti-idiotypische Antikörper Ab2 genannt (Abb. 9.2). Eine adäquate Produktion von Ab2 ist im Rahmen der normalen Schwangerschaft in der Lage, die zytotoxische anti-TLX-Aktivität zu blockieren. Wenn bei RSA-Patientinnen dagegen zytotoxische, nicht-HLA spezifische, anti-paternale Antikörper nachgewiesen werden können, muß dies als

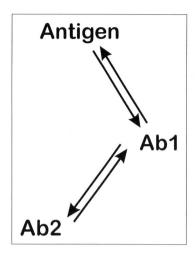

Abb. 9.2: Das Konzept der anti-idiotypischen Regulation bezieht sich auf die Tatsache, daß die Antigenbindungstelle (Idiotop) eines Antikörpers seinerseits ein neuartiges Produkt für das Immunsystem darstellt. Dieses neuartige Idiotop repräsentiert seinerseits einen immunogenen Stimulus, der eine Immunantwort induzieren kann. Das Resultat dieser zweiten Immunantwort ist der Anti-idiotypische Antikörper. Ab2 kann die Bindung von Antigen durch Ab1 regulieren. Für das Konzept der anti-idiotypischen Regulation werden primäre Antikörper häufig Ab1 und anti-idiotypische Antikörper Ab2 genannt.

Hinweis auf einen Defekt der anti-idiotypische Regulation gewertet werden. Ein außerordentlich sensitives Verfahren zum Nachweis anti-paternaler Antikörper ist der **durchflußzytometrische Cross-match**. Um auszuschließen, daß es sich nicht um HLA-Antikörper handelt, ist wichtig, die Panelreaktivität des mütterlichen Serums zu erfassen und die Spezifität mit dem paternalen HLA-Typus zu vergleichen. Zusätzlich ist eine Differenzierung durch Absorption mit HLA-negativen chorialen Membranen möglich (Abb. 9.3). Die Abgrenzung zu HLA-Antikörpern ist besonders wichtig bei sekundär habituell abortierenden Patientinnen, da anti-paternale HLA-Antikörper auch gegen Ende normaler Schwangerschaften entstehen können. Diese Untersuchungen sollten in Zusammenarbeit mit einem spezialisierten transplantationsmedizinischen oder reproduktionsimmunologischen Labor erfolgen.

Für RSA-Patientinnen mit Defekt der anti-idiotypischen Regulation anti-paternaler Immunreaktionen steht noch kein sicheres Therapiekonzept zur Verfügung. Erfahrungen mit breit sensibilisierten Nierentransplantatempfängern weisen jedoch darauf hin, daß die **Infusion gepoolter polyvalenter Immunglobulinpräparate** in der Lage ist, die zytotoxische Aktivität dieser Patienten zu reduzieren und das Überleben der Organtransplantate zu verlängern. Dieser Effekt wird offenbar durch die passive Übertragung anti-idiotypischer Antikörper bewirkt. In vitro Untersuchungen und erste Kasuistiken aus unserer Klinik zeigen, daß diese Art der Behandlung in gewissem Umfang auf RSA-Patientinnen mit defekter anti-idiotypischer Regulation übertragen werden kann. Wichtig ist die klare Identifikation derjenigen Paare, denen am ehesten durch die aufwendige und teuere Therapie mit gepooltem, polyvalentem Immunglobulin geholfen werden kann, denn nicht alle RSA-Paare profitieren von diesem Ansatz (Mueller-Eckardt, 1994). Eine prospektive Doppelblindstudie steht derzeit noch aus.

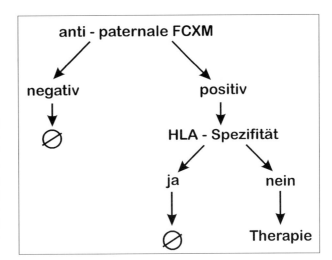

Abb. 9.3: Ein hochsensibles Verfahren bei der Identifikation inadäquater antipaternaler Immunreaktion ist der durchflußzytometrische Cross Match (Flow Cytometric Cross Match – FCXM). Zur Abgrenzung gegenüber anti-HLA Antikörpern sind zusätzliche Spezifitätsanalysen erforderlich.

9.7.2 Autoimmunologische Diagnostik, Antiphospholipid-Syndrom

9.7.2.1 Pathomechanismus

Schon seit längerer Zeit ist die Häufung habitueller Spontanaborte bei Patientinnen mit **systemischem Lupus erythematodes** (SLE) bekannt. Mitte der 80er Jahre fiel auf, daß man bei SLE besonders dann mit rezidivierenden Spontanaborten rechnen mußte, wenn Serumantikörper gegen das negativ geladene Phospholipid **Cardiolipin** nachweisbar waren. Diese Patientinnen hatten gehäuft auch verlängerte partielle Thrombinzeiten (PTT) und Thrombopenien. Es fiel auf, daß sich im Gegensatz zu Gerinnungsfaktormangelzuständen die verlängerte PTT durch Zugabe von Normalplasma nicht korrigieren ließ. Auch die Verlängerung der PTT ließ sich auf einen Antikörper gegen negativ geladene Phospholipide zurückführen – das **Lupus-Antikoagulans**. Scheinbar in Widerspruch zu der verlängerten PTT zeigten die betroffenen Patientinnen klinisch gehäuft arterielle und venöse Thrombosen. Mittlerweile konnte gezeigt werden, daß **Anti-Phospholipid-Antikörper** auch bei ansonsten asymptomatischen RSA-Patientinnen signifikant gehäuft auftreten. Während Anti-Phospholipid-Antikörper bei Frauen mit normalen Schwangerschaften nur in Einzelfällen nachweisbar sind, finden sie sich nach mehreren Studien bei bis zu 50% aller RSA-Patientinnen. Auch diese Frauen haben gehäuft leicht- bis mäßiggradige Thrombopenien, eine verlängerte PTT und ein erhöhtes Risiko für venöse und arterielle Thrombosen. Diese Befundkonstellation ohne ausreichende Kriterien für die Diagnose einer definierten Kollagenose wird als **primäres Antiphospholipid-Syndrom** bezeichnet (Tab. 9.4). Es ist denkbar, daß es sich um eine Abortivform eines SLE oder anderer Kollagenosen handelt. Es gibt aber keine

Tab. 9.4: Primäres Antiphospholipid-Syndrom

Antikörper gegen negativ geladene Phospholipide
verlängerte partielle Thromboplastzeit (PTT)
gehäuft gering- bis mäßiggradige Thrombopenien
gehäuft Spontanaborte
gehäuft Schwangerschaften mit intrauteriner Retardierung
keine ausreichenden Kriterien für definierte Kollagenosen

Hinweise auf ein erhöhtes Risiko, an Erkrankungen aus dem rheumatischen Formenkreis manifest zu erkranken.

Großes Interesse findet der genaue Pathomechanismus, der mit Antikörpern gegen negativ geladene Phospholipide assoziiert ist. Die bei Antiphospholipid-Syndrom häufig gefundene Verlängerung der PTT kommt offenbar durch Interferenz des Lupus-Antikoagulans mit der Phospholipidmatrix zustande, die für die Bildung des Fibringerinnsels im Rahmen der PTT erforderlich ist. Da für die PTT üblicherweise ein Phospholipid-Überschuß zugegeben wird, kann die Sensitivität im Hinblick auf das Antiphospholipid-Syndrom durch Reduktion der zugegebenen Phospholipid-Menge, bzw. durch Bestimmung von Dilute Russels Viper Venom Time (DRVVT) oder Kaolin-Clotting-Time erhöht werden. Die erhöhte Thromboseneigung betroffener Patientinnen ergibt sich durch Inter-

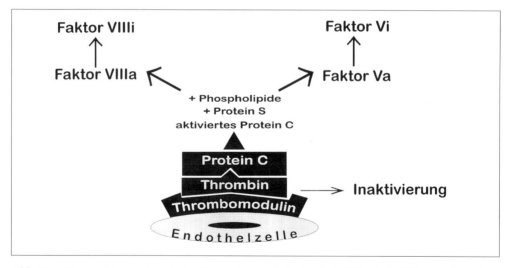

Abb. 9.4: Das anti-koagulatorische Thrombomodulin/Protein C/Protein S-System ist erforderlich, um die aktivierte Blutgerinnungskaskade wieder zum Stillstand zu bringen. Dies geschieht durch Bindung von Thrombin an den endothel-ständigen Plasmamembranrezeptor Thrombomodulin. Hierdurch wird Thrombin inaktiviert und das Plasmaprotein C aktiviert. Aktiviertes Protein C hemmt zusammen mit Protein S die aktivierten Gerinnungsfaktoren Va und VIIIa. Dieses System benötigt für seine Funktion eine Phospholipid-Matrix, die durch Antiphospholipid-Antikörper gestört werden kann.

ferenz von Antiphospholipid-Antikörpern mit dem antikoagulatorischen Thrombomodulin/Protein C/Protein S-System. Dieses System, das für eine intakte Funktion ebenfalls eine Phospholipid-Matrix benötigt, ist erforderlich, um die aktivierte Blutgerinnungskaskade wieder zum Stillstand zu bringen (Abb. 9.4).

Antiphospholipid-Antikörper verschieben durch Interferenz mit diesem System die Balance zwischen pro- und anti-koagulatorischen Mechanismen, woraus eine erhöhte Thromboseneigung resultiert. Tatsächlich finden sich bei der histologischen Aufarbeitung des Abortmaterials betroffener Patientinnen gehäuft Fibrindepositionen und Mikrothromben im intervillösen Raum. Ein weiterer Mechanismus, der für diesen Effekt diskutiert wird, bezieht sich auf den Einfluß von anti-Phospholipid-Antikörpern auf den Arachidonsäuremetabolismus von Endothelzellen und Thrombozyten. Aus diesem Einfluß resultiert eine relative Verminderung der gefäßrelaxierenden Prostazyklinderivate-I_2 und -I_3 und ein Überschuß des prokoagulatorischen Thromboxan A_2 sowie der kontraktionsfördernden Prostaglandinderivate $F2_{alpha}$ und -E_2. Auch dieses Ungleichgewicht trägt zu einer Verschlechterung der Perfusion von uterinen Spiralarterien und intervillösem Raum bei. Je nach Schweregrad resultieren hieraus Plazentainsuffizienz, IUFT oder Fehlgeburten.

9.7.2.2 Diagnostik

Beim Nachweis von Antiphospholipid-Antikörpern und bei der Identifikation des Lupus-Antikoagulans gibt es erhebliche Standardisierungsprobleme und entsprechend technisch bedingte Abweichungen zwischen verschiedenen Laboratorien. Als gebräuchlichstes Antigen zum Nachweis von Antikörpern gegen negativ geladene Phospholipide empfiehlt sich **Cardiolipin**. Als Bezugseinheiten für den Nachweis von anti-Cardiolipin der IgG-Klasse wurden GPL-U/ml, für anti-Cardiolipin der IgM-Klasse MPL-U/ml definiert. Als sensitivstes Verfahren zur Identifikation des Lupus-Antikoagulans wurde die **Dilute Russels Viper Venom Time** empfohlen. Beim Nachweis von erhöhten anti-Cardiolipin-Antikörpern der IgG-Klasse (>12.0 GPL-U/ml) empfiehlt sich zunächst eine Kontrolle nach 6 Wochen (Abb. 9.5). Persistieren diese Antikörper im mittelhohen oder hohen Bereich und/oder finden sich verlängerte Werte für die DRVVT, so muß für die nächste Schwangerschaft eine Therapie in Betracht gezogen werden.

9.7.2.3 Therapeutische Optionen

Patientinnen, bei denen Antiphospholipid-Antikörper der IgG-Klasse über mindestens sechs Wochen konsistent nachweisbar sind, haben unbehandelt für eine weitere Schwangerschaft eine außerordentlich schlechte Prognose. Für sie liegt das Risiko für einen weiteren Schwangerschaftsverlust bei über 80%. Allerdings berichten zahlreiche neuere Studien von günstigen Effekten durch verschiedene therapeutische Strategien, die sich jeweils mehr oder weniger

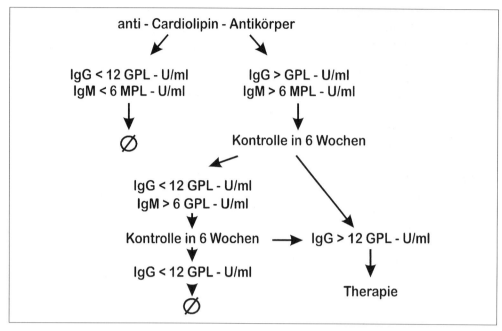

Abb. 9.5: Empfohlenes Vorgehen bei erhöhten Antiphospholipid-Antikörpern.

direkt aus den durch Antiphospholipid-Antikörper unterhaltenen Pathomechanismen ableiten.

Aus der Assoziation von Antiphospholipid-Antikörpern mit Erkrankungen des rheumatischen Formenkreises ergaben sich frühe Therapiekonzepte mit relativ hochdosierten Corticoiden (40–60mg/d Prednison), die über die gesamte Schwangerschaft gegeben wurden, meist in Kombination mit niedrigdosierter Acetylsalicylsäure (ASS), von der man sich einen günstigen Einfluß auf das Ungleichgewicht im Arachidonsäuremetabolismus versprach. ASS wurde in einer Dosierung von 50–80mg/d gegeben und meist bereits präkonzeptionell begonnen. Eine Metaanalyse von Cowchock (1991) ergab mit diesem Therapiekonzept eine Rate lebendgeborener Kinder von durchschnittlich 70%. Hasegawa et al. (1992) fanden im Rahmen einer randomisierten Studie eine Erfolgsrate von 77%, verglichen mit lediglich 8% in der Kontrollgruppe. Auch wenn die Ergebnisse dieser Medikation recht ermutigend waren, so standen ihnen doch die erheblichen Nebenwirkungen und Risiken der längerfristigen, relativ hochdosierten Corticoidbehandlung gegenüber. Dieser Therapieansatz hat daher heute nur geringe Bedeutung, sofern sich die Indikation zur Corticoidmedikation nicht etwa aus einem gleichzeitig aktiven SLE ableitet.

Ein neuer Therapieansatz leitet sich vom Einfluß der Antiphospholipid-Antikörper auf das Gerinnungssystem ab. Die betroffenen Patientinnen werden von der Frühschwangerschaft an bis nach der Geburt mit **low dose Heparin s.c.** behandelt. Auch hier wird eine Kombination mit niedrigdosierter ASS empfohlen. Hiermit kann eine Rate lebendgeborener Kinder von 74–88% erreicht werden, verglichen mit lediglich 45% bei Gabe von ASS alleine und 11% ohne Therapie. In Hinblick auf potentielle Nebenwirkungen ist es dringend erforderlich, in den ersten drei Wochen der Heparintherapie zweimal pro Woche eine **Thrombozytenkontrolle** zu veranlassen, vor allem um die äußerst seltene Thrombopenie Typ II rechtzeitig zu erfassen. Diese schwere Komplikation, die ihrerseits mit thromboembolischen Ereignissen und Verbrauchskoagulopathie einhergehen kann, tritt in der Regel zwischen dem 6. und 14. Tag nach Beginn der Behandlung auf. Die Risiken und Nebenwirkungen der Heparintherapie scheinen insgesamt durch Verwendung niedermolekularer Heparine, die neuerdings auch in der Schwangerschaft zugelassen sind, deutlich vermindert. Zudem kommen die Patientinnen mit der nur einmal am Tag erforderlichen s.c. Injektion deutlich besser zurecht. Systematische Studien zum Therapieeffekt von niedermolekularem Heparin bei RSA-Patientinnen mit Antiphospholipid-Antikörpern liegen noch nicht vor.

Neuerdings werden bei RSA-Patientinnen mit Antiphospholipid-Antikörpern auch Therapieprotokolle mit **gepoolten polyvalenten Immunglobulinpräparaten** propagiert. Auch bei dieser Indikation geht man, ähnlich wie unter 9.7.1.3 ausgeführt, von einer Wirkung entsprechender anti-idiotypischer Antikörper aus. Zunächst wurde die Verwendung von Immunglobulinpräparaten in Kombination mit Prednison und/oder ASS empfohlen. Neuere Daten zeigen allerdings, daß auch die alleinige Therapie mit Immunglobulinpräparaten während der Schwangerschaft beim Antiphospholipid-Syndrom eine effektive Behandlung darstellt. Auch nach hochpathologischen Verläufen konnten so Erfolgsraten von mindestens 71% erreicht werden. Derzeit werden an mehreren Zentren größere Vergleichstudien mit diesem Therapiekonzept durchgeführt.

9.8 Hämostasiologische Aspekte

Im Rahmen von Frühaborten werden häufig ausgedehnte Mikrothrombosierungen im intervillösen Raum beschrieben, wobei nicht klar ist, inwieweit diese Veränderungen Ursache oder Effekt des Schwangerschaftsverlustes darstellen. Ätiologisch scheinen bei einem Teil der betroffenen Patientinnen Antiphospholipid-Antikörper im Rahmen des unter 9.7.2.1 dargestellten Mechanismus eine Rolle zu spielen. Allerdings finden sich Mikrothrombosierungen im intervillösen Raumes oft auch bei Patientinnen ohne nachweisbare Antiphospholipid-Antikörper. Man geht davon aus, daß verschiedene andere hämostasiologische Anomalien mit RSA assoziiert sein können, allerdings sind die Hinweise hierfür noch überwiegend kasuistischer Natur. Eine hämostasiologische Besonderheit, die sich bei einer Subpopulation von RSA-Patientinnen konkretisiert hat, ist ein **Mangel an Gerinnungsfaktor XII**. Ein derartiger Faktor XII-Mangel

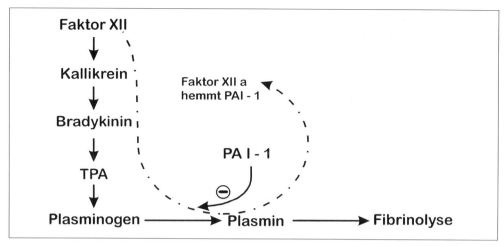

Abb. 9.6: Einfluß des Gerinnungsfaktors XII auf das fibrinolytische System. Neben der Aktivierung des Kontaktgerinnungssystems initiiert Faktor XII die Bildung von Kallikrein und hierdurch die Freisetzung von Bradykinin. Bradykinin stimuliert den Gewebs-Plasminogen Aktivator (Tissue Plasminogen Activator-TPA) und führt so zur Aktivierung des fibrinolytischen Systems. Zusätzlich blockiert Faktor XII den Plasminogen Aktivator Inhibitor 1 (PAI-1), einen entscheidenden Hemmfaktor der Fibrinolyse.

wird in der Normalbevölkerung außerordentlich selten gefunden (deutlich unter 1%), läßt sich aber bei RSA-Patientinnen in einer Größenordnung von 20% identifizieren. Faktor XII, im amerikanischen Schrifttum oft als Hageman-Faktor bezeichnet, spielt eine zentrale Rolle bei der Aktivierung des intrinsischen Gerinnungssystems. Zusätzlich spielt Faktor XII eine wichtige Rolle bei der Aktivierung der Kallikreinproduktion und der Fibrinolyse. Interessanterweise führt ein mäßiggradiger Mangel an Faktor XII nicht zu verstärkten Blutungen, sondern prädisponiert vielmehr zu thromboembolischen Ereignissen. Tatsächlich wird oft vergessen, daß der Faktor XII-defiziente Mr.Hageman, nach dem dieser Faktor erstmals benannt wurde, letztlich an einer fulminanten Lungenembolie verstarb. Für die gehäuften thromboembolischen Komplikationen bei Faktor XII-defizienten Patienten gibt es zwei mögliche Mechanismen, die beide eine inadäquate Aktivierung der Fibrinolyse zur Folge haben (Abb. 9.6). Die Faktor XII-abhängige Produktion von Kallikrein führt zur Freisetzung von Bradykinin. Dieses stimuliert den Gewebs-Plasminogen Aktivator (TPA) und führt so zur Aktivierung des fibrinolytischen Systems. Zusätzlich blockiert Faktor XIIa den Plasminogen Activator Inhibitor 1 (PAI-1), einen entscheidenden Hemmfaktor der Fibrinolyse. Tatsächlich findet sich PAI-1 bei einer größeren Gruppe von RSA-Patientinnen auf das Doppelte gesteigert. Ein Faktor XII-Mangel könnte also im Rahmen unterschiedlicher Mechanismen eine Verschiebung der Balance zwischen Blutgerinnung und Fibrinolyse zur Folge haben und so die gesteigerte Deposition von Fibrinpolymeren im intervillösen Raum als Ursache der gehäuften Fehlgeburten erklären. Hier sind weitere Untersuchungen vielversprechend, wobei therapeutische Ansätze zunächst noch kontrollierten Studien vorbehalten bleiben müssen.

9.9 Psychosomatische Aspekte

Sowohl akute wie auch chronisch persistierende Belastungssituationen können Früh- bzw. Fehlgeburtsvorgänge auslösen. Obgleich hierzu zahlreiche Anekdoten vor allem außerhalb der medizinischen Fachliteratur beschrieben wurden, entziehen sich die Mechanismen einer psychogenen Abortauslösung weitgehend exakten Analysen. Erschwerend für die Bewertung von Untersuchungen zur Psychogenese von Fehlgeburten ist die Tatsache, daß wiederholte Schwangerschaftsverluste per se eine massive Traumatisierung und Verunsicherung einer Frau bewirken können, so daß Ursache und Wirkung nicht leicht auseinanderzuhalten sind. Fraglos stellt eine weitere Schwangerschaft im Zustand nach mehreren Aborten eine besondere Belastungssituation dar. Wachgerufene schmerzvolle Erinnerungen an die vorausgegangenen Schwangerschaften, Ängste vor erneuten Problemen und Zweifel an der Vollwertigkeit der eigenen Fortpflanzungsorgane können einander potenzieren und ihrerseits den normalen Ablauf der Schwangerschaft stören. In diesem Zusammenhang ist eine Studie aufschlußreich, bei der Patientinnen nach rezidivierenden Aborten die Gelegenheit gegeben wurde, ihre Ängste und Nöte psychotherapeutisch zu bearbeiten (Weil und Tupper, 1961). Bei den nachfolgenden Schwangerschaften kam es bei 71% dieser Patientinnen zur Geburt gesunder Kinder, verglichen mit nur 16% ausgetragener Schwangerschaften in der Kontrollgruppe. Auch wenn eine empathische Psychotherapie in hohem Maße individuell ist, haben bei Patientinnen mit Schwangerschaftsverlusten einige spezifische Themenkreise oft besonderes Gewicht, so daß für den betreuenden Arzt hier eine geschärfte Sensibilität von großem Wert ist. Häufig wird der Verlust vorausgegangener Schwangerschaften **schuldhaft** erlebt, man «hätte vielleicht zu schwer gehoben» oder «hätte damals nicht Tanzen gehen sollen». Eine besondere Dimension von Schuldgefühlen liegt oft vor, wenn eine zurückliegende Schwangerschaft abgebrochen wurde. Hier ist es oft wichtig, die Patientin behutsam zu entlasten und ihr zu helfen, mit Vergangenem abzuschließen und sich der Zukunft zuzuwenden. Voraussetzung hierfür ist aber, zunächst der **Trauer** über die verlorenen Schwangerschaften Raum zu geben. Ein häufiger Fehler ist es, die Patientin damit zu «trösten», daß es «beim nächsten Mal schon klappen wird». Vielmehr muß zunächst der Schmerz und die Trauer über den Verlust eben dieser verlorenen Schwangerschaft und all der mit ihr verbundenen Hoffnung zugelassen werden. Die Unterstützung durch einen sensiblen Arzt oder Psychotherapeuten kann hier sehr wichtig sein, da es für die Patientin oft auch schwierig ist, ihre Trauer mit dem Partner zu teilen, für den die verlorene Schwangerschaft oft erst sehr indirekt wahrnehmbar war. Für eine weitere Schwangerschaft ist es dann vor allem wichtig, der Patientin das **Selbstvertrauen** in die Intaktheit ihres Körpers zurückzugeben. Bei aller Sorgfalt und Umsicht in Hinblick auf organische Befunde ist es wichtig der Patientin zu helfen, das elementar Normale und Kraftvolle des Wachsens und Werdens in ihrem Körper wahrzunehmen und hierauf zunehmend wieder zu vertrauen. Die Bedeutung einer empathischen Betreuung von Abortpatientinnen im Rahmen weiterer Schwangerschaften konnte eindrucksvoll in einer Studie von Stray-Peterson und Stray-Peterson (1983) belegt werden. Patientinnen mit ungeklärten Spontanaborten wurden im Rahmen der nachfolgenden Schwangerschaft zusätzlich zur organmedizinischen Routine intensiv psychisch betreut. Die Patientinnen erhielten hier wöchentlich eine empathische, stützende Beratung und Begleitung, die als «**tender loving care**» umschrieben wurde. 32 von 37 Patientinnen aus dieser Gruppe (87%) konnten gesunde Kinder zur Welt bringen. Dagegen kam es innerhalb einer Vergleichgruppe von 24 RSA-Patientinnen, die sich aus logistischen Gründen auf die rein organmedizinische Betreuung beschränken mußten, bei 16 Frauen (67%) zu erneuten Fehlgeburten. Trotz der relativ kleinen Zahlen war dieser Unterschied statistisch hochsignifikant ($p<0.001$). Diese Ergebnisse deuten an, welch große Bedeutung eine engmaschige, empathische Betreuung für RSA-Patientinnen spielen kann. Hier fällt allen Kollegen, die sich dieser Aufgabe stellen können, eine besondere Rolle zu, die offenbar Erhebliches im Sinne günstigerer Schwangerschaftsverläufe bewirken kann.

9.10 Rationale Stufendiagnostik

In Anbetracht der Vielzahl abklärungsbedürftiger Aspekte ist bei Paaren mit rezidivierenden Spontanaborten ein abgestuftes, weitgehend standardisiertes Diagnoseschema empfehlenswert. Oft ist es günstig, die einzelnen Schritte mit der Patientin von Anfang an zu besprechen und gegebenenfalls bereits auf prognostische Aspekte und therapeutische Optionen hinzuweisen. Für die betroffenen Paare, die oft bereits einen langen, verunsichernden Leidensweg hinter sich haben, ermöglicht dies, sich auf die verschiedenen Schritte frühzeitig einzustellen und auch die Möglichkeit einer konkreten Hilfe realistisch einzuschätzen.

Neben der üblichen gynäkologisch/geburtshilflichen Anamnese sollte besonders auf einige spezielle Aspekte eingegangen werden, die in Tabelle 9.5 zusammengestellt sind. Es wird dort auch auf die jeweiligen Aspekte hingewiesen, die hier jeweils angerissen werden können. In Tabelle 9.6, 9.7 und 9.8 werden die empfohlenen Schritte einer primären, sekundären und tertiären Diagnostik zusammengefaßt. Die primäre Diagnostik basiert im wesentlichen auf dem diagnostischen Spektrum, das der niedergelassene Kollege häufig benutzt. Die sekundäre Diagnostik erfordert dann bereits die Zusammenarbeit mit einem Labor, das gerade im hämostasiologischen Bereich über Spezialkenntnisse verfügt. Hier empfiehlt sich eventuell vorab zu klären, ob internationale Standards bei der Bestimmung von anti-Cardiolipin-Antikörpern und für die Lupus-sensitive PTT bzw. die DRVVT verwendet werden. Die tertiäre Diagnostik erfordert schließlich eine Ausrüstung, die deutlich über die Ausstattung einer gynäkologischen Praxis, aber auch über das durchschnittliche laborärztliche Spektrum hinausgeht. Besonders in Hinblick auf die Untersuchungen zur anti-paternalen Alloimmunität empfiehlt sich die Zusammenarbeit mit einem interessierten, gut ausgestatteten transplantationsmedizinischen oder reproduktionsimmunologischen Labor, da es sich hier noch nicht um standardisierte Testverfahren handelt. Unter Ausnutzung dieser empfohlenen Stufendiagnostik wird es gelingen, bei über 75% der RSA-Paare eine konkrete ätiologische Zuordnung zu erreichen (Abb. 9.7). Damit kann diesen Paaren in vielen Fällen eine konkrete therapeutische Option mit konkreter Hoffnung angeboten werden.

Tab. 9.5: Spezielle Anamnese

Verlauf bisheriger Schwangerschaften

Gestationsdauer (vgl. 9.2, 9.4.1, 9.4.4)
nachweisbare Herzaktionen ? (vgl. 9.2)
Abortivei ? (vgl. 9.2)
Hinweise für Retardierung (vgl. 9.7.2.1, 9.8)
welcher Partner (vgl. 9.7.1.2, 9.7.1.3)
Totgeburten/Mißbildungen (vgl. 9.2)
stumme Muttermundseröffnung (vgl. 9.4.4)
febriler Abort (vgl. 9.3, 9.4.4)
Amnioninfektionssyndrom (vgl. 9.3, 9.4.4)
Zyklusanamnese (vgl. 9.4, 9.5.5)

thromboembolische Ereignisse (9.7.2.1, 9.7.2.2, 9.8)
Transfusionen von Blut oder Blutprodukten ? (vgl. 9.7.1)
Hinweise für Erkrankungen aus dem rheumatischen Formenkreis (vgl. 9.7.2)
Belastung mit Schwermetallen, Pestiziden, organischen Lösungsmitteln (vgl. 9.6)

Tab. 9.6: Primäre Diagnostik

Vaginalsonographie (vgl. 9.4.5, 9.5.5)
LH im Serum (Mitte der Follikelphase) (vgl. 9.5.5)
HbA1c (vgl. 9.5.2)
Chromosomenanalyse der Eltern (vgl. 9.2)

Tab. 9.7: Sekundäre Diagnostik

Hysterosalpingographie
LH im Morgenurin (Mitte der Follikelphase) (vgl. 9.5.5)
anti-Cardiolipin IgG (vgl. 9.7.2)
anti-Cardiolipin IgM (vgl. 9.7.2)
Lupus-sensitive PTT (vgl. 9.7.2)
Faktor XII (vgl. 9.8)
Protein C, Protein S, ATIII (vgl. 9.8)

Tab. 9.8: Tertiäre Diagnostik

Kernspintomographie des Uterus (vgl 9.4)
Hysteroskopie/Laparoskopie (vg. 9.4)
anti-paternaler durchflußzytometrischer Cross-match (vgl. 9.7.1)
Spezifitätsbestimmung der anti-paternalen Isoimmunität (vgl. 9.7.1.3)
toxikologisches/ arbeitsmedizinisches Konsil (vgl. 9.6)

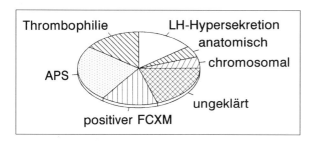

Abb. 9.7: Bei Durchführung der kompletten Diagnostik gelingt eine ätiologische Zuordnung in über 75% der Paare mit habituellen Spontanaborten. (APS = *Antiphospholipid*-Syndrom; FCXM = Flow Cytometric Cross Match; LH = Luteinisierendes Hormon).

Zitate und weiterführende Literatur

Balasch J, Font J, Lopez-Soto A et al. Antiphospholipid antibodies in unselected patients with repeated abortion. Hum Reprod (1990) 5, 43–46

Balash J, Creus M, Marquez M, Burzaco I, Vanrell JA. The significance of luteal phase deficiency on fertility: a diagnostic and therapeutic approach. Hum Reprod (1986) 1, 145

Berle P. Fehlgeburt. In: Wulf KH, Schmid-Matthiesen H (Hrsg): Endokrinologie und Reproduktionsmedizin III (1994).

Braulke I, Pruggmayer M, Melloh, P et al. Faktor XII (Hageman) deficiency in women with habitual abortion: new subpopulation of recurrent aborters. Fertil Steril (1993) 59, 98–101

Buttram VC, Gibbons WE. Mullerian anomalies: a proposed classification (an analysis of 144 cases). Fertil Steril (1979) 32, 40–6

Carrington BM. The adnexae. In Hricak H, Carrington BM (eds): MRI of the pelvis. A Text Atlas. Martin Dunitz, (1991) London

Christiansen OB, Mathiesen O, Lauritsen JG et al. Intravenous immunoglobulin treatment of women with multiple miscarriages. Hum Reprod (1992) 7, 718–22

Clifford K, Rai R, Watson H et al. An informative protocol for the investigation of recurrent miscarriage: preliminary experience of 500 consecutive cases. Hum Reprod (1994) 9, 1328–32

Cowchock FS, Wapner RJ, Needlman L et al. A comparison of pregnant outcome after two treatments for antibodies to cardiolipin (ACA). Clin Exp Rheumatol (1988) 6, 200–6

Cowchock FS. The role of antiphospholipid antibodies in obstetric medicine. Curr Obstet Med (1991) 1, 229–47

Chowchock FS, Resse EA, Balaban D et al. Repeated fetal losses associated with antiphospholipid antibodies: a collaborative trial comparing treatment with prednisone to low dose heparin. Am J Obstet Gynecol (1992) 166, 1319–23

Ellis SA, Palmer MS, McMichael AJ: Human trophoblast and the chorioncarcinoma cell line BeWo express a truncated HLA class I molecule. J Immunol (1990) 144, 731–735

Faulk WP, Coulam CB, McIntyre. Recurrent pregnancy loss. In: Infertility; Seibel MM (ed); Appleton and Lange, Connecticut (1990) 273–84

Forstner R, Hricak H. Congenital malformations of uterus and vagina. Radiologe (1994) 34, 397–404

Gerhard I, Runnebaum. Grenzen der Hormonsubstitution bei Schadstoffbelastung und Fertilitätsstörungen. Zentralblatt Gynäkol (1992) 114, 593–602

Gris JC, Schved JF, Neveu S et al. Impaired fibrinolytic capacity and early spontaneous abortion. Br Med J (1990) 300, 1500

Harris EN, Gharavi AE, Paterl SP et al. Evaluation of the anti-cardiolipin antibody test: report of an international workshop held 4 April 1986. Clin Exp Immunol (1987) 68, 215–222

Hasegawa I, Takakuwa K, Goto S et al. Effectiveness of prednisone/aspirin therapy for recurrent aborters with antiphospholipid antibody. Hum Reprod (1992) 7, 203–7

Hassiakos DK, Zourlas PA. Transcervical division of uterine septa. Obstet Gynecol Surv (1990) 45, 165

Hassolt D et al. A cytogenetic study of 1000 spontaneous abortions. Ann Hum Genet Lond (1980) 44, 1951

Herms V, Eicher W, Falk K. Psychosomatische Aspekte vorzeitiger Wehentätigkeit. Gynäkol Praxis (1979) 3, 677–83

Hunt VR. Work and the health of women. CRP Press Boca Raton. (1980)

Jacobs PA, Hassold TJ. Chromosome abnormalities: origin and etiology in abortions and livebirths. In: Vogel F, Sperling K (eds.): Human Genetics, Proceedings of the 7th International Congress; Berlin 1986. Springer Verlag Berlin, Heidelberg, New York

Jones jr HW. Uterine factors in repeated miscarriage. Acta Europ Fertil (1992) 23, 271–4

Jouppila P, Ylikorkala O. Role of maternal prolactin in early pregnancy failure. Obstet Gynecol (1984) 64, 373

Kaaja R, Julkunen H, Ammala P et al. Intravenous immunoglobulin treatment of pregnant patients with recurrent pregnancy losses associated with antiphospholipid antibodies. Acta Obstet Gynecol Scand (1993) 72, 63–66

Kovats S, Main EK, Librach C et al. A class I antigen, HLA-G, expressed in human trophoblast. Science 248 (1990), 220–223

Lloyd R, Coulam CB. Role of endometrial biopsy in diagnosing luteal phase defect. Fertil Steril (1980) Suppl. S57

Lockshin MD, Druzin ML, Goei S et al. Antibody to cardiolipin as a predictor of fetal distress or death in pregnant patients with systemic lupus erythematosus. N Engl J Med (1985) 313, 152–156

Matzner W, Chong P, Xu G et al. Characterization of antiphospholipid antibodies in women with recurrent spontaneous abortion. J Reprod Med (1994) 39, 27–30

Medawar PB. Some immunological and endocrinological problems raised by the evolution of viviparity in vertebrates. Symp Soc Exp Biol (1954) 7, 320

Millis JL, Simpson JL, Driscoll SG et al. Incidence of spontaneous abortion among normal women and insulin-dependent diabetic women whose pregnancies were identified within 21 days of conception. N Engl J Med (1988) 319, 1617–23

Mueller-Eckardt G. Alternative treatment to lymphocyte immunization for treatment of recurrent spontaneous abortion. Immunotherapy with intravenous immunoglobulin for prevention of recurrent pregnancy loss: European experience. AJRI (1994) 32, 281–5

Regan L, Owen EJ, Jacobs HS. Hypersecretion of luteinising hormone, infertility and miscarriage. Lancet (1990) 336, 1141

Rosenstock L, Cullen MR. Textbook of clinical and environmental medicine. W.B. Saunders Company, Philadelphia (1994)

Rote N, Johnson DD, Branch WD. Antiphospholipid antibodies in recurrent pregnancy loss: Correlation between the activated partial thromboplastin time and antibodies against phosphatidylserine und cardiolipin. Am J Obstet Gynecol (1990) 163, 575–584

Sagal M, Bishop K, Ridley N et al. Recurrent early miscarriage and early polycystic ovaries. Brit Med J (1988) 297, 1027

Saling E. Der frühe totale operative Muttermundverschluß bei anamnestischem Abort- und Frühgeburtsrisiko. Gynäkologe (1984) 17, 225–7

Stirrat GM. Recurrent miscarriage II: clinical associations, causes and management. Lancet (1990) 336, 728–33

Stray-Peterson B, Stray-Peterson S. Etiologic factors and subsequent reproductive performance in 195 couples with a prior history of habitual abortion. Am J Obstet Gynecol (1984) 148, 140–6

Thaler CJ, McIntyre JA. Fetal wastage and nonrecognition in human pregnancy. In: Gleicher N (ed) Immunology and Allergy, Clinics of North America, Reproductive Immunology, W.B. Saunders Company, Philadelphia, (1990) 10,1, 79–102

Thaler CJ. Anti-idiotypische Regulation materno-fetaler Immunreaktionen. In: Stolz W, Wallwiener D, Bastert G (Hrsg): Immunglobuline in der Frauenheilkunde. Springer Verlag, Berlin-Heidelberg (1992) 70–83

The Recurrent Miscarriage Trialist Group. Worldwide collaborative observational study and meta-analysis on allogeneic leucocyte immunotherapy for recurrent spontaneous abortion. AJRI (1994) 32, 55–72

Tinneberg HR, Hirsch HA. Die gestörte Frühschwangerschaft. Thieme Verlag, Stuttgart, New York (1990)

von Uexküll T. Lehrbuch der Psychosomatischen Medizin. Urban und Schwarzenberg, München (1981)

Warburton D et al. Does the karyotype of spontaneous abortion predict the karyotype of a subsequent abortion? Evidence from 273 women with two karyotyped spontaneous abortions. Am J Hum Genet (1987) 41, 465–83

Weil RL, Tupper C. Personality, life situation and communication: a study of habitual abortion. Psychosom Med (1961) 22, 148

Wentz AC. Endocrine aspects of recurrent early fetal wastage. The role of luteal phase inadequacy. Acta Europ Fertil (1992) 23, 263–9

10 Gesetzliche und Kassenrechtliche Grundlagen

10.1 Gesetzliche Entwicklungen

Die Durchführung von Maßnahmen der künstlichen Befruchtung ist in der Bundesrepublik sowohl in den Richtlinien der Bundesärztekammer, als auch in der Berufsordnung geregelt. Erstmals liegt zudem im Embryonenschutzgesetz eine strafrechtliche Regelung ärztlichen Handelns vor, in dem die klinische Grenzziehung bereits erfolgt ist.

Folgende Richtlinien und Gesetze sind von besonderer Bedeutung:

- Richtlinien zur Durchführung von In-vitro-Fertilisation (IVF) und Embryotransfer (ET) als Behandlungsmethode der menschlichen Sterilität, Entschließung des 88. Deutschen Ärztetags vom 15. Mai 1985
- Richtlinien zur Durchführung der In-vitro-Fertilisation mit Embryotransfer und des intratubaren Gameten- und Embryotransfers als Behandlungsmethoden der menschlichen Sterilität, auf Beschluß des 91. Deutschen Ärztetages, 10. bis 14.5.1988, Teil der Berufsordnung
- Gesetz zum Schutz von Embryonen (Embryonenschutzgesetz – ESchG) vom 13. Dezember 1990 (BGBl. I, 2746), trat zum 1. Januar 1991 in Kraft
- Berufsordnung z.B. für die Ärzte Bayerns, Neufassung vom 1. Januar 1994 auf Beschluß des 46. Bayerischen Ärztetages am 10. Oktober 1993, Anlage zur Berufsordnung. Richtlinien zur Durchführung des intratubaren Gamententransfers, der In-vitro-Fertilisation mit Embryotransfer und anderer verwandter Methoden
- Referentenentwurf zum Fortpflanzungsmedizingesetz

Die Richtlinien und die Berufsordnung definieren die Maßnahmen der künstlichen Befruchtung und die medizinische und ethische Vertretbarkeit und regeln berufsrechtliche, medizinische und soziale Voraussetzungen sowie die Durchführungsbestimmungen. Die Einhaltung wird von Ständigen Kommissionen der Landesärztekammern (z.B. in Bayern Kommission «Künstliche Befruchtung» bei der Bayerischen Landesärztekammer) und im jeweils zuständigen Ministerium (z.B. in Bayern Bayerisches Staatsministerium für Arbeit und Sozialordnung, Familie, Frauen und Gesundheit) überwacht.

10.1.1 Embryonenschutzgesetz

Das Embryonenschutzgesetz ESchG ist ein Strafgesetz (Wortlaut siehe Anhang).

Tab. 10.1: Embryonenschutzgesetz

Es regelt	Es regelt nicht
• Verbot der Oozytenspende • Begrenzung der Zahl der Embryonen pro Zyklus (max. 3 Embryonen) • Begrenzung der Zahl der Oozyten pro GIFT (max. 3 Oozyten pro Zyklus) • Verbot der Ersatzmutterschaft • Verbot der Erzeugung von Embryonen zu anderen Zwecken außer der Herbeiführung einer Schwangerschaft • Verbot des Handels mit Embryonen • Verbot der Geschlechtswahl der Spermien (Ausnahme: Erb-Duchennesche Erkrankung o.ä.) • Verbot der Befruchtung ohne Einwilligung • Verbot der Veränderung menschlicher Keimbahnzellen • Verbot des Klonens • Verbot der Chimären- und Hybridbildung	• heterologe Insemination o.ä. • familienrechtliche Aspekte • Beschränkung auf Ehepaare • Arzthaftung • Durchführungsbestimmungen

10.1.2 Fortpflanzungsmedizingesetz

Das geplante Fortpflanzungsmedizingesetz ist derzeit noch nicht ausgearbeitet, es soll als einheitliches Bundesrecht Gültigkeit erhalten. In Fortschreibung und Ausführungsergänzung des Embryonenschutzgesetzes wird im wesentlichen eine Reglementierung der Bereiche intrazytoplasmatische Spermainjektion, heterologe Insemination und Kryokonservierung von Embryonen erwartet. Es bestehen nach wie vor Kontroversen über die Einschränkung bzw. das Verbot der einzelnen Bereiche. Bisher ist kein länderübergreifender Konsens gefunden.

10.2 Kassenrechtliche Grundlagen

Während im Embryonenschutzgesetz strafrechtlich der Umgang mit Gameten und Embryonen geregelt ist, sind die kassenrechtlichen Grundlagen für die Durchführung und Finanzierung von Maßnahmen der künstlichen Befruchtung in folgenden Bestimmungen geregelt:

- Gesetz über die neunzehnte Anpassung der Leistungen nach dem Bundesversorgungsgesetz sowie zur Änderung weiterer sozialrechtlicher Vorschriften vom 26. Juni 1990, Artikel 2, Änderung des Fünften Buches Sozialgesetzbuch SGB V §27 a und §121 a, Grundsätze für die Genehmigung nach §121 a SGB V zur Durchführung künstlicher Befruchtungen
- Richtlinien des Bundesausschusses der Ärzte und Krankenkassen über ärztliche Maßnahmen zur künstlichen Befruchtung vom 14. August 1990 (traten zum 1. Oktober 1990 in Kraft)

Die Ergänzung des V. Sozialgesetzbuches regelt durch Neufassung der §§27 a und 121 a speziell die kassenärztlichen Leistungen bei künstlicher Befruchtung. § 27 a bestimmt die Voraussetzungen für die Leistungspflicht der Krankenkassen, § 121 a regelt die Genehmigung zur Durchführung künstlicher Befruchtungen. Damit wurden die mit Inkrafttreten des Gesundheitsreformgesetzes am 1.1.1989 aus dem Leistungskatalog der gesetzlichen Krankenversicherung gestrichenen Maßnahmen der künstlichen Befruchtung wieder Kassenleistung. Ergänzt wird diese gesetzliche Vorschrift durch die Richtlinien des Bundesausschusses der Ärzte und Krankenkassen.

10.3 Voraussetzungen zur Leistungspflicht

In § 27 a SGB V und aus den Richtlinien des Bundesausschusses der Ärzte und Krankenkassen sind Voraussetzungen für eine Leistungspflicht der gesetzlichen Krankenkassen festgeschrieben (Tab. 10.2).

10.4 Berechtigte Ärzte

Inseminationen ohne Stimulationsverfahren können von allen Frauenärzten vorgenommen werden. Genehmigungspflicht nach § 121 a Absatz 1 Satz 2 SGB V ist bei Inseminationen nur erforderlich, wenn die Insemination nach Stimulationsverfahren durchgeführt wird, bei denen 3 und mehr Follikel heranreifen. Alle anderen Maßnahmen der künstlichen Befruchtung, d.h. Insemination mit hormoneller Stimulation, IVF, GIFT u. ä. bedürfen der Genehmigung nach

Tab. 10.2: Voraussetzungen für Leistungspflicht der Kassen

Maßnahme nach ärztlicher Feststellung erforderlich

hinreichende Aussicht auf Erfolg, d.h. Insemination im Spontanzyklus bis zu 8x, Insemination nach hormoneller Stimulation bis zu 6x, In vitro Fertilisation bis zu 4x, intratubarer Gametentransfer bis zu 2x

nur bei verheirateten Paaren

nur Ei- und Samenzellen der Ehegatten (homologes System)

Beratung über die medizinischen, psychischen und sozialen Aspekte der künstlichen Befruchtung durch einen psychosomatisch erfahrenen Arzt, der die Behandlung nicht selbst durchführt

Durchführung ausschließlich durch zugelassene Ärzte, ermächtigte Ärzte oder ermächtigte ärztlich geleitete Einrichtungen mit Genehmigung nach § 121 a SGB V

soweit möglich ambulante Durchführung

negativer HIV-Test beider Partner zum Zeitpunkt der Durchführung

ausreichender Schutz gegen Rötelninfektion bei der Frau

Altersgrenze der Frau vollendetes 40. Lebensjahr

erneuter Anspruch nach Geburt eines Kindes

grundsätzlich kein Anspruch nach Sterilisation

keine Leistungspflicht bei Kryokonservierung

§ 121 a. Die Beratung kann von allen Ärzten, die an der psychosomatischen Grundversorgung teilnehmen und über Erfahrungen oder Kenntnisse auf dem Gebiet der Sterilitätstherapie verfügen, vorgenommen werden. Es genügt eine formlose Bestätigung der Paarberatung, Inhalte des Gesprächs sind nicht genau thematisiert.

Zusammenfassend sind Maßnahmen der künstlichen Befruchtung in Deutschland weitgehend geregelt. Die Beschränkung der Zahl der maximal zu transferierenden Gameten bzw. der zu erzeugenden Embryonen auf je 3 ermöglicht eine suffiziente Kontrolle höhergradiger Mehrlingsschwangerschaften. Leihmutterschaft, Eizell- oder Embryonenspende sind ebenso verboten, wie Forschung am humanen Embryo.

11 Anhang

11.1 Abkürzungen

ACTH	=	adrenocorticotropes Hormon
AGS	=	adrenogenitales Syndrom
AID	=	artificial insemination by donor
AIH	=	artificial insemination by husband
AK	=	Antikörper
ASS	=	Acetylsalicylsäure
BGBl.	=	Bundesgesetzblatt
BTK	=	Basaltemperaturkurve
CASA	=	computer assisted semen analysis
CC	=	Clomifencitrat
CLI	=	Corpus luteum-Insuffizienz
CT	=	Computertomogramm
DHEAS	=	Dehydroepiandrosteronsulfat
DMHT	=	Dexamethasonhemmtest
DNS	=	Desoxyribonucleinsäure
DOST	=	direct oocyte and sperm transfer
DRVVT	=	dilute Russels viper venom time
EAI-Test	=	erythrocyte agglutination inhibition test
EEC	=	endoscopic endometriosis classification
EGF	=	epidermal growth factor
EIFT	=	embryo intrafallopian transfer
ELISA	=	enzyme-linked immunosorbent assay
ESchG	=	Embryonenschutzgesetz
EUG	=	extrauterine Schwangerschaft
E2	=	17ß-Östradiol
FSH	=	follikelstimulierendes Hormon
GIFT	=	gamete intrafallopian transfer (intratubarer Gametentransfer)
GnRH	=	gonadotropin releasing hormone
HAES	=	Hydroxyäthylstärke
HCG	=	humanes Choriongonadotropin
HGIFT	=	hysteroskopischer intratubarer Gametentransfer
HIV	=	human immundeficiency virus
HKSG	=	Hysterosalpingokontrastsonographie
HLA	=	human leucocyte antigen System
HMG	=	humanes Menopausengonadotropin
HOP-Test	=	hamster oocyte penetration test
HSG	=	Hysterosalpingographie
HVL	=	Hypophysenvorderlappen
ICSI	=	intracytoplasmic sperm injection
IGF-I	=	insulin-like growth factor I
IPI	=	intraperitoneal insemination
IU	=	international unit
IUD	=	intrauterine device
IUFT	=	intrauteriner Fruchttod
IUI	=	intrauterine Insemination
IVF/ET	=	In vitro Fertilisation/Embryotransfer
LEOS	=	laparoscopic electrocoagulation of the ovarian surface
LH	=	luteinisierendes Hormon
LHRH	=	luteinizing hormone releasing hormone (siehe GnRH)
LPD	=	Lutealphasendefekt
LUF-Syndrom	=	luteinized unruptured follicle syndrome
MAR-Test	=	mixed agglutination reaction test
MCP	=	membrane cofactor protein
MESA	=	microsurgical epidydimal sperm aspiration
MPA	=	Medroxyprogesteronacetat
NMR	=	nuclear magnetic resonance
NNR	=	Nebennierenrinde
OAT	=	Oligoasthenoteratozoospermie
OHSS	=	ovarielles Hyperstimulations-Syndrom

PAI-1	=	plasminogen activator inhibitor 1	T3	= Trijodthyronin
PCO	=	polycystische Ovarien	T4	= Thyroxin
PCR	=	polymerase chain reaction	TESE	= testicular sperm extraction
PID	=	pelvic inflammatory disease	TET	= tubarer Embryotransfer
PKT	=	Postkoitaltest	TLX	= Trophoblast-Lymphozyten-kreuzreagierendes Antigensystem
PTT	=	partielle Thrombinzeit		
PZD	=	partial zona dissection	TOAST	= transvaginal oocyte and sperm transfer
ROS	=	reactive oxygen species		
RSA	=	rezidivierende Spontanaborte	TNF α	= tumor necrosis factor α
SCMC-Test	=	sperm cervical mucus contact test	TPA	= tissue plasminogen activator
			TRH	= thyreotropine releasing hormone
SGB	=	Sozialgesetzbuch		
SH-Test	=	Sims-Huhner-Test	TSH	= Thyreoidea stimulierendes Hormon
SHBG	=	sexualhormonbindendes Globulin		
			TV-TEST	= transvaginal tubal embryo stage transfer
SLE	=	systemischer Lupus erythematodes		
			WHO	= World Health Organization
STD	=	sexually transmitted disease	ZIFT	= zygote intrafallopian transfer
SUZI	=	subzonal insemination	ZNS	= Zentralnervensystem

11.2 Normwerte

11.2.1 Hormone

Androstendion	1,0–4,4 ng/ml	17-OH-Progesteron	Follikelphase 0,2–1,0 ng/ml
DHEAS	0,8–3,4 µg/ml		
FSH	prä- und postov. 1,5–8,5 IU/l		Lutealphase 1,0–4,0 ng/ml
		Prolaktin	<25 ng/ml
	Ovulationspeak 8–20 IU/l	SHBG	20–110 nmol/l
LH	prä- und postov. 1–15 IU/l	Testosteron	0,2–1,0 ng/ml
	Ovulationspeak 30–110 IU/l	Thyroxin	4,7–10,9 µg/dl
Östradiol	Follikelphase 30–120 pg/ml	TBI	0,85–1,25
	Lutealphase 100–210 pg/ml	TSH	0,3–4 µU/ml
	vor Ovulation 150–300 pg/ml	Trijodthyronin	1,0–2,3 ng/ml
Progesteron	Follikelphase 0,2–0,9 ng/ml	(Richtwerte laborspezifisch, Institut für Klinische Chemie, Klinikum Großhadern)	
	Lutealphase >10 ng/ml		

11.2.2 Spermiogramm

Volumen	2,0 ml und mehr	Motilität	> 50% mit Vorwärtsmotilität oder
pH	7,2–8,0		
Spermien-Konzentration	20x10^6/ml oder mehr		> 25% mit schneller linearer Beweglichkeit
Gesamtspermienzahl	40x10^6 pro Ejakulat oder mehr	Morphologie	>30% normal
		lebende Spermien	>75% vital
		Leukozyten	weniger als 1x10^6/ml

n. WHO-Laborhandbuch, Dritte Auflage, Springer 1992

11.3 Gesetzestexte

Gesetz zum Schutz von Embryonen (Embryonenschutzgesetz – ESchG) Vom 13. Dezember 1990 (BGBl. I, 2746)

§ 1 Mißbräuchliche Anwendung von Fortpflanzungstechniken
(1) Mit Freiheitsstrafe bis zu drei Jahren oder mit Geldstrafe wird bestraft, wer
1. auf eine Frau eine fremde unbefruchtete Eizelle überträgt,
2. es unternimmt, eine Eizelle zu einem anderen Zweck künstlich zu befruchten, als eine Schwangerschaft der Frau herbeizuführen, von der die Eizelle stammt,
3. es unternimmt, innerhalb eines Zyklus mehr als drei Embryonen auf eine Frau zu übertragen,
4. es unternimmt, durch intratubaren Gametentransfer innerhalb eines Zyklus mehr als drei Eizellen zu befruchten,
5. es unternimmt, mehr Eizellen einer Frau zu befruchten, als ihr innerhalb eines Zyklus übertragen werden sollen,
6. einer Frau einen Embryo vor Abschluß seiner Einnistung in der Gebärmutter entnimmt, um diesen auf eine andere Frau zu übertragen oder ihn für einen nicht seiner Erhaltung dienenden Zweck zu verwenden, oder
7. es unternimmt, bei einer Frau, welche bereit ist, ihr Kind nach der Geburt Dritten auf Dauer zu überlassen (Ersatzmutter), eine künstliche Befruchtung durchzuführen oder auf sie einen menschlichen Embryo zu übertragen.

(2) Ebenso wird bestraft, wer
1. künstlich bewirkt, daß eine menschliche Samenzelle in eine menschliche Eizelle eindringt, oder
2. eine menschliche Samenzelle in eine menschliche Eizelle künstlich verbringt, ohne eine Schwangerschaft der Frau herbeiführen zu wollen, von der die Eizelle stammt.

(3) Nicht bestraft werden
1. in den Fällen des Absatzes 1 Nr. 1, 2 und 6 die Frau, von der die Eizelle oder der Embryo stammt, sowie die Frau, auf die die Eizelle übertragen wird oder der Embryo übertragen werden soll, und
2. in den Fällen des Absatzes 1 Nr. 7 die Ersatzmutter sowie die Person, die das Kind auf Dauer bei sich aufnehmen will.

(4) In den Fällen des Absatzes 1 Nr. 6 und des Absatzes 2 ist der Versuch strafbar.

§ 2 Mißbräuchliche Verwendung menschlicher Embryonen
(1) Wer einen extrakorporal erzeugten oder einer Frau vor Abschluß seiner Einnistung in der Gebärmutter entnommenen Embryo veräußert oder zu einem nicht seiner Erhaltung dienenden Zweck abgibt, erwirbt oder verwendet, wird mit Freiheitsstrafe bis zu drei Jahren oder mit Geldstrafe bestraft.

(2) Ebenso wird bestraft, wer zu einem anderen Zweck als der Herbeiführung einer Schwangerschaft bewirkt, daß sich ein menschlicher Embryo extrakorporal weiterentwickelt.

(3) Der Versuch ist strafbar.

§ 3 Verbotene Geschlechtswahl
Wer es unternimmt, eine menschliche Eizelle mit einer Samenzelle künstlich zu befruchten, die nach dem in ihr enthaltenen Geschlechtschromosom ausgewählt worden ist, wird mit Freiheitsstrafe bis zu einem Jahr oder mit Geldstrafe bestraft. Dies gilt nicht, wenn die Auswahl der Samenzelle durch einen Arzt dazu dient, das Kind vor der Erkrankung an einer Muskeldystrophie Typ Duchenne oder einer ähnlich schwerwiegenden geschlechtsgebundenen Erbkrankheit zu bewahren, und die dem Kind drohende Erkrankung von der nach Landesrecht zuständigen Stelle als entsprechend schwerwiegend anerkannt worden ist.

§ 4 Eigenmächtige Befruchtung, eigenmächtige Embryonenübertragung und künstliche Befruchtung nach dem Tode
(1) Mit Freiheitsstrafe bis zu drei Jahren oder mit Geldstrafe wird bestraft, wer
1. es unternimmt, eine Eizelle künstlich zu befruchten, ohne daß die Frau, deren Eizelle befruchtet wird, und der Mann, dessen Samenzelle für die Befruchtung verwendet wird, eingewilligt haben,
2. es unternimmt, auf eine Frau ohne deren Einwilligung einen Embryo zu übertragen, oder
3. wissenschaftlich eine Eizelle mit dem Samen eines Mannes nach dessen Tode künstlich befruchtet.

(2) Nicht bestraft wird im Fall des Absatzes 1 Nr. 3 die Frau, bei der die künstliche Befruchtung vorgenommen wird.

§ 5 Künstliche Veränderung menschlicher Keimbahnzellen
(1) Wer die Erbinformation einer menschlichen Keimbahnzelle künstlich verändert, wird mit Freiheitsstrafe bis zu fünf Jahren oder mit Geldstrafe bestraft.

(2) Ebenso wird bestraft, wer eine menschliche Keimzelle mit künstlich veränderter Erbinformation zur Befruchtung verwendet.

(3) Der Versuch ist strafbar.

(4) Absatz 1 findet keine Anwendung auf
1. eine künstliche Veränderung der Erbinformation einer außerhalb des Körpers befindlichen Keimzelle, wenn ausgeschlossen ist, daß diese zur Befruchtung verwendet wird,
2. eine künstliche Veränderung der Erbinformation einer sonstigen körpereigenen Keimbahnzelle, die einer toten Leibesfrucht, einem Menschen oder einem Verstorbenen entnommen worden ist, wenn ausgeschlossen ist, daß
   a) diese auf einen Embryo, Foetus oder Menschen übertragen wird oder
   b) aus ihr eine Keimzelle entsteht,
   sowie
3. Impfungen, strahlen-, chemotherapeutische oder andere Behandlungen, mit denen eine Veränderung der Erbinformation von Keimbahnzellen nicht beabsichtigt ist.

§ 6 Klonen
(1) Wer künstlich bewirkt, daß ein menschlicher Embryo mit der gleichen Erbinformation wie ein anderer Embryo, ein Foetus, ein Mensch oder ein Verstorbener entsteht, wird mit Freiheitsstrafe bis zu fünf Jahren oder mit Geldstrafe bestraft.

(2) Ebenso wird bestraft, wer einen in Absatz 1 bezeichneten Embryo auf eine Frau überträgt.

(3) Der Versuch ist strafbar.

§ 7 Chimären- und Hybridbildung
(1) Wer es unternimmt,
1. Embryonen mit unterschiedlichen Erbinformationen unter Verwendung mindestens eines menschlichen Embryos zu einem Zellverband zu vereinigen,
2. mit einem menschlichen Embryo eine Zelle zu verbinden, die eine andere Erbinformation als die Zellen des Embryos enthält und sich mit diesem weiter zu differenzieren vermag, oder
3. durch Befruchtung einer menschlichen Eizelle mit dem Samen eines Tieres oder durch Befruchtung einer tierischen Eizelle mit dem Samen eines Menschen einen differenzierungsfähigen Embryo zu erzeugen,
   wird mit Freiheitsstrafe bis zu fünf Jahren oder mit Geldstrafe bestraft.

(2) Ebenso wird bestraft, wer es unternimmt,
1. einen durch eine Handlung nach Absatz 1 entstandenen Embryo auf
   a) eine Frau oder
   b) ein Tier
   zu übertragen oder
2. einen menschlichen Embryo auf ein Tier zu übertragen.

§ 8 Begriffsbestimmung
(1) Als Embryo im Sinne dieses Gesetzes gilt bereits die befruchtete, entwicklungsfähige menschliche Eizelle vom Zeitpunkt der Kernverschmelzung an, ferner jede einem Embryo entnommene totipotente Zelle, die sich bei Vorliegen der dafür erforderlichen weiteren Voraussetzungen zu teilen und zu einem Individuum zu entwickeln vermag.

(2) In den ersten vierundzwanzig Stunden nach der Kernverschmelzung gilt die befruchtete menschliche Eizelle als entwicklungsfähig, es sei denn, daß schon vor Ablauf dieses Zeitraums festgestellt wird, daß sich diese nicht über das Eizellstadium hinaus zu entwickeln vermag.

(3) Keimbahnzellen im Sinne dieses Gesetzes sind alle Zellen, die in einer Zellinie von der befruchteten Eizelle bis zu den Ei- und Samenzellen des aus ihr hervorgegangenen Menschen führen, ferner die Eizelle vom Einbringen oder Eindringen der Samenzelle an bis zu der mit der Kernverschmelzung abgeschlossenen Befruchtung.

§ 9 Arztvorbehalt
Nur ein Arzt darf vornehmen:
1. die künstliche Befruchtung
2. die Übertragung eines menschlichen Embryos auf eine Frau
3. die Konservierung eines menschlichen Embryos sowie einer menschlichen Eizelle, in die bereits eine menschliche Samenzelle eingedrungen oder künstlich eingebracht worden ist.

§ 10 Freiwillige Mitwirkung
Niemand ist verpflichtet, Maßnahmen der in § 9 bezeichneten Art vorzunehmen oder an ihnen mitzuwirken.

§ 11 Verstoß gegen den Arztvorbehalt
(1) Wer, ohne Arzt zu sein,
1. entgegen § 9 Nr. 1 eine künstliche Befruchtung vornimmt oder
2. entgegen § 9 Nr. 2 einen menschlichen Embryo auf eine Frau überträgt,
   wird mit Freiheitsstrafe bis zu einem Jahr oder mit Geldstrafe bestraft.

(2) Nicht bestraft werden im Fall des § 9 Nr. 1 die Frau, die eine künstliche Insemination bei sich vornimmt, und der Mann, dessen Samen zu einer künstlichen Insemination verwendet wird.

§ 12 Bußgeldvorschriften
(1) Ordnungswidrig handelt, wer, ohne Arzt zu sein, entgegen § 9 Nr. 3 einen menschlichen Embryo oder eine dort bezeichnete menschliche Eizelle konserviert.

(2) Die Ordnungswidrigkeit kann mit einer Geldbuße bis zu fünftausend Deutsche Mark geahndet werden.

§ 13 Inkrafttreten
Dieses Gesetz tritt am 1. Januar 1991 in Kraft.

Richtlinien über künstliche Befruchtung

Richtlinien des Bundesausschusses der Ärzte und Krankenkassen über ärztliche Maßnahmen zur künstlichen Befruchtung vom 14. August 1990

Der Bundesausschuß der Ärzte und Krankenkassen hat in seiner Sitzung am 14. August 1990 folgende Richtlinien über ärztliche Maßnahmen zur künstlichen Befruchtung beschlossen:

Die vom Bundesausschuß der Ärzte und Krankenkassen gemäß §27a Abs. 4 i. V. m. §92 Abs.1 Satz 2 Nr. 10 des 5. Buches Sozialgesetzbuch (SGB V) beschlossenen Richtlinien bestimmen die medizinischen Einzelheiten zu Voraussetzungen, Art und Umfang der den gesetzlichen Erfordernissen des §27a Abs. 1 SGB V entsprechenden ärztlichen Maßnahmen zur Herbeiführung einer Schwangerschaft durch künstliche Befruchtung.

Leistungsvoraussetzungen

1. Ärztliche Maßnahmen nach diesen Richtlinien sind nur durchzuführen, wenn die Maßnahmen zur Herstellung der Empfängnisfähigkeit nach §27 SGB V (z.B. Fertilisierungsoperation, alleinige hormonelle Stimulation), die nicht Gegenstand dieser Richtlinien sind, keine hinreichende Aussicht auf Erfolg bieten, nicht durchführbar oder nicht zumutbar sind.
2. Leistungen zur künstlichen Befruchtung nach diesen Richtlinien werden nur gewährt, wenn sie im homologen System durchgeführt werden, wenn also die Personen, die diese Maßnahmen in Anspruch nehmen wollen, miteinander verheiratet sind. Es dürfen ausschließlich Ei- und Samenzellen der Ehegatten verwendet werden. Nach Geburt eines Kindes besteht – sofern die sonstigen Voraussetzungen nach diesen Richtlinien gegeben sind – erneut ein Anspruch auf Herbeiführung einer Schwangerschaft durch künstliche Befruchtung. Nach einer Sterilisation besteht grundsätzlich kein Anspruch auf Leistungen zur künstlichen Befruchtung. Ausnahmen bedürfen der Genehmigung durch die Krankenkasse.
3. Die Krankenkasse ist nur für diejenigen Leistungen zuständig, die bei ihrem Versicherten durchgeführt werden. Hierzu gehören im Rahmen der Maßnahmen zur künstlichen Befruchtung ggf. erforderliche Leistungen beim Ehegatten des Versicherten nicht, wenn dieser nicht bei derselben Krankenkasse versichert ist. Für die Maßnahmen im Zusammenhang mit der Untersuchung und Aufbereitung, ggf. einschließlich der Kapazitation des männlichen Samens sowie für den HIV-Test beim Ehemann ist die Krankenkasse des Ehemannes leistungspflichtig. Für die Beratung des Ehepaares nach Nr. 14 sowie für die extrakorporalen Maßnahmen im Zusammen-

hang mit der Zusammenführung von Eizellen und Samenzellen ist die Krankenkasse der Ehefrau zuständig, sofern beide Ehegatten gesetzlich krankenversichert sind.
4. Die Maßnahmen nach diesen Richtlinien umfassen solche Leistungen nicht, die über die künstliche Befruchtung hinausgehen – wie etwa die Kryokonservierung von Samenzellen, imprägnierten Eizellen oder noch nicht transferierten Embryonen.
5. Diese Richtlinien gelten ausschließlich für ambulant durchgeführte ärztliche Maßnahmen durch zugelassene Ärzte, ermächtigte Ärzte oder ermächtigte ärztlich geleitete Einrichtungen, denen die zuständige Behörde gemäß § 121 a SGB V eine Genehmigung zur Durchführung der betreffenden Maßnahmen erteilt hat. Die ärztlichen Maßnahmen zur künstlichen Befruchtung sollen – soweit möglich – ambulant durchgeführt werden. Soweit ärztliche Maßnahmen zur künstlichen Befruchtung im Rahmen von Krankenhausbehandlung durchgeführt werden, gelten die Bestimmungen gemäß § 112 Abs. 2 Satz 1 Nr. 6 SGB V.
6. Voraussetzung für die Durchführung von Maßnahmen zur künstlichen Befruchtung nach diesen Richtlinien ist, daß beide Ehegatten zum Zeitpunkt der Durchführung der Maßnahmen HIV-negativ sind und daß bei der Frau ein ausreichender Schutz gegen die Rötelninfektion besteht.
7. Maßnahmen zur künstlichen Befruchtung nach den Nrn. 10.2, 10.3 und 10.4 dürfen nur durchgeführt werden, wenn die Ehegatten zuvor von einem Arzt, der die Maßnahmen nicht selbst durchführt, über die medizinischen, psychischen und sozialen Aspekte der künstlichen Befruchtung beraten worden sind (Nr. 14) und sie an einen der Ärzte oder eine der Einrichtungen überwiesen worden sind, die zur Durchführung dieser Maßnahmen berechtigt sind (Nr. 16). Maßnahmen zur künstlichen Befruchtung können insofern nur auf Überweisung in Anspruch genommen werden.
8. Maßnahmen zur künstlichen Befruchtung dürfen nur durchgeführt werden, wenn hinreichende Aussicht besteht, daß durch die gewählte Behandlungsmethode eine Schwangerschaft herbeigeführt wird. Eine hinreichende Erfolgsaussicht besteht für die jeweiligen Behandlungsmaßnahmen in der Regel dann nicht, wenn sie
• bei der Insemination im Spontanzyklus (Nr. 10.1) bis zu achtmal,
• bei der Insemination nach hormoneller Stimulation (Nr. 10.2) bis zu sechsmal
• bei der in-vitro-Fertilisation (Nr. 10.3) bis zu viermal
• beim intratubaren Gametentransfer (Nr. 10.4) bis zu zweimal
vollständig durchgeführt wurden, ohne daß eine klinisch nachgewiesene Schwangerschaft eingetreten ist. Darüber hinausgehende Behandlungsversuche bedürfen der Genehmigung durch die Krankenkasse.
Sofern eine Indikation sowohl nach Nr. 11.3 für Maßnahmen zur in-vitro-Fertilisation als auch nach Nr. 11.4 für Maßnahmen zum intratubaren Gametentransfer vorliegt, so dürfen die betreffenden Maßnahmen grundsätzlich nur alternativ, d.h. entweder die Maßnahmen zur in-vitro-Fertilisation oder die Maßnahmen zum intratubaren Gametentransfer, durchgeführt werden. Ausnahmen bedürfen der Genehmigung durch die Krankenkasse.
Bei der in-vitro-Fertilisation nach Nr. 10.3 gelten die Maßnahmen als vollständig durchgeführt, wenn die Eizellkultur angesetzt worden ist. Bei der in-vitro-Fertilisation besteht im übrigen – abweichend von der zuvor genannten Zahl – eine hinreichende Erfolgsaussicht bereits nach zweimaliger vollständiger Durchführung der Maßnahmen dann nicht, wenn in beiden Fällen eine Befruchtung nicht eingetreten ist und sich bei der Analyse der hierfür maßgeblichen Ursachen erkennen läßt, daß eine in-vitro-Fertilisation nicht möglich ist.
9. Da das Alter der Frau im Rahmen der Sterilitätsbehandlung einen limitierenden Faktor darstellt, sollen Maßnahmen zur künstlichen Befruchtung bei Frauen, die das 40. Lebensjahr vollendet haben, nicht durchgeführt werden. Ausnahmen sind nur bei

Frauen zulässig, die das 45. Lebensjahr noch nicht vollendet haben und sofern die Krankenkasse nach gutachterlicher Beurteilung der Erfolgsaussichten eine Genehmigung erteilt hat.

Methoden

10 Ärztliche Maßnahmen zur künstlichen Befruchtung gemäß § 27 a SGB V kommen im Rahmen folgender Verfahren zum Einsatz:
10.1 intrazervikale, intrauterine oder intratubare Insemination im Spontanzyklus, ggf. nach Ovulationstiming – ohne Polyovulation (drei und mehr Follikel).
10.2 intrazervikale, intrauterine oder intratubare Insemination nach hormoneller Stimulation zur Polyovulation (drei und mehr Follikel).
10.3 in-vitro-Fertilisation (IVF) mit Embryo-Transfer (ET), ggf. als Zygoten-Transfer oder als intratubarer Embryotransfer (EIFT = Embryo-Intrafallopian Transfer).
10.4 intratubarer Gametentransfer (GIFT).

Medizinische Indikationen

11 Als medizinische Indikationen zur Durchführung von ärztlichen Maßnahmen zur künstlichen Befruchtung gelten:
11.1 Für die Insemination nach Nr. 10.1:
- somatische Ursachen (z.B. Impotentia coeundi, retrograde Ejakulation, Hypospadie, Zustand nach Konisation, Dyspareunie)
- gestörte Spermatozoen-Mukus-Interaktion
- Subfertilität des Mannes
- immunologisch bedingte Sterilität

Homologe Inseminationen nach Nr. 10.2 sollen – von medizinisch begründeten Ausnahmefällen (z.B. bestimmte Formen der Subfertilität des Mannes) abgesehen – wegen des Risikos hochgradiger Mehrlingsschwangerschaften nur durchgeführt werden, wenn nicht mehr als drei Follikel gereift sind.

11.3 Für die in-vitro-Fertilisation (IVF) mit – ggf. intratubarem – Embryo-Transfer (ET bzw. EIFT):
- Zustand nach Tubenamputation
- anders (auch mikrochirurgisch) nicht behandelbarer Tubenverschluß
- anders nicht behandelbarer tubarer Funktionsverlust, auch bei Endometriose
- idiopathische (unerklärbare) Sterilität, sofern – einschließlich einer psychologischen Exploration – alle diagnostischen und sonstigen therapeutischen Möglichkeiten der Sterilitätsbehandlung ausgeschöpft sind.
- Subfertilität des Mannes, sofern Behandlungsversuche nach Nr. 10.2 keinen Erfolg versprechen oder erfolglos geblieben sind.

11.4 Für den intratubaren Gametentransfer (GIFT)
- anders nicht behandelbarer tubarer Funktionsverlust, auch bei Endometriose
- idiopathische (unerklärbare) Sterilität, sofern – einschließlich einer psychologischen Exploration – alle diagnostischen und sonstigen therapeutischen Möglichkeiten der Sterilitätsbehandlung ausgeschöpft sind.
- Subfertilität des Mannes, sofern Behandlungsversuche nach Nr. 10.2 keinen Erfolg versprechen oder erfolglos geblieben sind.

Umfang der Maßnahmen

12 Im einzelnen kommen im Zusammenhang mit der Durchführung der Maßnahmen nach den Nrn. 10.1 bis 10.4 – je nach gewählter Methode – folgende Leistungen in Betracht:

12.1 Untersuchung auf HIV-Antikörper bei beiden Ehegatten sowie auf HbsAg bei der Frau.
12.2 Maßnahmen im Zusammenhang mit der Untersuchung und der Aufbereitung – ggf. einschließlich der Kapazitation – des männlichen Samens.
12.3 Durchführung der hormonellen Stimulationsbehandlung (nur bei Maßnahmen nach den Nrn. 10.2, 10.3 und 10.4).
12.4 Laboratoriumsmedizinische Bestimmungen von luteinisierendem Hormon, Östradiol und Progesteron.
12.5 Sonographische Untersuchungen.
12.6 Ultraschallgezielte oder laparoskopische Eizellentnahme (nur bei Maßnahmen nach den Nrn. 10.3 und 10.4).
12.7 Maßnahmen im Zusammenhang mit der Zusammenführung von Eizellen und Samenzellen, einschließlich der mikroskopischen Beurteilung der Reifestadien der Eizellen (bei Maßnahmen anch Nr. 10.4) oder der Eizellkultur (bei Maßnahmen nach Nr. 10.3).
12.8 Insemination (bei Maßnahmen nach den Nrn. 10.1 und 10.2), Embryo-Transfer (bei Maßnahmen nach Nr. 10.3) und intratubarer Gametentransfer (bei Maßnahmen nach Nr. 10.4).

Beratung des Ehepaares und Überweisung zur Durchführung der Maßnahmen

13. Die Beratung des Ehepaares soll – bei Vorliegen der übrigen leistungsrechtlichen Voraussetzungen – erst durchgeführt werden, wenn zuvor unter Einsatz geeigneter diagnostischer und ggf. therapeutischer Maßnahmen das Vorliegen einer der in Nr. 11 genannten medizinischen Indikationen gesichert worden ist. Sofern der die Indikation stellende Arzt nicht mit dem beratenden Arzt identisch ist, soll die Beratung nach Nr. 7 nur aufgrund einer entsprechenden Überweisung des die Indikation stellenden Arztes in Anspruch genommen werden.
14. Die Beratung nach Nr. 7 soll sich gezielt auf die individuellen medizinischen, psychischen und sozialen Aspekte der künstlichen Befruchtung beziehen. Dabei sollen nicht nur die gesundheitlichen Risiken und die Erfolgsquoten der Behandlungsverfahren angesprochen, sondern auch die körperlichen und seelischen Belastungen insbesondere für die Frau sowie mögliche Alternativen zum eigenen Kind (z.B. Adoption) eingehend erörtert werden.
15. Über die erfolgte Beratung ist eine Bescheinigung auszustellen, die zusammen mit der Überweisung dem Arzt vorgelegt werden soll, der die Maßnahmen der künstlichen Befruchtung durchführt.

Berechtigte Ärzte

16. Maßnahmen zur künstlichen Befruchtung nach diesen Richtlinien dürfen nur solche zugelassenen Ärzte, ermächtigte Ärzte oder ermächtigte ärztlich geleitete Einrichtungen erbringen, denen die zuständige Behörde gemäß § 121 a SGB V eine Genehmigung zur Durchführung dieser Maßnahmen erteilt hat. Dies gilt bei Inseminationen nur dann, wenn sie nach Stimulationsverfahren durchgeführt werden, bei denen dadurch ein erhöhtes Risiko von Schwangerschaften mit 3 oder mehr Embryonen besteht.
17. Homologe Inseminationen ohne vorangegangene Stimulationsbehandlung (Nr. 10.1) dürfen (Nr. 10.1) nur von solchen Ärzten durchgeführt werden, die zur Führung der Gebietsbezeichnung «Frauenarzt» berechtigt sind.
18. Regelungen in ärztlichen Berufsordnungen zur Durchführung von Maßnahmen der künstlichen Befruchtung bleiben unberührt.

19. Beratungen nach Nr. 14 dürfen nur von Ärzten, die zum Führen der Gebietsbezeichnung «Frauenarzt» berechtigt sind, sowie von solchen anderen Ärzten durchgeführt werden, die über spezielle Kenntnisse auf dem Gebiet der Reproduktionsmedizin verfügen. Voraussetzung für die Durchführung von Beratungen nach Nr. 14 ist ferner der Nachweis der Berechtigung zur Teilnahme an der psychosomatischen Grundversorgung.

Inkrafttreten

20. Die Richtlinien treten am 1. Oktober 1990 in Kraft und gelten für alle Maßnahmen zur künstlichen Befruchtung, die nach dem 1. Oktober 1990 eingeleitet werden, wobei für die Verfahren nach den Nrn. 10.2 bis 10.4 die Beratung nach Nr. 14 als Beginn der Maßnahmen anzusehen ist.

Sachregister

Aberration, chromosomale 34, 54, 64, 174
- Abort 174
- autosomal 174
- gonosomal 174
- Ovarialinsuffizienz, hypergonadotrope 34, 64

Abort, habitueller siehe Abort, rezidivierend spontan

Abort, rezidivierend spontan
- Antiphospholipid-Syndrom 191
- Chromosomenanalyse 176
- Diagnostik 176, 199f
- EAI-Test 188
- Faktor XII-Mangel 195f
- Hageman-Faktor 195f
- Heparintherapie 194
- HLA-Typisierung 188
- Hypothyreose 180
- Immunglobulintherapie 190, 194
- LH-Hypersekretion 182f
- primärer Abort 174
- sekundärer Abort 174
- Schadstoffbelastung 184
- Thyreoglobulin-Antikörper 180

Abortrate
- 1. Trimenon 173

ACTH-Test 29, 61f, 97
- adrenogenitales Syndrom 29, 61f, 97
- Durchführung 61f

Adhäsiolyse 112, 118
- Elektrochirurgie 112
- Interceeddeckung 113, 118
- Lasereinsatz 112
- Sterilität, tubare 112

Adhäsionen 71, 112, 118, 120
- Rezidive 113

Adipositas
- Hyperandrogenämie 25, 26
- PCO-Syndrom 27, 62
- Stein-Leventhal-Syndrom 28
- Sterilität 25, 96

adrenogenitales Syndrom 25f, 29, 97
- ACTH-Test 29, 61f, 97
- Corticoidsubstitution 61
- Infertilität 25ff
- late onset AGS 29, 97
- 17OH-Progesteron 29, 61, 97

Äthylenglykolester 184
- Abortrisiko 184

Akrosin 19, 44, 83

Akrosom 17, 44, 85
- Globozoospermie 44, 85

Akrosomreaktion 19, 21, 49, 51

Alkohol
- Fertilität, weibliche 2, 63
- Spermiogenese 43, 46, 79

Amenorrhoe
- Autoimmunerkrankungen 34
- chromosomal bedingte 34
- Clomifentherapie 103, 106
- Gestagentest 63, 96
- GnRH-Stimulation, pulsatil 111
- hypogonadotrope 32, 97, 98
- hyperandrogenämische 25
- hypergonadotrope 34, 97, 98
- hyperprolaktinämische 31
- Hyperthyreose 36
- Kallmann-Syndrom 33
- primäre 54, 97
- sekundäre 54
- uterine 64, 96

Anamnese
- Abort, rezidivierend spontan 199
- Alkohol 79
- männlich 78, 79
- Nikotin 79
- weiblich 53

Androgene
- Androgenprofil 61
- Dexamethasonhemmtest 61
- Follikulogenese 13
- Lokalisation 26
- PCO 30
- Synthese 13, 25
- Tumore, androgenproduzierende 25

Androgenstoffwechselstörungen, männliche 86
Androstendion 12, 25, 61, 62
Anorexia nervosa
- Amenorrhoe 32, 33

Anticholinergika 124
Antikörper
- Abortrisiko 187
- anti-idiotypisch 189
- Antiphospholipid- 191 f
- Cardiolipin 191
- Crossmatch 190
- Chlamydien 50, 90, 177
- HIV 216
- Ovarialinsuffizienz, hypergonadotrope 64
- Schilddrüse 64, 98, 180
- Sperma, siehe Spermaantikörper
- TLX 187
- zytotoxische 187, 189

Antiöstrogene
- Clomifen 103, 105
- Epimestrol 105, 106
- Tamoxifen 126

Antiphospholipid-Syndrom 191 ff
- Acetylsalicylsäure 194
- anti-Cardiolipin-AK 194
- Heparin 194
- Protein C 192

Aplasie
- Bläschendrüsen 82
- Ductus deferens 47, 148
- MRKH-Syndrom 54
- Ovar 98
- Uterus 54
- Vagina 54

Aspermie 47, 86, 124
Asthenozoospermie 82, 86
- Insemination, homologe 128

Azoospermie 83
- Aplasie 47
- infektionsbedingte 47, 78
- Insemination, heterologe 148
- Klinefelter-Syndrom 79
- MESA 148
- TESE 148
- Vasektomie 47
- Verschlußazoospermie 47, 78
- Zytostatika 45

Azoospermiefaktor 160

Basaltemperaturkurve 56, 60, 104
- Insuffizienz, luteale 60, 182

Basisdiagnostik, hormonelle 56, 59, 95, 96
Befruchtung, künstliche, siehe Reproduktionsmedizin
Beratung
- Abort, rezidivierend spontan 175
- Aplasie der Samenleiter 47
- Fibrose, cystische 160 f
- genetische 47, 160, 175
- ICSI 160
- Ovarialinsuffizienz, hypergonadotrope 111
- Reproduktionsmedizin, siehe Beratung, psychosoziale

Beratung, psychosoziale 159, 206
- Kassenrecht 213, 215 f

Berufsordnung 203, 215
Bläschendrüsen
- Aplasie 82
- Fruktosemessung 82, 88
- Insuffizienz 82

Blasenendometriose 67
Blastomere 20
Blastozyste
- Implantation 20

Blei, siehe Schwermetallbelastungen
Blutungsstörung
- Anamnese 54
- Definitionen 54
- Hysteroskopie 77

Bulimie 32
Buserelin, siehe GnRH-Analoga

Cadmium, siehe Schwermetallbelastungen
Chlamydien
- Abortrisiko 177
- Antikörper 90
- Diagnostik 50, 66, 90
- Ejakulat 90
- PCR 50, 90
- Sterilität, männliche 50 f
- Sterilität, tubare 50 f, 66
- Zervizitis 122

Chromopertubation 68
- Wertigkeit zur Tubendiagnostik 75
Chromosomenanalyse
- Abort, rezidivierend spontan 176
- Amenorrhoe, primäre 64
- ICSI 147, 160
- Ovarialinsuffizienz, hypergonadotrope 64
Clomifen
- Dysmukorrhoe 105
- Gonadotropinstimulation 132
- Insuffizienz, luteale 103
- Karzinomrisiko 105
- Monitoring 104
- Nebenwirkungen 104
- PCO 107
- Vaginosonographie 104
Corpus luteum 9
- Abort 181f
- Progesteron 14
- Sonographie 59
Corpus-luteum-Insuffizienz, siehe Lutealinsuffizienz
Corticoide
- Antiphospholipid-Syndrom 194
- Dexamethasonhemmtest 61
- Hyperandrogenämie 106
- PCO 107
Cumulus oophorus 8, 19
- ICSI 147

Danazol
- Endometriose 120
- Nebenwirkungen 121
Del-Castillo-Syndrom, siehe Sertoli-Cell-Only-Syndrom
Dexamethasonhemmtest 61
- Hyperandrogenämie 61
- PCO 62
DHEAS 208
- Dexamethasonhemmtest 61
- Nebenniere 26
- Ovarialinsuffizienz, hyperandrogenämische 25, 61, 106
- PCO 27, 62
- Tumor, androgenproduzierender 61
Diabetes mellitus
- Abort, rezidivierend spontan 181
- Infertilität, männliche 48, 78
- Infertilität, weibliche 2
- Ovarialinsuffizienz, hypergonadotrope 64

- PCO 30
- Prader-Labhart-Willi-Syndrom 45
Down-Regulation, ovarielle
- Endometriose 121
- Stimulation, ovarielle 132ff
Ductus deferens
- Aplasie 47, 148
- MESA 148
- Mukoviszidose 47, 148
- Spermiogenese 17
Dysgerminom 25
Dysmenorrhoe
- Anamnese 55
- Endometriose 39f, 67, 120
Dysmukorrhoe
- Clomifen 105
- Insemination, intrauterine 122, 137ff
Dysplasie, olfakto-genitale 32

Eiauffangmechanismus
- Adhäsionen 71, 112
Eizellspende, siehe auch Oozyten 204
Ejakulat, siehe auch Spermiogramm 43
- Diagnostik, infektiologische 50, 89ff
- Ejakulatvolumen 82
- Penetrationstests 92ff
- Spermaantikörper 91ff
- Spermiogramm 81ff
- Splitejakulat 138
- Untersuchungen, biochemische 88f
Ejakulationsstörungen
- Diabetes 78
- Lymphonodektomie 47f
- retrograde 47f, 124
- Neuropathie 47f
- Therapie 124
Embryo 8
- Embryonenspende 206
- Embryotransfer 132, 144f, 166
- hatching, assisted 145
- Implantation 20
- IVF 142ff
- Kryokonservierung 146
Embryonenschutzgesetz 132, 144, 146, 204, 206, 209ff
Embryotransfer, tubarer 5, 132
Endometriose
- Adenomyosis 39
- Danazol 120f
- Diagnostik, laparoskopische 67
- Dysmenorrhoe 39, 55, 67
- GnRH-Analoga 121

- Infertilität 3, 39f
- Klassifikation 67
- Pathophysiologie 40f
- Reproduktionsmedizin 140, 153, 214f.
- Therapie, chirurgische 120, 153
- Therapie, medikamentöse 120f, 153

Endometrium
- Endometriumsbiopsie 60
- Gestagentest 63ff
- Implantation 15
- Lutealinsuffizienz 24
- Sonographie 56ff, 104, 108

Endoskopie 117ff
- Falloposkopie 73f
- Hysteroskopie, diagnostische 77
- Laparoskopie, diagnostische 68f
- Myomresktion, hysteroskopische 119
- Tubenchirurgie 117ff
- Tuboskopie 73ff

Entwicklung, kindliche
- IVF 171

Epididymitis 78, 89
- Gonorrhoe 78

Epispadie 79
Ersatzmutterschaft 204, 209
- Embryonenschutzgesetz 209

Extrauteringravidität 55
- GIFT 142
- IVF 145
- Mikrochirurgie 113, 115, 117

Faktor XII-Mangel 195f
Falloposkopie 68, 73f
Farnkrautphänomen 56, 66
Fehlbildungen, uterine 37ff
- Abortrisiko 39, 178f
- Amenorrhoe, primäre 54
- Hysteroskopie 77, 119
- MRKH-Syndrom 54f
- Therapie 119

Fehlbildungen, kindliche
- Clomifen
- ICSI 147

Fehlgeburt, siehe Abort
Fertilisation
- Eizelle 19f
- erleichterte 146ff
- in vitro, siehe In vitro Fertilisation
- physiologische 18ff
- Polkörperchen 9

Fertilität
- Alter 3, 130f
- Faktoren, negative 2
- Epidemiologie 1f
- Schadstoffe 45f

Fertilitätsstörungen, siehe Infertilität
Fibrose, cystische 148, 160f
- Aplasie der Samenleiter 47

Fimbriektomie 115
Flowering 118
Follikel 8, 12f
- antraler 8
- Corpus luteum 9
- Cumulus oophorus 8
- Graafscher 8
- präantraler 8
- Selektion 12f

Follikelatresie 12f
- Hyperandrogenämie 27

Follikelpersistenz 55
Follikelpunktion
- laparoskopische 140f
- transvaginale 143

Follikelreifung, siehe Follikulogenese
Follikelreifungsstörung 24
- Hyperandrogenämie, intraovarielle 27
- Hyperprolaktinämie 32
- Hypothyreose 36
- Lutealinsuffizienz 24
- PCO 27f

Follikulogenese 8ff
- Selektion 12f

Follikulometrie 56ff
- Clomifenstimulation 104
- IVF 133
- low dose FSH-Stimulation 108

Fortpflanzungsmedizin, siehe Reproduktionsmedizin
Fortpflanzungsmedizingesetz 203
Fruktosebestimmung 82, 88
FSH
- Follikelreifung 12ff
- FSH-Mangel, männlicher 43f
- FSH-Rezeptor 11, 13
- GnRH-Test 87
- hochgereinigtes 133
- Hypogonadismus 87f, 122ff
- Kallmann-Syndrom 44f
- LH/FSH-Ratio 27ff
- low dose FSH-Stimulation 107f, 158, 182f
- Ovarialinsuffizienz, hypergonadotrope 35, 64

– Ovarialinsuffizienz, hypogonadotrope 33, 63f
– PCO-Syndrom 27f, 62
– Physiologie 10ff
– rekombinantes 108
– Schwellenwerttheorie 12ff
– Stimulation, hormonelle 133
– Zweizelltheorie 11

Galaktorrhoe 31f
Gameten
– Embryonenschutzgesetz 205f
– Gametentransfer siehe Gametentransfer, intratubarer
– Transport 18ff
Gametentransfer, intratubarer (GIFT) 5, 128, 131, 140ff
– Abortinzidenz 142
– Ergebnisse 141f, 146
– EUG-Risiko 142
– Indikationen 128, 140
– Kassenrecht 205f, 214f
– Stimulation, hormonelle 132ff
– Technik 140f
– Tubenfunktion 141
– Voraussetzungen, rechtliche 159
Gelbkörper, siehe Corpus luteum
Gestagene
– Abort 181f
– Endometriose 120
– Substitution, luteale 134, 145
Gestagentest 63f
GIFT, siehe Gametentransfer, intratubarer
Globozoospermie 44, 85
Glucocorticoide
– Ovarialinsuffizienz, hyperandrogenämische 106
– Dexamethasonhemmtest 61
Glukosidase, neutrale α- 88f
GnRH, siehe Gonadotropin releasing hormone
GnRH-Analoga
– Abort 182f
– Behandlungsdauer 121
– Endometriose 121f
– hormonelle Stimulation 132ff
– Knochenstoffwechsel 121
GnRH-Test
– Amenorrhoe 63f
– Sterilität, männliche 86ff
– PCO-Syndrom 62
Gonadotropine

– FSH 107ff, 133, siehe auch FSH
– HMG 107ff, 133
– Physiologie 9ff
– Stimulation, hormonelle 108, 110, 132ff, 158
– Therapie, männliche 122f
Gonadotropinstimulation, siehe Gonadotropine
Gonadotropin releasing hormone, GnRH
– GnRH-Sekretion, pulsatile 10f, 33f,
– GnRH-Stimulation, pulsatile 110f
– Hyperprolaktinämie 31f
– Ovarialinsuffizienz, hypogonadotrope 33f
– Physiologie 10f
– Zyklomat 110f
Gonorrhoe 50, 66, 78f
Granulosazelle 8, 19
– Aromatase 11ff, 30
– FSH 11ff
– Luteinisierung 9, 14
– Östradiol 11ff
– PCO 30
Granulosazelltumor 26

Hamster-Ovum-Penetrationstest, siehe Penetrationstests
HCG
– Luteolyse 15
– Ovulationsinduktion 104, 108, 110f, 134, 140, 143
– Schwangerschaftsnachweis 159
– Substitution, luteale 134, 145, 159
– Therapie, männliche 123
Hemizona-Assay, siehe Penetrationstests
Hirsutismus 25, 56, 61
– Danazol 121
– PCO 28f, 62
HIV-Screening 129, 159, 206, 212ff
HLA-System
– Abort 188ff
– Trophoblastexpression 187f
HMG 107, 109
– Stimulation, hormonelle IVF 132ff
– Therapie, männliche 123
Hoden 15ff, 80
– Blut-Hoden-Schranke 16, 48
– Hodenatrophie 78
– Hodenbiopsie, siehe Spermieninjektion, intracytoplasmatische
– Hodenhochstand 44, 78
– Hodentubuli 15f, 43, 44, 126

- Hodentumor 48, 80
- Hodenvolumen 80
- TESE 127, 148
- Überwärmung 45 f
Hormondiagnostik
- Basisdiagnostik 59
- erweiterte Diagnostik 60
Humanalbumin
- OHSS-Prophylaxe 134 ff
Hymenalatresie 97
Hyperandrogenämie 24 ff
- adrenale 25 f
- AGS 29 f
- Anovulation 24, 27
- Diagnostik 25, 60 ff
- ovarielle 25 f
- Therapie 106 ff
Hyperinsulinämie 30 f
Hypermenorrhoe 54
- Myom 54
Hyperprolaktinämie 24 ff, 31 ff
- Abort 181
- Diagnostik 62 f
- Kernspintomographie (NMR) 62
- männliche 79
- Prolaktinhemmer 63, 109
- Prolaktinom 31
- Röntgen Sella 52 f
- Therapie, chirurgische 109
- Therapie, medikamentöse 109 f
- Ursachen 31, 62 f
Hyperthekose 28 f
Hypogonadismus, männlicher 44
- primärer 87
- sekundärer 87
- tertiärer 88
- Therapie 122 ff
Hypophyse 10 f, 13, 15, 17
- Downregulation 121, 133 f
- GnRH-Test 63 f
- Hormone 11, 15
- PCO 30
- Regelkreis 9 f
- Sheehan-Syndrom 33
Hypophysentumore 31, 46, 64, 88
- Prolaktinom 31
Hypospadie 80, 215
Hypospermatogenese 43
Hypothalamus-Hypophysenachse 10 ff,
  15, 32 ff
- GnRH-Sekretion, pulsatile 32 ff
- Funktionstest 63 f

Hypothyreose 26, 36
- Abort 180 f
- Diagnostik 36, 65
- latente 25, 36
- Sterilität 36
Hypospadie 80, 215
Hysterosalpingographie 68, 70 ff, 113, 158
- Komplikationsrate 73
- Wertigkeit 75 f
Hysterosalpingokontrastsonographie
  70 ff, 158
Hysteroskopie
- Diagnostik 77
- Myome 179

ICSI, siehe Spermieninjektion, intracyto-
  plasmatische
IGF-I, ovariell 11, 13
- PCO 30
Immunobead-Test 91 f
Implantation 15, 18 ff
- Abort 178
- ektope, siehe Extrauteringravidität
- Lutealinsuffizienz 24, 181 f
Impotentia coeundi 3, 79
- Insemination 137, 214
Infektion
- Abortrisiko 177
- Chlamydien, siehe Chlamydien
- Röteln 206, 213
- Samenwege 50 ff, 84, 89 ff
- Sterilität, tubare 3, 66, 112, 116
- Therapie 123 f
- Zervix 122
Infertilität 2 ff
- Alkohol 46
- Endometriose 40, 120 ff
- männliche 4, 18, 79, 146 ff
- weibliche 4, 23
- Nikotin 46
- Psyche 162 ff
Inhibin 13, 16, 17, 87
Insemination
- Ergebnisse 139 f, 145, 171
- heterologe 3, 204
- homologe 158, 213 ff
- Indikation 128, 137, 214 f
- intratubare 75
- intrauterine 5, 103, 131, 158
- Kassenrecht 158, 205 f, 212 ff
- Samenaufbereitung 137 ff
- subzonale 5, 146

Sachregister

– Zervixfaktor 122
Insuffizienz, isthmozervikale 177, 178, 179f
– Abort 179f
– Muttermundverschluß 177, 179f
In vitro Fertilisation (IVF) 115, 128, 131, 142ff
– Abort 145
– Embryonenschutzgesetz 146, 204, 209ff
– Embryotransfer 144
– Ergebnisse 145f
– erleichterte, siehe Spermieninjektion, intracytoplasmatische
– EUG-Risiko 145
– Follikelpunktion 143f
– Indikationen 112, 123, 142f
– Kassenrecht 205ff, 212ff
– Kryospermakonservierung 128f
– Lutealphasensubstitution 145
– Psyche 164, 166, 170f
– Stimulation, hormonelle 132ff
– Technik 143ff
– Voraussetzungen, rechtliche 206
– Vorkerndiagnostik 144
– Zusammenarbeit 158ff
IVF, siehe In vitro Fertilisation

Jodmangel 36

Kallikrein 125, 196
Kallmann-Syndrom 33, 43ff, 88
Kapazitation 19, 216
– in vitro 137f
Kartagener-Syndrom 44
Kassenrecht 141f, 205f
– Sozialgesetzbuch 212ff
Kernspintomographie
– Hyperprolaktinämie 62
– Hypophyse 62, 87
– Uterus 178f
Kinderwunsch 23
– Alter 3
– Dauer 53
– Psyche 162ff, 167
Klimakterium praecox, siehe Ovarialinsuffizienz, hypergonadotrope
Klinefelter-Syndrom 43, 79f
Klonen
– Embryonenschutzgesetz 204, 210
Kohlenwasserstoffe, chlorierte 2, 45
Konisation 122, 214

Kooperation
– IVF 158ff
Kraniopharyngeom 32, 33, 64
Kresylviolett-Färbemethode 79
Kryokonservierung
– Embryonenschutzgesetz 204
– IVF 146, 206, 213
– Sperma 45, 127, 128ff
Kryptorchismus 44, 45
Kryptozoospermie 43, 83, 86
Kurzrock-Miller-Test, siehe Penetrationstests

Laparoskopie
– Chromopertubation 68f
– Diagnostik 61, 66, 68ff, 77, 158, 179
– Elektrokoagulation Ovar 107, 108
– Gametentransfer 140ff
– Komplikationsrate 70
– operative 117ff
– Wertigkeit 75f
Leihmutterschaft, siehe Ersatzmutterschaft
Leitfollikel, siehe auch Sonographie
– Clomifen 104
– low dose FSH 108
– GIFT/IVF 134
– Spontanzyklus 58
Leukozytospermie 51, 84, 86, 89, 91
– Infertilität 137f
– Peroxidase 84
Leydigzellen 15f
LH-Anstieg, vorzeitiger 132
LH-Sekretion, gesteigerte
– Abortrisiko 182f
– PCO 30, 62
LH/FSH-Ratio 27, 28, 62
LUF-Syndrom 24, 104
Lupus-Antikoagulans 191f
– Diagnostik 193
Lutealinsuffizienz
– Abortrisiko 181f
– Clomifen 103f
– Diagnostik 60
– Endometriumsbiopsie 60
– Progesteronbestimmung 60
Lutealphase, siehe auch Zyklusphase
– regelrechte 14f, 59, 159f
– Substitution 134ff, 145
Lutealphasendefekt, siehe Lutealinsuffizienz

Maldescensus testis, siehe Hodenhochstand
MAR-Test 91f
Mehrlingsschwangerschaften
- GIFT/IVF 142, 145f, 171
- low dose FSH 108
- Prophylaxe 108, 132, 158, 206, 214
- Stimulation 13
Menarche 53
- Endometriose 40
Menopause 54
- Endometriose 39
- vorzeitige 34f
Menorrhagie 55
Menstruation
- retrograde 40
- Sonographie 57
Metroplastik 39, 119, 178
- Prognose 178
Metrorrhagie 54f
Meyer-Rokitansky-Küster-Hauser-Syndrom (MRKH) 54, 55
Mikrochirurgie, siehe Sterilität, tubare
Mikroinjektion, siehe Spermieninjektion, intracytoplasmatische
Mikromanipulation, siehe Spermieninjektion, intracytoplasmatische
Morbus Cushing
- Hyperprolaktinämie 31
- Ovarialinsuffizienz, hyperandrogenämische 61
- Ovarialinsuffizienz, hypogonadotrope 33, 34
Motilitätsanalyse, siehe Spermiogramm
Mukoviszidose, siehe Fibrose, cystische
Mukus 18
- Insemination, intrauterine 137ff, 214
- Penetrationstests 65f, 92ff
- Schadstoffe 2
- Spermaantikörper 48f
- Zervixfaktor 65f
Mumpsorchitis 2, 45, 78f
Muttermundverschluß 177, 179f
Myom
- Abort 179
- Diagnostik 55f, 76ff
- Enukleation 179
- Hypermenorrhoe 54
- Menometrorrhagie 54f
- Resektionshysteroskopie 119
- submucös 39, 77

Nebenhoden 17, 18, 48
- Entzündung 47, 50f, 78
- MESA 127, 148
- Mikrochirurgie 126f
- Punktion 127, 148
- Untersuchung 80, 88f
Nikotin 2
- Spermiogenese 43, 46, 79
Normozoospermie 83, 86

OAT-Syndrom 85f
Östradiol
- Clomifen 105
- Follikulogenese 11, 13
- Granulosa 11
- Monitoring 59
- Ovarialinsuffizienz, hypergonadotrope 64
- Ovarialinsuffizienz, hypogonadotrope 63
- Stimulation, hormonelle 108, 133, 134, 215
- Zyklusverlauf 14
Östrogenmangel
- GnRH-Analoga 121
- Ovarialinsuffizienz, hypergonadotrope 34f, 64
- Ovarialinsuffizienz, hypogonadotrope 63f
- Osteoporose 35, 64, 123
OHSS, siehe Überstimulation
Oligomenorrhoe 54
- Clomifen 104
- PCO 29
Oligozoospermie 43, 83, 85, 86
- ICSI 146ff
- Insemination, heterologe 148
- Sulfasalazin 45, 78
- Therapie 126
Oozyten
- Metaphase II 8f
- Oozytenspende 204
- Polkörperchen 9
- Reifeteilung 9
Operationsbericht 69f
Opiatantagonisten
- PCO 107
Orchitis, siehe Mumpsorchitis
Osteoporose 35, 64, 123
Ovar
- Adhäsionen 112f, 116, 118, 120
- Androgene 25

- Antikörper 64
- Downregulation 133 ff
- Endometriose 39 f, 67
- Oozyten 8 f
- Ovulation 9, 13
- polycystisches, siehe polycystische Ovarien
- Physiologie 8 ff
- Punktion 140 f, 143 f
- OHSS, siehe Überstimulation, ovarielle
- resistent ovary syndrome 35, 111
- Sonographie 56 ff
- Stimulation, siehe Stimulation, hormonelle

Ovarialinsuffizienz
- hyperandrogenämische 24 f, 60 ff, 106 f
- hypergonadotrope 34 f, 64, 111 f
- hypogonadotrope 32 ff, 63 f, 110 f
- hypothalamische, siehe hypogonadotrope
- luteale 24, 60, 103 ff
- Abortrisiko 181 f

Ovariolyse 116

Ovarzysten
- Clomifen 105
- Endometriose 120
- Stimulation, hormonelle 159
- Überstimulation, hormonelle 134 ff

Ovulation
- Induktion 104, 108, 110 f, 134, 159 f
- LH-Peak 13
- LUF-Syndrom 24, 104
- Nachweis 53, 56 ff
- Physiologie 8 ff, 14

PCO-Syndrom, siehe Polycystische Ovarien
Pelviskopie, siehe Laparoskopie
Penetrak-Test 93 f
Penetrationstests
- Hamster-Oozyten-Penetrationstest 94
- Hemizona-Assay 94
- Kurzrock-Miller-Test 93
- Penetrak-Test 93 f
- SCMC-Test 92 f
- Sims-Huhner-Test 92

Peroxidase 84
Pestizide 2
- Abort 184 f

Polycystische Ovarien
- Abortrisiko 108, 182 f
- AGS 28 f, 61
- Clomifen 103
- Diagnostik 62
- Elektrokoagulation (LEOS) 108
- Hyperinsulinämie 30
- Hyperprolaktinämie 30
- Hyperthekose 28 f
- Klinik 27 ff
- LH-Hypersekretion 30 f, 182 f
- low dose-FSH 108 f, 183
- Sonographie 27 f, 62
- Stein-Leventhal-Syndrom 28
- Therapie 107 ff
- Überstimulation, ovarielle 108

Polymenorrhoe 23 f, 54

Polymerase-Kettenreaktion, PCR
- Chlamydien 50, 66, 90

Polyzoospermie 83, 86
Portiokappe, Insemination 132, 137
Postkoitaltest, siehe Penetrationstests
Prader-Labhart-Willi-Syndrom 45

Progesteron
- Abort, rezidivierend spontan 181 f
- Hyperprolaktinämie 181
- Lutealinsuffizienz 24, 60, 103, 181 f
- Physiologie 10, 12 ff
- Progesteron, 17OH 29 f, 61, 62
- Substitution 103, 134, 136, 145, 159, 182
- Zyklusmonitoring 59, 216
- Zyklusverlauf 14

Prolaktin, siehe auch Hyperprolaktinämie 32
- Basisdiagnostik 59
- Hypothyreose 26, 36
- Ovarialinsuffizienz, hyperandrogenämische 27

Prolaktinhemmer, siehe Hyperprolaktinämie
Prolaktinom, siehe Hyperprolaktinämie

Prostata
- Entzündung 51, 89
- Untersuchung 81, 89
- Zitrat 88 f

Psychosomatik
- Abort 197 f
- Außenmotivation 166
- Paarbeziehung 164, 166
- Sterilität, idiopathische 130 f
- Tender loving care 198
- Umfeld, soziales 164, 166

Psychotherapie, siehe Psychosomatik

Quecksilber, siehe Schwermetallbelastungen
- Abort 184
- Infertilität, männliche 45

Refertilisierung
- Ergebnisse 115 f
- Spermaantikörper 126
- Sterilisation 37, 115
- Vasektomie 126
Regelkreis, ovarieller, 9 ff
Reifeteilung
- Oozyte 9
- Spermien 16
Reproduktionsmedizin
- Behandlungsmethoden 5, 131 ff
- Beratung, psychosomatische 159
- Embryonenschutzgesetz, siehe Embryonenschutzgesetz
- Embryotransfer, siehe In vitro Fertilisation
- GIFT siehe Gametentransfer, tubarer
- GnRH-Analoga 133 f
- ICSI siehe Spermieninjektion, intracytoplasmatische
- IVF, siehe In vitro Fertilisation
- Kassenrecht 159, 205 f, 212 ff
- Stimulation, hormonelle 132 ff
Retortenbaby, siehe In vitro Fertilisation
resistent ovary-Syndrom 35, 111
- Ovarialinsuffizienz, hypergonadotrope 111
Richtlinien, gesetzliche, siehe Reproduktionsmedizin, Kassenrecht
Robertsonsche Translokation 175 f

Salpingolyse 116
Salpingostomie 116, 118 f
Samenaufbereitung 137 ff
Samenleiter
- Anastomose 126 f
- Aplasie 47
- MESA 127, 148
- Mukoviszidose 47
- Untersuchung 80
- Vasektomie 47
Samenwegsentzündung 50 ff
- Diagnostik 84 f, 89 ff
Sauerstoffradikale
- Leukozytospermie 51
- Samenaufbereitung 138 f

Schadstoffbelastung, siehe Umwelteinflüsse
siehe auch Schwermetallbelastungen
Scheidenseptum 55, 77
Schilddrüsenfunktionsstörung
- Abort 180 f
- Hyperprolaktinämie 31
- Lutealinsuffizienz 60, 103
- Ovarialinsuffizienz, hypergonadotrope 64 f
- Sterilität 36, 59, 65
- TRH-Test 65
Schwermetallbelastungen
- Abort 184 f
- Blei 2, 45, 184
- Cadmium 2, 184
- Quecksilber 2, 45, 184
- Selen 2
- Spermiogenese 2, 45
Selen, siehe Schwermetallbelastungen
Seminalplasma
- Chlamydien 90
- Fruktose 82
- Samenaufbereitung 137 ff
- Sauerstoffradikale 51, 138 ff
- Spermatozoenantikörper 48 f, 91 f
Septum
- Abort 38 f, 178 f
- intrauterin 38 f
- Resektionshysteroskopie 119, 178
- Scheide, siehe Scheidenseptum
Sertolizellen 16 f
- Blut-Hoden-Schranke 48
Sertoli-Cell-Only-Syndrom 43, 44
Sexualität 163, 169
Shaking-Phänomen 49, 92 f, siehe auch Penetrationstests
SHBG
- Danazol 129
- Hypothyreose 36
- Ovarialinsuffizienz, hyperandrogenämische 25 ff, 61, 106
- PCO 62
Sheehan-Syndrom 33
Sims-Huhner-Test, siehe Penetrationstests
Sonographie
- Bläschendrüsen 82
- Endometrium 56, 57, 58
- Follikelpunktion 143
- Follikulometrie 58, 104, 107, 108, 110, 133, 134
- Frühschwangerschaft 159

- Hoden 80
- Hysterosalpingokontrastsonographie 68, 71ff, 76, 158
- Mehrlingsrisiko 108
- Myom 77, 179
- Ovar 56
- Ovarialinsuffizienz, hypogonadotrope 64
- PCO 27ff, 62, 182f
- Prostata 88
- Stimulationsüberwachung, siehe Follikulometrie
- Überstimulation 107, 108, 134ff
- Uteruscavum 77f, 178
- Varikozele 80f
- Zyklusmonitoring 56ff, 159

Spermaantikörper
- Agglutination 49
- Diagnostik 91ff
- MAR-Test 91
- Penetrationstests 92ff
- Sims-Huhner-Test 92
- Vasektomie 48, 126
- Wertigkeit 49

Spermatogonie 15ff, 44
- Zytostatika 45

Spermatozoenantikörper, siehe Spermaantikörper

Spermienaszension, siehe Spermientransport

Spermieninjektion, intracytoplasmatische 1, 5, 43, 123, 126ff, 131, 146ff
- Beratung, genetische 160f
- Hodenbiopsie 127
- Indikationen 147
- Kryospermakonservierung 128ff
- MESA 127, 148
- Technik 147f
- TESE 127, 148

Spermientransport 18f

Spermientransport, gestörter
- Fibrose, cystische 47, 148, 160f

Spermiogenese 15ff
- Reifeteilung 16

Spermiogenese, gestörte
- Alkohol 46
- Berufsanamnese 78f
- FSH 87
- Hodenhochstand 44, 78f
- Kryptorchismus 44
- Leistenbruch 78f
- Medikamente 43, 45, 78f

- Nikotin 43, 46, 79
- Umwelt 43, 45
- Zytostatika 43, 45, 129f

Spermiogramm
- Entzündung 84, 89
- Karenz 81
- Morphologie 84f
- Motilitätsanalyse 82f
- Normwerte 83, 86, 208
- Wertigkeit 124

Spinnbarkeit 56, 66

Splitejakulat 138

Spontanabort, siehe Abort, rezidivierend spontan

Stein-Leventhal-Syndrom 28

Sterilisation 37, 115
- Leistungsanspruch 206, 212
- Mikrochirurgie 115, 118f

Sterilität 1, 23
- Alter 2
- andrologische 4, 43ff
- endokrine 3
- idiopathische 3, 13, 140, 143ff, 214f
- Inzidenz 1f
- primäre 23
- sekundäre 23
- tubare 37ff, 68ff, 112ff
- Ursachen 2f

Sterilitätsdiagnostik
- Anamnese 53ff
- andrologische 78ff
- endokrine 56ff
- tubare 68ff

Stimulation, hormonelle
- siehe Clomifen
- siehe FSH
- siehe GnRH-Analoga
- siehe Gonadotropin releasing hormone
- siehe Gonadotropine
- siehe HMG
- Karzinominduktion 105f, 136
- long protocol 133f
- low dose FSH, siehe FSH
- Risiko 105f, 108, 134f
- Überstimulationssyndrom, siehe Überstimulation, ovarielle
- short protocol 133f

Striae 56

Struma 56, 60, 65
siehe auch Schilddrüsenfunktionsstörung

Substitution, hormonelle
- Abort 181f

– Infertilität, männliche 122 ff
– Lutealphase 103, 134 ff, 145, 159 f
– Ovarialinsuffizienz 35, 111 f
Superovulation, siehe Stimulation, hormonelle
Swim up, siehe Samenaufbereitung
Swyer-Syndrom 35, 54, 112
Sympathotonika
– Samentransport 124
Synzytiotrophoblast
– Implantation 20, 185 ff
– Immunologie 185 ff
Szintigraphie
– Tubenfunktion 68

Teratozoospermie 84 ff, 125
siehe auch Spermiogramm
Testosteron 25 ff
– Hyperthekose 28
– Hoden 15 ff
– Infertilität, männliche 45, 82, 86 f
– Ovar 12
– Ovarialinsuffizienz, hyperandrogenämische 25, 60 f, 106
– PCO 27, 62
– Substitution 123, 125 f
Testosteronmangel 86
Tetraploidie
– Abort 175
Thekazelle 8
– Androgene 25 ff, 30
– Corpus luteum 9
– Follikulogenese 13
– Zweizelltheorie 11
Thekazelltumor 26
Toxoplasmose
– Abort 177
TRH-Test, siehe Schilddrüsenfunktionsstörung
Triploidie
– Abort, rezidivierend spontan 175
– Vorkerndiagnostik 144
Trophoblast
– Immunologie 185 ff
– Implantation 20, 185 ff
– TLX-Antigensystem 187 f
– Toxoplasmose 177
Tubenchirurgie, siehe Sterilität, tubare
Tubendiagnostik
– funktionelle 68
– invasive 68 ff
– nicht invasive 70 ff

– Wertigkeit 75 f
Tubendilatation 75, 113 f
Tubenkatheter 73 f, 75
Tubenverschluß
– distaler 37, 116 f
– Eversion 117
– Flowering 118
– IVF 142 ff, 214
– kombinierter 71, 158
– proximaler 37, 75, 113 f
– SIN 37
Tuboskopie 68, 73 ff
Tumor
– androgenproduzierender 25 f, 60 f
– Arrhenoblastom 26
– Dysgerminom 25
– Hirsutismus 61
– Hypophyse 31, 33, 43, 46, 87 f
– Hypothalamus 46
– Kraniopharyngeom 32, 64
– Prolaktinom 31 f, 62 f
Turner-Syndrom, siehe Ulrich-Turner-Syndrom

Überstimulation, ovarielle 134 f
– Prophylaxe 134
– Risikogruppen 108
– Schweregrade 135
– Therapie 135 f
Ulrich-Turner-Syndrom 35, 64
Ultraschalldiagnostik, siehe Sonographie
Umfeld, soziales 164, 166
Umwelteinflüsse 2 ff, siehe auch Schwermetallbelastungen
– Abort 184 f
– Infertilität, männliche 43, 45 f
Untersuchung, bimanuelle 55 f
Unfruchtbarkeit
– Psychosomatik 162 ff
Ureaplasmeninfektion
– Abort 177
– männlich 50 f, 89 f, 123
– weiblich 123, 177
Uterus
– Implantation 18 ff
Uterusfehlbildungen
– Abort 179
– Aplasie 54
– arcuatus 37 ff
– bicollis 37 ff
– bicornis 37 ff, 178

- didelphys 37 ff
- duplex 55
- Hysteroskopie 77, 119
- Metroplastik 119
- Sonographie 56
- subseptus 37 ff, 178 f

Uterus myomatosus, siehe Myom

Vaginosonographie, siehe Sonographie
Varikozele
- Diagnostik 80
- Klassifikation 80 f
- Spermiogenese 45

Vasektomie 47
- Prognose 126 f
- Spermaantikörper 48, 126
- Therapie 126

Venenblutentnahme, selektive 61
Verschlußazoospermie 47, 78
Verwachsungen, siehe Adhäsionen
Virilisierung 61
Vorsorgeuntersuchung
- gynäkologische 55 f
- Schwangerschaft 160

Zervix 18
- Abort 177, 179 f
- Cerclage 179 f
- Clomifen 105
- Diagnostik 55, 104
- Farnkrautphänomen 66
- Infektionen 66, 122, 177
- Infertilität 65 f
- Insuffizienz, isthmozervikale 179 f
- Muttermundverschluß, totaler 177, 180
- Mukus 18, 49
- Penetration 18

- Penetrationstests 92 ff, siehe Penetrationstests
- Postkoitaltest 66
- Spermaantikörper 49
- Spinnbarkeit 56, 66
- Therapie 122

Zervixfaktor 65 f, 122, siehe auch Zervix
Zervizitis, siehe Zervix, Infektionen
Zitrat 88 f
Zona pellucida 8, 19 f
- Akrosom 49, 85
- Hamster-Ovum-Penetrationstest, siehe Penetrationstests
- Hatching, assisted 145
- Hemizona-Assay, siehe Penetrationstests
- kortikale Reaktion 20
- PZD 146
- SUZI 146

Zygotentransfer, intratubarer 5, 131
Zyklomat, siehe Gonadotropin releasing hormone
Zyklus 8
- Anamnese 53 ff
- Basaltemperaturkurve 56
- Follikelreifung 12 f
- Hormonverlauf 10 ff, 14
- Luteolyse 14
- Sonographie 56 ff

Zyklusmonitoring, siehe Sonographie
Zyklusphase 12
Zyste, siehe auch Ovarzysten
- Clomifen 105
- LUF 24, 104
- PCO 108
- Spontanregression 105

Zytostatika
- Ovarfunktion 34 f
- Spermiogenese 45, 129 f